人工关节置换康复外科学

主编 王勇平 寄 婧

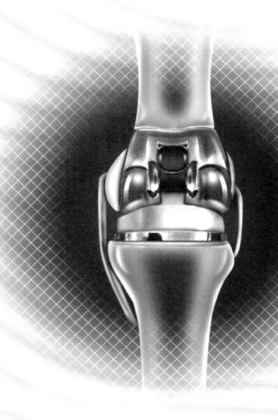

西安交通大学出版社
XI'AN JIAOTONG UNIVERSITY PRESS

国 家 一 级 出 版 社
全国百佳图书出版单位

图书在版编目(CIP)数据

人工关节置换康复外科学 / 王勇平,寄婧主编. —西

安:西安交通大学出版社,2022.9

ISBN 978 - 7 - 5693 - 2624 - 6

Ⅰ.①人⋯ Ⅱ.①王⋯ ②寄⋯ Ⅲ.①人工关节—移植术

(医学)—康复 Ⅳ.①R687.4

中国版本图书馆 CIP 数据核字(2022)第 088928 号

Rengong Guanjie Zhihuan Kangfu Waikexue

书　　名	人工关节置换康复外科学
主　　编	王勇平　寄　婧
责任编辑	郭泉泉
责任校对	秦金霞
装帧设计	伍　胜

出版发行	西安交通大学出版社
	(西安市兴庆南路1号　邮政编码710048)
网　　址	http://www.xjtupress.com
电　　话	(029)82668357　82667874(市场营销中心)
	(029)82668315(总编办)
传　　真	(029)82668280
印　　刷	陕西金德佳印务有限公司

开　　本	787mm×1092mm　1/16　印张　16　字数　348千字
版次印次	2022年9月第1版　　2022年9月第1次印刷
书　　号	ISBN 978 - 7 - 5693 - 2624 - 6
定　　价	88.00元

如发现印装质量问题,请与本社市场营销中心联系。

订购热线:(029)82665248　(029)82667874

投稿热线:(029)82668803

读者信箱:med_xjup@163.com

《人工关节置换康复外科学》
编委会

主　编　王勇平　兰州大学第一医院骨科
　　　　寄　婧　甘肃省中医院(甘肃中医药大学第一附属医院)康复科
秘　书　叶仲夺　兰州大学第一医院骨科
　　　　李强强　兰州大学第一医院骨科
编　者　(以姓氏笔画为序)
　　　　王　雄　兰州大学第一医院骨科
　　　　王宁霞　甘肃省中医院(甘肃中医药大学第一附属医院)康复科
　　　　白文坤　上海交通大学附属第六人民医院超声医学科
　　　　冯英环　兰州大学第一医院骨科
　　　　朱　晨　中国科学技术大学附属第一医院骨科关节外科
　　　　李　想　兰州大学第一医院骨科
　　　　李延宏　兰州大学第二医院骨科
　　　　李喜涛　甘肃省中医院(甘肃中医药大学第一附属医院)康复科
　　　　杨国清　兰州大学第一医院骨科
　　　　张　里　同济大学附属上海市肺科医院放射科
　　　　张　明　兰州大学第一医院康复科
　　　　张　超　兰州大学第一医院骨科
　　　　张怀斌　兰州大学第一医院骨科
　　　　陈根元　兰州大学第一医院骨科
　　　　赵　辉　兰州大学第一医院骨科
　　　　段大鹏　陕西省人民医院骨科
　　　　高　维　上海交通大学附属第六人民医院超声医学科
　　　　梁文强　兰州大学第一医院骨科
　　　　尉军红　甘肃省中医院(甘肃中医药大学第一附属医院)康复科
　　　　谢　犇　兰州大学第一医院骨科
　　　　谢亚东　兰州大学第一医院骨科
　　　　谢瑞敏　兰州大学第一医院骨科
　　　　窦　郁　兰州大学第一医院放射科
　　　　谭红略　河南省洛阳正骨医院(河南省骨科医院)膝关节外科中心

主编简介

王勇平,男,医学博士、博士后,主任医师,研究生导师。

1999 年本科毕业于兰州大学,2007 年硕士毕业于兰州大学,2013 年博士毕业于上海交通大学附属第六人民医院,2017 年博士后出站于上海交通大学附属瑞金医院,现为兰州大学第一医院骨科主任。主要致力于人工关节置换、创伤骨科、骨科疑难疾病诊治及骨科生物材料的研究。兼任甘肃省康复医学会骨与关节康复专业委员会主任委员、甘肃省医学会创伤学专业委员会副主任委员、甘肃省医学会显微外科专业委员会副主任委员、甘肃省医师协会骨科与创伤专业委员会副主任委员、甘肃省医师协会手足外科专业委员会副主 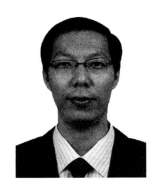 任委员、甘肃省老年医学会骨科康复专业委员会副主任委员、甘肃省老年医学会骨科创伤专业委员会副主任委员、甘肃省康复医学会足踝康复专业委员会副主任委员、甘肃省康复医学会运动医学康复专业委员会副主任委员、中华医学会手外科学专业委员会委员、中国健康促进会运动损伤分会委员、中国研究型医院学会骨科创新与转化专业委员会委员、中国医药教育协会骨质疾病专业委员会委员,AOCC 甘肃工作委员会委员。担任《临床医学研究与实践》杂志、《中华卫生应急》杂志编委,*Biomaterial* 杂志、*Acta Biomaterial* 杂志、*PLOS ONE* 杂志、《中华临床医师》杂志、《中国组织工程研究》杂志审稿专家。

近年来,以人工关节置换的基础与临床研究、骨折愈合理论研究、骨肉瘤的基础与临床、骨科生物材料及组织工程为主要科研方向,代表性科研项目有"镁合金骨科应用的相关基础研究""人工关节假体感染的相关基础研究""骨与软骨损伤的组织工程修复研究""骨折愈合理论的相关基础研究"及"骨肉瘤的相关基础研究"等。

在国内外学术期刊上发表学术论文 110 篇,其中 SCI 收录 20 篇;主编著作 2 部,参编著作 1 部,参译著作 2 部;主持及承担各类科研项目 18 项,其中主持国家自然科学基金项目 1 项,参与国家自然科学基金项目 2 项;获上海医学科技奖二等奖 1 项;获兰州大学"优秀教师"称号 1 次,获兰州大学"优秀指导教师"称号 2 次。

寄婧，女，主任医师，硕士研究生导师。

1991 年毕业于兰州大学临床医学专业，2005 年在中国康复研究中心进修学习，2018 年赴瑞典延雪平大学和卡罗林斯卡医学院访问学习，现为甘肃省中医院康复医学科主任、康复骨科主任。从事临床康复工作 30 年，擅长各类中枢神经损伤、骨科（术后）及慢性疼痛等疾病所致的运动、吞咽、言语及认知功能障碍的综合康复评定及治疗。兼任甘肃省康复医学会副会长、秘书长，中国中医药研究促进会针灸康复分会副会长，甘肃省老年医学会骨科康复专业委员会主任委员，中国康复医学会创伤康复专业委员会常务委员，中华物理与康复学会康复治疗学组、骨科康复学组、神经康复学组委员，中国康复医学会康复治疗专业委员会委员。

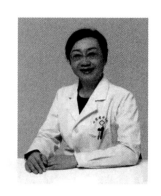

近年来，主持完成科研课题 12 项，发表学术论文 20 余篇，获发明专利 2 项，出版著作 5 部。荣获甘肃首个"中国医师节优秀医师"、中国康复医学会"2020 年度康复服务行活动先进个人"和"2021 年优秀康复医师"称号，荣获甘肃省科技进步二等奖 2 项。

前　　言

　　人工关节置换术是指使用生物相容性和机械性能良好的金属、聚乙烯、陶瓷等材料制成的类似人体正常关节的人工关节假体，以手术方法置换被疾病破坏的人体关节的外科治疗方法，主要目的为缓解因关节疾病所导致的疼痛、矫正畸形、恢复关节活动功能。

　　人工关节置换术在国外始于20世纪40年代，我国于20世纪60年代以后逐步开展。随着生物材料性能的进步、制造工艺的优化及手术技术的提高，人工关节置换术的疗效越来越好。人工髋关节置换术及人工膝关节置换术被认为是疗效肯定、性价比很高的治疗方法，其他人工关节置换术（如肩、肘及手部小关节置换术等）都已开展。虽然目前的人工关节能较好地模拟人体关节运动，但其运动模式或多或少还会受到假体类型的影响，因此在康复的过程中，不仅要因人而异，而且要充分考虑假体类型、手术方式等对人工关节运动功能的影响。

　　目前，人工关节置换术已成为治疗各种终末期关节疾病的重要手段，精湛的手术技巧结合规范的康复治疗，方能获得理想的效果，因此，人工关节置换术后的康复治疗成为手术治疗之后不可或缺的部分。为了提升人工关节置换术后康复的理念、规范人工关节置换术后康复的措施、提高人工关节置换术的效果，王勇平教授与寄婧教授团队编写了《人工关节置换康复外科学》一书。

　　本书分上下两篇，上篇主要介绍关节的解剖学、影像学、人工关节材料学、人工关节置换及人工关节置换围手术期康复等方面内容；下篇阐述了肩关节、肘关节、腕关节、髋关节、膝关节及踝关节人工关节置换的相关问题与围手术期康复等方面内容，重点阐述了人工关节置换围手术期康复计划制订、康复功能评定、康复措施实施及心理康复。

　　《人工关节置换康复外科学》一书紧密结合临床，内容系统、全面、丰富、实用，简明扼要，重点突出，具有科学性和实用性，旨在为临床医护人员（尤其是骨科医师、关节外科医师、康复科医师）提供参考，以便提高人工关节置换术的效果，为广大关节疾病患者提供最佳的诊疗策略及康复措施。希望广大读者朋友们在阅读的过程中多多批评指正，以便再版时修订。

王勇平　　寄婧

2022年5月

目　　录

上　篇

上　篇

第一章 解剖学

第一节 肩关节解剖

肩关节又称盂肱关节，由肩胛骨外侧关节盂及肱骨头构成，由肩胛盂唇、关节囊、韧带和肩袖肌腱包绕并加强。肌肉对肩关节的稳定性起着至关重要的作用，稳定肩关节的主要肌肉是肩袖（包括冈上肌、冈下肌、小圆肌和肩胛下肌），其他肌肉包括胸大肌、胸小肌、三角肌、斜方肌和前锯肌。肩关节是人体活动范围最广的球臼关节，其运动包括屈、伸、外展、内收、内旋、外旋等。

一、肩关节的结构

（一）肩关节面
肩关节面由肩胛骨关节盂和肱骨头关节面构成。

1. 肩胛骨关节盂

肩胛骨呈三角形，外侧角卵圆形较浅的关节盂，称肩盂，肩盂周围有盂唇以增深增大肩盂。肩胛骨上缘小而深的半圆形切迹，称为肩胛切迹，其上有肩胛上横韧带。从肩胛颈向前伸出钩状的喙突。肩胛骨的前面光滑，称肩胛下窝。肩胛下窝为肩胛下肌的起点。肩胛骨的背面以肩胛冈界分为冈上窝和冈下窝，两者分别容纳冈上肌和冈下肌。肩胛冈向外上伸展，形成肩峰，同时与锁骨相关节，形成肩锁关节。肩峰与喙突以喙肩韧带相连。肩胛骨与锁骨、肱骨相关节，主要以肌肉悬吊与躯干相连接。

2. 肱骨头关节面

肱骨为长骨，近端膨大，形成肱骨头，肱骨头关节面与肱骨结节间有一浅沟，为肱骨解剖颈。大、小结节下方肱骨较狭窄的一段区域，因易于发生骨折而被称为外科颈。

（二）肩关节囊

肩关节囊极为松弛，附着于关节盂的周围和解剖颈。关节囊内有肱二头肌长头肌腱通过，肩关节上方有连结喙突和肩峰的喙肩韧带，喙肩韧带与喙突、肩峰共同构成喙肩弓。喙肩弓可防止肱骨头向上脱位。

（三）肩关节的韧带

肩关节的韧带对肩关节的稳定起着至关重要的作用。

1. 盂肱韧带

盂肱韧带位于关节囊前壁的内面，可分为上、中、下三部。上部起自喙突根部附近的关节盂边缘斜向外下方，止于肱骨小结节的上方；中部连结关节盂前缘与肱骨小结节之间，若此部缺如，则关节囊的前下壁可形成薄弱点，导致肩关节由此处发生脱位；下部自关节盂下缘斜向外下方，到达肱骨解剖颈的下部。盂肱韧带的功能主要是加强关节囊的前壁。

2. 喙肱韧带

喙肱韧带宽而强，自喙突根部的背外侧缘斜向外下方，达肱骨大、小结节的前面，与冈上肌肌腱愈着，前缘与上缘游离，后缘、下缘与关节囊愈着，与关节囊之间有黏液囊相隔。喙肱韧带的主要功能是加强关节囊的上部，限制肱骨头向外侧旋转，防止肱骨头向上方脱位。

3. 肱骨横韧带

肱骨横韧带为肱骨的固有韧带，连于肱骨大、小结节之间，与结节间沟共同围成管状结构，其内有肱二头肌长头肌腱通过，并受其约束。

二、肩关节周围的肌肉

肩关节周围的主要肌肉是肩袖，它包括冈上肌、冈下肌、小圆肌和肩胛下肌。此外，胸部肌肉也为肩关节提供结构上的支持。

冈上肌起始于肩胛骨冈上窝，越过肩关节，经过喙肩弓下方，在盂肱关节上方止于肱骨大结节。冈上肌的功能是将肱骨外展30°并稳定盂肱关节。

冈下肌起始于肩胛骨冈下窝，越过肩关节，止于冈上肌肌腱下方的大结节。冈下肌的主要功能是使肱骨外旋。

小圆肌位于冈下肌的下方，起始于肩胛骨背侧下方，止于冈下肌肌腱下方的肱骨大结节上。小圆肌的功能是向外旋转肱骨并协助肱骨外展。

肩胛下肌起始于肩胛骨的肩胛下窝，止于肱骨小结节以及部分肩关节前囊。肩胛下肌的功能是内旋和外展肱骨。

三角肌位于肩部皮下，从前、后、外侧包裹着肩关节，是一块多羽状肌，起外展肱骨的作用。三角肌起始于锁骨、肩胛骨和肩峰，止于肱骨三角肌粗隆处。三角肌的功能是可变的，前三角肌可使肱骨屈曲并内旋，中三角肌可使肱骨外展，后三角肌可使肱骨伸展和外旋。

肱二头肌的短头起始于喙突，长头起始于盂上结节，并穿过肱骨近端结节间沟。

三、肩关节的神经支配

肩胛下神经的上、下分支支配肩胛下肌。肩胛上神经支配冈上肌和冈下肌。腋神经后支支配小圆肌、三角肌。胸内侧神经和胸外侧神经支配胸大肌。

四、肩关节的血液供应

上肢的动脉供应来自锁骨下动脉。锁骨下动脉分支包括椎动脉、胸廓内动脉、甲状颈干和肩胛背动脉。锁骨下动脉到达第一肋骨的外侧边缘后就变成了腋动脉。

腋动脉由三部分组成，每一部分都有动脉分支供应肩部肌肉。腋动脉分支包括胸上动脉、胸肩峰动脉、旋肱动脉和胸外侧动脉。肩胛下动脉是腋动脉第三部分的分支。肩胛下动脉发出旋肩胛动脉和胸背动脉。

五、肩关节的运动

肩关节的运动包括前屈、后伸、内收、外展、内旋、外旋。

1. 前屈

肩关节前屈主要由三角肌前部纤维、胸大肌锁骨部、喙肱肌、肱二头肌完成，其中三角肌前部纤维的作用最明显。

2. 后伸

引发肩关节后伸的肌肉主要有三角肌后部纤维、背阔肌、胸大肌的胸肋部、大圆肌和肱三头肌长头，其中三角肌后部纤维的作用最大。

3. 内收

引发肩关节内收的肌肉主要有胸大肌、大圆肌、背阔肌、喙肱肌、肱二头肌长头。此外，三角肌前、后部纤维也有内收作用。

4. 外展

肩关节的外展由三角肌（主要是其中间束）及冈上肌完成。当肩关节处于内旋或外旋的位置时，三角肌最外侧的部分是引发肩关节外展的主要肌肉。

5. 内旋

引发肩关节内旋的肌肉主要是肩胛下肌。另外，当肩关节处于特定体位时，胸大肌、三角肌前部纤维、大圆肌及背阔肌也有一定的内旋作用。

6. 外旋

引发肩关节外旋的肌肉有冈下肌、小圆肌及三角肌后部纤维。

第二节　肘关节解剖

肘关节由肱骨下端与桡、尺骨上端构成，包括 3 个关节，即肱尺关节、肱桡关节及近侧尺桡关节。其中，肱尺关节由肱骨滑车与尺骨滑车切迹构成，肱桡关节由肱骨小头与桡骨头关节凹构成，近侧尺桡关节由桡骨环状关节面与尺骨桡切迹构成。

肘关节在解剖上具以下特点。

（1）构成肘关节的骨骼一侧呈凹面，另一侧呈凸面。

（2）肘关节的前、后方肌相当发达，屈伸运动有力，两侧骨骼无肌肉覆盖，显得突出。

（3）肘关节的关节囊前后比较松弛，可使屈伸运动有充分余地。

（4）在肘关节的骨性组成部分中，尺骨鹰嘴的松质骨最多，肱骨内、外髁次之，桡骨头所含的松质骨最少。

（5）肘关节的两侧有坚强的侧副韧带保护，侧副韧带可增加关节的稳固性，避免向两侧脱位。

肘关节位于上肢中部，杠杆作用较大，直接暴力易引起关节内骨折。桡骨头骨折会影响肘关节沿纵轴做旋转运动，限制前臂的旋前和旋后，而肱骨下端及尺骨鹰嘴的骨折则会影响肘关节的屈伸运动。

一、肘关节的结构

(一)肘关节面

1. 肱骨下端

肱骨下端略向前弯曲，下端与肱骨干长轴形成 30°~50° 的前倾角，前面内侧有冠状窝，前面外侧有桡骨窝，后面有尺骨鹰嘴窝。肘关节屈伸时分别容纳尺骨冠突、桡骨头和尺骨鹰嘴，桡骨窝处骨质较薄，有时成孔，易发生骨折。肱骨下端从柱状变得宽而扁，两侧变宽，成为内、外上髁。内、外上髁为非关节部分。内上髁较大，居于较低平面，并显突出；外上髁与肱骨小头之间并无明显界限。由于肱骨下端的横轴与肱骨干纵轴不垂直，当肘关节伸直时，前臂与臂部并不在一条直线上，男性前臂外翻 5°~10°，女性前臂外翻 10°~15°，此即为外偏角或提携角。在正常情况下，提携角很少小于 5° 或大于 15°，若提携角小于 5° 或大于 15°，即为肘内翻或肘外翻。前臂屈肌及旋前圆肌的总腱起始于内上髁，外上髁则为前臂伸肌总腱的起始部。

肱骨末端膨大，内侧形成横圆柱状的肱骨滑车，外侧形成球状的肱骨小头，二者皆有关节软骨覆盖，分别与尺骨的滑车切迹及桡骨头形成关节。肱骨滑车是有槽的滑车形圆柱，有少许倾斜的螺旋道，肱骨滑车约有 7/8 为软骨覆盖，滑车的关节软骨面向后，一直延展到尺骨鹰嘴窝处。肱骨小头为半球形突起，是肱骨外髁的关节部分，其前、下面为关节软骨覆盖，但不延伸至后面，其外侧缘与外髁的非关节部分——外上髁相融合。在肱骨小头与滑车嵴之间有凹陷区，这个凹陷区称为小头滑车间沟。当肘关节屈曲时，桡骨头在肱骨小头前面旋转；当肘关节伸直时，桡骨头在肱骨小头下面旋转；当肘关节完全伸直时，桡骨头与肱骨长轴位于一条直线上，但尺骨则位于肱骨长轴之后。

肱骨下端的宽度为 5~6 cm，肱骨滑车和肱骨小头的宽度约为 4 cm，肱骨滑车的矢径约为 2 cm；肱骨髁体角(即肱骨体轴与肱骨滑车下面的切线所形成的夹角)约为 80°。

2. 尺骨上端

尺骨上端是尺骨最坚强的部分。男性尺骨鹰嘴的高度约为 20 mm，女性尺骨鹰嘴的高度约为 18 mm；男性尺骨鹰嘴的厚度约为 19 mm，女性尺骨鹰嘴的厚度约为 16 mm；男性尺骨鹰嘴的宽度约为 24 mm，女性尺骨鹰嘴的宽度约为 21.8 mm。尺骨鹰嘴与冠突之间形成滑车切迹，与肱骨滑车相关节。

3. 桡骨上端

桡骨头呈圆盘状，上面凹陷，称为桡骨头关节面，与肱骨小头相关节。桡骨头周围覆盖着一层软骨，它为桡骨环状关节面，与尺骨桡切迹相关节。桡骨头完全位于关节囊之内，周围无任何韧带、肌腱附着。桡骨颈干角一般为 166.8°±2.2°，男女差别不明显。桡骨头下缘远侧 2~3 cm 处为向前内侧突出的桡骨粗隆，它为肱二头肌肌腱附着处，可分为微显、中等和显著三级，其中属于显著者约占 75%。

（二）肘关节囊

肘关节囊前面近侧附着于肱骨冠突窝和桡窝的上缘，两侧附着于肱骨内、外上髁的远侧，远侧附着于桡骨环状韧带和尺骨冠突的前面；肘关节囊后面近侧附着于尺骨鹰嘴窝底及其内、外侧缘，远侧附着于尺骨滑车切迹两侧及桡骨环状韧带。桡骨头及尺骨冠突完全位于关节腔内，骨折后易发生游离并造成关节腔内出血。

肘关节囊的前、后部分又分别称为关节前、后韧带，比较薄弱，对肘关节稳定的维持不起重要作用，主要被肱二头肌肌腱及肱三头肌肌腱加强。关节囊的前、后部分在肘关节屈伸时，因松弛而形成皱襞和凹窝。当肘关节出现渗液时，渗液会首先出现于肱三头肌肌腱两侧的肘后内、外侧沟。

肘关节囊与神经的关系：桡神经与关节囊贴近，尺神经与尺侧副韧带相贴近，而正中神经与关节囊之间尚有肱肌相隔。

成人肘关节的容积为 10~15 mL，新生儿肘关节的容积为 1 mL。

（三）肘关节的韧带

肘关节的韧带包括尺侧副韧带、桡侧副韧带、桡骨环状韧带及方形韧带。

1. 尺侧副韧带

尺侧副韧带呈扇形，位于肱骨内上髁、尺骨冠突及尺骨鹰嘴之间，可分为 3 束。前束自内上髁前面至冠突的内侧缘，为一坚强的圆形束，伸肘时紧张；后束较薄弱，呈扇形，自内上髁后部至尺骨鹰嘴的内侧面，屈肘时紧张；中间束较薄，称 Cooper 韧带，止于冠突与尺骨鹰嘴之间的骨嵴上，为斜行纤维，可加深滑车切迹。Cooper 韧带下缘游离，与尺骨之间有一裂隙，当肘关节运动时，滑膜可由此膨出。尺侧副韧带的功能是稳定肘关节的内侧，防止其向外翻。

2. 桡侧副韧带

桡侧副韧带呈扇形，起于肱骨外上髁下部，向下至桡骨环状韧带，并延长至桡骨的外面，最后部的纤维越过桡骨，止于尺骨旋后肌嵴，实际上是关节囊外侧的增厚部分，能稳定肘关节外侧，并能防止桡骨头向外脱位，若桡骨环状韧带及关节囊外侧松弛，则可引起肘关节习惯性脱位。桡侧副韧带同时是旋后肌及桡侧腕短伸肌的部分起点。

3. 桡骨环状韧带

桡骨环状韧带围绕桡骨颈，对维持桡骨头的位置有重要作用，由坚强的纤维构成，内面衬以薄层软骨。桡骨环状韧带分别附着于尺骨的桡切迹前、后缘，形成 3/4~4/5 环，与尺骨的桡切迹合成一个完整的环。桡骨环状韧带呈杯状，上大下小，可防止桡骨头脱出。桡骨环状韧带仅外侧有桡侧副韧带附着，当肘关节强力内收时，紧张的桡侧副韧带可以牵拉相对活动的桡骨环状韧带。

4. 方形韧带

方形韧带主要连结尺骨的桡切迹下缘与桡骨颈，覆盖肘关节下端的滑膜层，薄而松弛，有支持滑膜的作用。

二、肘关节周围的肌肉

（一）屈肌

1. 肱肌

肱肌起于肱骨下端前面，止于冠状突尖部的远端，功能为屈肘关节，是少见的具有单一功能的肌肉之一。

2. 肱桡肌

肱桡肌起于肱骨髁上的外侧嵴，止于桡骨茎突，主要功能为屈肘关节。当前臂旋前时，它又成为旋后肌。

3. 肱二头肌

肱二头肌长头起于肩胛骨的盂上结节，短头起于喙突，两头在肱骨前侧汇合而止于桡骨结节。肱二头肌的主要功能为屈肘关节；另外，它还可使前臂旋后。当肘关节屈曲时，此肌强烈收缩，可导致桡骨头脱位。

（二）伸肌

1. 肱三头肌

肱三头肌内侧头起始于肱骨神经沟水平以下肱骨的背面；肱三头肌外侧头起始于桡神经沟上方肱骨外侧边缘；长头起始于肩胛骨盂下结节。三个头汇集于一个肌腱，止于尺骨鹰嘴突。

2. 肘肌

肘肌起于外上髁，止于尺骨上端外侧面。其主要功能是伸肘关节，但近年来学术界认为它对维持肘后外侧的稳定亦有一定的作用。

三、肘关节的神经支配

肘关节接受所有经过肘关节的 4 个神经的支配。

肌皮神经至肱肌的肌支发出 1 小支，沿肱肌内侧下行至肘关节囊前侧。

正中神经在其经过旋前圆肌前也发出 1 支，返行至关节囊的前内侧。

尺神经发出至肘关节的分支一般为 1～3 支，其发出部位有以下 3 个。

（1）自肱骨内上髁以上发出，占 37%，关节支起始点与内上髁顶点的距离为 0.5～0.8 cm。

（2）平肱骨内上髁发出，占 36%。

（3）自肱骨内上髁以下发出，占 27%，关节支起始点与内上髁顶点的距离为 0.1～0.9 cm。

桡神经也发出一些小支，分布于关节囊的后外侧、外侧及前侧，分布区域最大。切断桡神经分布至肘关节的感觉支，能解除网球肘所引起的疼痛。

四、肘关节的血液供应

在肘关节附近，血管吻合甚为丰富，起自肱动脉的尺侧下副动脉、肱深动脉的前后支，起自桡动脉的桡侧返动脉与起自尺动脉的尺侧返动脉前、后支，骨间总动脉的骨间返动脉，互相吻合成网。必要时在肱深动脉发出点以下结扎肱动脉，或在由桡、尺动脉发出的返动脉以上结扎桡、尺动脉，血液循环仍可维持。

肘关节处有两个前副支吻合：一个为尺侧下副动脉及尺侧返动脉前支；另一个为肱深动脉与桡侧返动脉。肘关节处有两个后副支吻合：一个为尺侧上副动脉及尺侧返动脉后支；另一个为骨间返动脉与肱深动脉。

第三节　腕关节解剖

腕关节包括桡腕关节、尺腕关节和远端尺桡关节。

一、腕关节的结构

（一）腕关节面

桡腕关节由桡骨远端与舟骨、月骨、三角骨构成，舟骨、月骨与桡骨远侧关节面上相应的凹面形成关节窝，而三角骨与三角纤维软骨形成关节头。

远端尺桡关节由尺骨远端的凸面与桡骨远端的"C"形切迹相关节，"C"形切迹圆弧的 2/3 容纳尺骨头。尺骨远端与桡骨相关节时有 20°的倾斜角。

尺骨茎突位于尺骨头背侧，伸向远端，三角纤维软骨附着在尺骨茎突基底部，将软骨覆盖的尺骨头与尺骨茎突分开。

（二）腕关节的韧带

连接桡骨远端和尺侧腕骨至尺骨远端的软骨韧带支持结构，被命名为三角纤维软骨复合体（triangular fibrocartilage complex，TFCC），它附着于桡骨月骨窝的尺侧缘，包括尺侧副韧带、背侧和掌侧尺桡韧带、关节盘、尺侧腕伸肌腱鞘、尺月韧带及尺三角韧带。腕骨间韧带（骨间内在韧带）连接近端列和远端列的腕骨，包括连接近端列腕骨的舟骨月骨间韧带和月骨三角骨间韧带，以及连接远端列腕骨的大多角骨小多角骨间韧带和小多角骨头状骨间韧带。起自桡骨和尺骨向远端越过腕骨的韧带（外在韧带或交叉韧带）既包括起自桡骨茎突舟骨腰部的桡侧副韧带、起自尺骨茎突基底至豌豆骨的尺侧副韧带和腕横韧带，还包括桡侧的桡舟头韧带、桡月三角韧带、桡舟月韧带与三角纤维软骨复合体的尺月、尺三角骨部分。在腕骨的掌侧，桡月三角韧带和桡舟头韧带之间有一个相对薄弱区，即 Poirer 间隙，它位于月骨掌侧面的表面。

腕关节背面的韧带包括桡腕背侧韧带和腕骨间背侧韧带。斜方形的桡腕背侧韧带附着于月骨窝的桡背侧关节缘，从 Lister 结节到"C"形切迹，跨越月三角关节，止于三角骨背面。腕骨间背侧韧带附着于三角骨背面的远侧面，跨过腕中关节，止于舟骨腰部的背面和小多角骨。

二、腕关节周围的肌肉

(一)腕伸肌群

腕伸肌群包括指总伸肌、桡侧腕长伸肌、桡侧腕短伸肌、尺侧腕伸肌、食指伸肌、小指伸肌与拇长伸肌。指总伸肌可以产生很大的腕伸力矩，但主要参与手指伸展。

(二)腕屈肌群

腕屈肌群包括桡侧腕屈肌、尺侧腕屈肌、掌长肌、深屈肌、指浅屈肌与拇长屈肌。10%～15%的人没有掌长肌。

(三)腕外展肌群

腕外展肌群包括桡侧腕短伸肌、桡侧腕长伸肌、拇长伸肌、拇短伸肌、桡侧腕屈肌、拇长展肌及拇长屈肌。

(四)腕内收肌群

腕内收肌群包括尺侧腕伸肌、尺侧腕屈肌、指深屈肌、指浅屈肌及指伸肌。主要执行腕内收动作的肌肉是尺侧腕伸肌和尺侧腕屈肌。

三、腕关节的神经支配

腕关节功能灵活，受到多条神经的支配。其中骨间后神经、前臂外侧皮神经、桡神经浅支、尺神经腕背支支配腕关节背侧；骨间前神经、正中神经掌皮支、尺神经深支及其主干支配腕关节掌侧。

四、腕关节的血液供应

腕关节的血液供应来源于掌侧和背侧各3条横向动脉弓，3条横向动脉弓为尺动脉、桡动脉的终末支，动脉弓之间有纵向交通支。

(一)背侧弓

背侧弓包括以下几种。

(1)位于桡腕关节的背侧桡腕弓：为月骨和三角骨供血。

(2)背侧腕骨间动脉弓：位于近远侧列腕骨间，为远侧列腕骨供血，并通过与桡腕弓的吻合向月骨和三角骨供血。

(3)掌骨基底弓：位于掌骨底，向远侧列腕骨供血。

(二)掌侧弓

掌侧弓包括以下几种。

(1)掌侧桡腕弓：位于桡腕关节水平，向月骨和三角骨的掌侧供血。

(2)腕骨间动脉弓：位于近、远侧列腕骨间。

(3)掌深弓：位于掌骨底水平，恒定存在，与背侧掌骨基底弓和掌侧掌骨动脉相交通。

第四节　髋关节解剖

一、髋关节的结构

（一）髋关节面

髋关节面由髋臼、股骨头、股骨颈及股骨近端构成。

1. 髋臼

髋骨由髂骨、耻骨、坐骨三骨组成，幼年时为软骨结合，成年后在髋臼处形成骨性融合。髋臼呈半球状，开口向前、下、外方，其周径面与躯干矢状面成40°开口向后的角度，与身体横断面成60°开口向外的角度。骨性髋臼关节面为月状面，关节软骨近端负重区最厚，全身重力由此传递给股骨头。髋臼内半月形关节面围绕的中心凹陷为髋臼窝，髋臼窝内有脂肪组织填充（即所谓的 Havers 腺），可随关节内压的增减而被挤出或吸入。髋臼下方有髋臼切迹，表面有髋臼横韧带相连，下方间隙为血管通道。髋臼周缘有关节盂唇，为纤维软骨，盂唇加深，加宽了髋臼，使其包容股骨头超过半径，增加了髋关节的稳定性。

2. 股骨头

股骨的上端呈球状，为股骨头。它表面光滑，与髋臼构成髋关节。股骨头正中略偏下方有一凹陷，为股骨头凹，是圆韧带附着处。股骨头表面为关节软骨覆盖，关节软骨的中内侧部分软骨最厚，周缘处软骨最薄，这一特点与股骨头负重的生物力学特性相关，当处于中立位负重时，股骨头会获得最大适应面积和接触面积。

3. 股骨颈

股骨颈为近似管状结构，指向上内方，上缘相对短、下缘相对较长，股骨颈下方皮质显著厚于上方，进行骨折内固定时应注意利用这一解剖特点。

4. 股骨近端

（1）颈干角：在冠状面股骨干与股骨颈轴线相交，构成颈干角，它使股骨干更偏向骨盆外侧，以适应髋关节在较大范围内活动。婴幼儿时期此角大约为150°，成年后正常范围在125°~135°，女性平均为127°，男性平均为132°。颈干角小于120°时称为髋内翻，此时股骨颈承受的剪应力增加；颈干角大于140°时称为髋外翻，此时股骨颈承受的压应力增加。在进行髋部骨折治疗时，往往使颈干角略大于正常（＞140°），以增加压应力，减少剪应力，提高内固定的稳定性。

髋臼关节面与股骨头关节面之间的间隙为髋关节间隙，正常成人此间隙宽4~5 mm。髋关节间隙的上半部分较窄，可反映两相对骨性关节面的距离；下半部分较宽，可反映股骨头与髋臼窝底之间的距离。

在正位片上，正常人股骨颈下缘与闭孔上缘形成一比较自然的弧形曲线，称为耻颈线，即 Shenton 线。

（2）股骨颈前倾角：股骨颈的轴线斜向前上内方，与冠状面形成锐角，这个锐角称为股骨颈前倾角。股骨颈前倾角即股骨颈轴线与股骨内外髁连线之间的夹角。婴儿时期，股骨颈前倾角较大，为20°~30°，成年后为12°~15°。髋臼发育不良(尤其是发育性髋关节发育不良)时前倾角大于正常，多数超过40°。臀中肌走行自内上至外下，恰与股骨颈前倾角的方向一致，因此可以说，股骨颈前倾角提高了臀中肌的效能。

(3)股骨距：位于股骨颈、股骨干连接处的内后方，即小转子深部的纵行致密骨板，上极与股骨颈的后侧皮质连续，下极与小转子下方股骨干后内侧皮质融合。股骨距实际上是股骨干后内侧皮质向松质骨内的延伸，向外达臀肌粗隆。股骨距的存在，加强了干骺端承受应力的能力，缩短了股骨颈的悬梁力臂，与压力骨小梁、张力骨小梁构成了一个完整、合理的负重系统。

(二)髋关节囊

髋关节囊为圆筒状结构，厚而坚韧。其纤维层近端起自髋臼内缘、髋臼横韧带和盂唇外侧；纤维层远端前方附着于转子间线，后方附着于转子间嵴内侧(即股骨颈中外1/3交界处)，股骨颈后外1/3没有关节囊覆盖。

滑膜层近端起于髋臼缘，覆盖盂唇、股骨头圆韧带；远端于纤维层附着处反折覆盖股骨颈，最终止于股骨头关节软骨面周缘。在股骨颈下方有数条滑膜皱襞，其中有营养股骨头的血管走行。因此，若股骨颈骨折时未伤及皱襞中的血管，则有利于骨折愈合。

当髋关节处于微屈外旋位时，关节囊最为松弛；而当髋关节处于内旋伸直位时，关节囊最为紧张，关节腔容积亦最小。

(三)髋关节的韧带

髋关节被4条重要韧带(分别为髂肌韧带、耻股韧带、坐股韧带及轮匝带)增强，各韧带之间为相对薄弱区，在遭受较强的暴力时，股骨头可经此脱出。

髂股韧带最强大，位于股骨颈前方的髂股韧带，起于髋臼上缘的髂骨，向下呈扇形(主要分为两股)止于转子间线全长。此韧带主要纤维束的走行呈"倒Y"形，因此亦被称作"Y"形韧带。其功能主要为限制髋关节过伸。

耻股韧带呈三角形，位于髋关节囊的下壁，可限制髋关节过度外展、外旋。

坐股韧带位于髋关节囊的后下方，可限制髋关节内收、内旋。

轮匝带由环行纤维构成，位于股骨颈中部，其部分纤维与耻股韧带和坐股韧带相连。

此外，髋关节周围还有股骨头圆韧带，但它对于维持髋关节的稳定作用并不很强。

二、髋关节周围的肌肉

髋关节周围的肌肉十分丰富，这些肌肉大多起自骨盆，止于股骨及胫、腓骨近端，对髋关节的稳定和活动起着重要作用。需要强调的是，髋关节周围的肌肉功能并非固定不变，肌肉的起点位置不同或肌肉收缩时随关节所处位置的变化均可造成其功能的复杂性、交叉性和可变性。

（1）肌肉本身具有多重作用，如臀大肌既是伸髋肌，又是外旋肌；髂腰肌具有屈髋和外旋髋的作用；臀中肌是主要的外展肌，但前半部具有内旋功能，后半部可辅助髋关节外旋。

（2）关节位置不同，则肌肉所发挥的作用不同，如内收短肌，当髋关节屈曲 50° 以内时起内收兼屈髋作用，当髋关节屈曲超过 50° 时则成为伸髋肌；内收长肌，当髋关节屈曲大于 70° 时亦有伸髋作用。

（3）跨越两个关节的肌肉，有着复杂的功能，如股直肌的屈髋作用在伸膝时较强，但其屈髋作用在屈膝时更为明显。

三、髋关节的神经支配

髋关节的前方与后方各有两条神经：前方的神经来自股神经及闭孔神经；后方的神经来自臀上神经及坐骨神经。

1. 股神经

股神经来自第 2~4 腰神经，是腰丛各支中最粗者，在髂窝内走行于腰大肌与髂肌之间，发出肌支至此两肌，在腹股沟处位于股动脉的外侧。通过腹股沟韧带后，股神经立即分为下列各终支并支配肌肉及皮肤：①股四头肌肌支；②隐神经，分布于髌骨下方、小腿前内侧面至足的内侧缘；③前皮支，分布于大腿前面。

2. 闭孔神经

闭孔神经起自腰丛，伴闭孔血管出闭膜管后分为前支、后支和皮支。前支行于短收肌浅面，分支至长收肌、股薄肌及髋、膝关节；后支行于短收肌深面，分支支配闭孔外肌和大收肌；皮支由前支发出，分布于股前区内上部的皮肤。

3. 臀上神经

臀上神经为第 1~3 腰神经后支的外侧支，在股骨大转子与第 3 腰椎间连线交于髂嵴处平行穿出深筋膜，分布于臀部皮肤。

4. 坐骨神经

坐骨神经经梨状肌下孔出盆腔，在臀大肌深面，经股骨大转子与坐骨大结节连线中点稍内侧降至股后，于股二头肌长头深面达腘窝，在腘窝上角附近分为胫神经和腓总神经两终支。

四、髋关节的血液供应

股骨头的血液供应来自支持带动脉、股骨滋养动脉及圆韧带动脉。

支持带动脉由旋股内动脉和旋股外动脉构成的囊外动脉环发出。旋股内动脉对于股骨头的血液供应至关重要，依其走行和发出先后顺序包括：后下支持带动脉（内侧颈升动脉、干骺端下动脉、下网状动脉），由旋股内动脉发出，位于股骨颈下极后方，直径约为 0.4 mm，主要供应股骨头下 1/3 的血液；干骺动脉（后颈升动脉、干骺端上动脉），由囊外动脉环发出，有 10 余支，一部分向下至大、小转子，一部分向上自滑膜反折处进入股骨颈，这些血管支对于股骨头的血运影响不大；后上支持带动脉（外侧颈升动脉、骺外侧动脉、上干骺端动脉、上网状动脉)是旋股内动脉的终末支,位于股骨颈上极后方,直径约为 0.8 mm,主要供应股骨头上 2/3 的血液,对股骨头的血运最为重要,一旦损伤,极易发生股骨头缺血性坏死;前支持带动脉(前颈升动脉),由参与囊外动脉环的旋股外动脉发出,不恒定,直径为 0.1~0.3 mm,仅供应股骨头少量血液。

股骨滋养动脉由股骨干中部进入,升支沿髓腔上行,与支持带动脉的股骨颈支吻合。青少年期因骺板的屏障作用,故股骨滋养动脉不进入股骨头;成人虽股骨滋养动脉的部分分支可进入股骨头,但对股骨头的血运来说作用甚微。

圆韧带动脉多数起自闭孔动脉,随圆韧带经髋臼横韧带下方至股骨头凹,仅营养股骨头凹附近的小片区域,不是股骨头的主要血液供应来源,且随年龄增长硬化堵塞的概率会增加。

第五节　膝关节解剖

膝关节由股骨髁、胫骨平台和髌骨组成,是全身结构最复杂的关节。膝关节的辅助结构主要有韧带、半月板及其他结构等。

一、膝关节的结构

(一)膝关节面

1. 股骨髁

股骨下端向两侧和后方扩大,形成股骨内、外侧髁,中间以髁间窝相隔,股骨内、外侧髁不对称,股骨内侧髁较大,两髁的关节面向前逐渐变平,并于前方联合,形成一个矢状位浅凹,即髌面,当膝关节伸直时,可容纳髌骨,外侧髁髌面大而突起,具有阻止髌骨向外脱位的作用。股骨内、外侧髁关节面在矢状面和冠状面上均呈凸形,在矢状面上关节面曲线半径向后逐渐减小,在后侧呈圆形且互相平行。内、外侧髁前后长轴互不平行而向后分开,从股骨远端轴向观察可见股骨外侧髁轴线较内侧髁轴线稍短,且股骨外侧髁轴线与矢状面的夹角较内侧髁轴线与矢状面的夹角要小,内侧髁关节面的矢状线与关节面横轴成120°交角,外侧髁为100°。内侧髁的长度及曲率半径比外侧髁的大,致使在膝关节伸直的过程中内侧髁有较大的滑动,产生股骨内旋运动。股骨内、外侧髁前方由一沟槽(即股骨滑车)分隔,股骨滑车的最深部称为滑车沟,滑车沟较内、外侧髁之间的正中平面稍偏外侧。进行全膝关节置换时,精确重建上述解剖关系对恢复髌股关节的正常生物力学性状来说至关重要。股骨内、外侧髁远端后方为髁间窝分隔,髁间窝的外侧壁较为平坦,前交叉韧带近端即起于此,后交叉韧带则起于髁间窝内侧壁的广泛区域。股骨内、外侧髁关节面粗糙不平,高出部分分别为股骨内上髁、股骨外上髁。股骨外上髁较小,其下有一深沟,称腘肌沟,腘肌腱由此经过;股骨内上髁上方有收肌结节。

2. 胫骨平台

胫骨上端变厚，形成内、外侧髁，也称胫骨平台。胫骨平台分别与股骨内、外侧髁相关节。内侧平台的冠状面和矢状面均呈凹形，外侧平台的矢状面呈凸面或平面，冠状面呈凹面。胫骨平台的曲度大于股骨髁，两者的外形不全契合，半月板可增加两者的匹配程度和接触面积。相对于胫骨干轴线，内、外侧平台后倾 3°~7°。胫骨平台中间是髁间隆起，它由两个胫骨髁间结节构成，其高低常有变异，可限制膝关节的内外移动，还可使股骨在胫骨上旋时升高，紧张韧带，从而限制其过度旋转。胫骨髁间结节前、后方又称髁间前、后区。在髁间前区，由内向外依次附着有内侧半月板前角、前交叉韧带和外侧半月板前角；在胫骨髁间后区，由内向外依次附着有内侧半月板后角、后交叉韧带及外侧半月板后角。胫骨上端前侧有一三角形隆起，称为胫骨结节，它是髌韧带附着处，可视为胫骨前缘的最高点。胫骨外侧髁的后外侧面有一小的圆形腓关节面与腓骨头相接。

3. 髌骨

髌骨是人体最大的籽骨，位于股四头肌肌腱内。股四头肌肌腱向下延伸，包裹于髌骨前方，并与髌韧带相融合。

髌骨本身没有骨膜，呈三角形，顶点指向肢体远端，前面粗糙，供股四头肌和髌韧带附着，后面分关节面和非关节面，非关节面部分位于髌骨下极，大约占髌骨总高度的 1/4，关节面部分有 4~5 mm 厚的软骨覆盖，十分光滑，覆盖髌骨关节面的软骨是全身最厚的透明软骨，最厚处可达 6.5 mm，与股骨滑车相关节。髌骨关节面由 7 个接触面组成，关节面被中央嵴分成内、外侧两部分，髌骨内、外侧各有 3 个接触面，第 7 个接触面位于髌骨内侧缘。总的来讲，髌骨的内侧关节面较小，占整个髌骨的 1/3，呈凹陷形；髌骨外侧关节面约占整个髌骨的 2/3，它在矢状面上呈后凸形，在冠状面上则仍呈凹陷形。

（二）膝关节囊

膝关节囊由纤维层及滑膜层构成。膝关节囊薄而坚韧，其近侧附着于股骨关节面的近侧缘及髁间窝后缘，远侧附着于胫骨上端关节面的边缘。膝关节囊前方附着于股骨滑车上方浅窝的边缘，向上突出，形成髌上囊；膝关节囊后方附着于股骨髁关节面后上缘，恰在腓肠肌内、外头起始处下方；膝关节囊两侧附着于股骨滑车边缘，股骨内、外侧髁在膝关节囊之外。膝关节囊的滑膜层衬于关节囊纤维层的内面，附着于关节软骨的边缘，与关节软骨一起形成膝关节腔。膝关节腔向上与髌上滑膜囊交通，向后与腓肠肌内侧头深面的滑膜囊交通，并常通过滑膜囊与半膜肌肌腱深面的滑膜囊相交通，又可以与腓肠肌外侧头深面的滑膜囊交通。膝关节囊的滑膜层的面积是全身最大的，正常时，滑膜层本身形成皱襞，能适应关节的各种活动。滑膜层内有感觉神经末梢，受刺激时即可引起疼痛。

膝关节囊前内及前外部分相对较薄，主要被髌内、外侧支持带所加强。其内侧有由内侧副韧带、半膜肌、鹅足腱及后侧关节囊的胫斜韧带构成的内侧"四联复合体"；其外侧有由外侧副韧带、髂胫束、腘肌腱及股二头肌组成的外侧"四联复合体"；其后侧为腘斜韧带所加强，后内侧由半膜肌所属伸展部分加强，后外侧则由弓状复合体加强。

（三）膝关节的韧带

膝关节的韧带可分为囊外韧带及囊内韧带。囊外韧带主要有内侧副韧带、外侧副韧带、髌韧带、髌支持带及腘斜韧带等；囊内韧带主要有前、后交叉韧带及膝横韧带等。下面仅介绍其中的几种。

1. 内侧副韧带

内侧副韧带分为浅、深两层，两层密切结合且无间隙。深层较短，构成关节囊的一部分，即内侧关节囊韧带。浅层较长，起始于股骨内上髁顶部的收肌结节附近，止于胫骨上端的内面，距胫骨关节面 7～10 cm，分为 3 部分：前部纤维较长，向下止于胫骨内侧髁前内侧，为鹅足腱所覆盖；中部向后下，止于胫骨内侧髁的内侧；后部又称后斜韧带，向后下止于胫骨内侧髁后部、关节囊及腘斜韧带，与半膜肌肌腱相连。

内侧副韧带的主要功能为抵抗膝关节的外翻及外旋应力。当膝关节伸直时，内侧副韧带沿股骨髁向前滑动；当膝关节屈曲时，内侧副韧带沿股骨髁向后滑动，其前部纤维缩紧，后部纤维放松。

2. 外侧副韧带

外侧副韧带为条索状结构，长度约为 5 cm，直径约为 4 mm，起于股骨外上髁，向下后方止于腓骨头，与关节囊及半月板间有腘肌肌腱相间隔，因为外侧副韧带居于关节外后方，所以会在伸膝时紧张、屈膝时松弛。

外侧副韧带分为浅、深两部。其中深部为外短韧带，位于外侧副韧带深部及股二头肌肌腱的后方，主要功能为加强关节囊后外侧。外侧副韧带是抵抗膝关节伸直时内翻应力的主要结构。

3. 前交叉韧带

前交叉韧带起于胫骨上端非关节面髁间前区的内侧及外侧半月板前角，分前内侧束和后外侧束，两束呈螺旋状盘绕向后上方，止于股骨外侧髁内侧面的后上部，其股骨髁附着点的面积约为 20 mm ×10 mm（最大径），韧带长度约为 4 cm，血供来自膝中动脉。

4. 后交叉韧带

后交叉韧带附着于胫骨内、外侧髁关节面之间的后方，延伸至胫骨上端的后面，约在胫骨平台下方 0.5 cm 处，于前交叉韧带的后内侧向上前内走行，止于股骨内侧髁外侧面的后部，其附着点呈半圆弧状，后交叉韧带长约 38 mm，强度为前交叉韧带的 2 倍。

根据功能的不同，可将后交叉韧带分为前外束和后内束。前外束粗大，起自胫骨上端后窝的外侧面，止于股骨髁间窝内壁的前面；后内束细小，起于胫骨上端后窝的内面，斜向走行，止于前外束止点的后部。伸膝时前外束松弛、后内束紧张，屈膝时前外束紧张、后内束松弛。后交叉韧带常接收由外侧半月板后角发出的一束纤维，在其前者称为板股前韧带（Humphry 韧带），在其后者称为板股后韧带（Wrisberg 韧带）。

5. 髌韧带

髌韧带为股四头肌肌腱的延续部，是全身最强大的韧带之一，位于膝关节囊正前方。髌韧带起自髌骨尖及其后方的粗面，向下止于胫骨结节，长约 8 cm。髌韧带的中部即为关节面。髌韧带两侧有由股内侧肌和股外侧肌延续而来的内、外侧支持带，其主要作用为加强膝关节囊并防止髌骨向侧方脱位。

（四）半月板

半月板为半月形的纤维软骨盘，切面呈三角形。半月板仅外表覆以薄层纤维软骨，其内部为混有大量弹性纤维的致密胶原纤维，比较脆弱，两端排列较松，这种排列形式使半月板具有更大的弹性，以抵抗压迫。

半月板位于胫骨髁上，可使胫骨关节面稍加深，以便于更好地与股骨髁相接。半月板的外侧面借冠状韧带疏松地附着于胫骨髁的边缘，冠状韧带周围与关节囊的纤维组织紧密相连。在两个半月板的前端有呈圆索状横行连结的膝横韧带。外侧半月板与关节囊之间有腘肌肌腱相隔，其内缘锐利，游离于关节腔内。半月板上面凹陷，与股骨髁相接；半月板下面平坦，与胫骨髁相接。两面最初均有滑膜覆盖，但自 3 岁以后，所有半月板非附着的部分均不再覆有滑膜。两个半月板约遮盖胫骨上部关节面的 2/3，其遮盖胫骨上部关节面的面积与半月板的后部或侧部的相对宽度密切相关。

1. 内侧半月板

内侧半月板较大，呈"C"形，其两端距离较远。内侧半月板前角薄而尖，附着于胫骨髁间前区，位于前交叉韧带及外侧半月板前角的前方；内侧半月板后角附着于胫骨髁间后区，位于外侧半月板后角及后交叉韧带的附着点之间。内侧半月板前窄后宽，边缘肥厚，愈接近中央凹缘愈薄，尤以前部显著。

内侧半月板前角的附着点可有以下 3 种情况：①为一个单纯附着点，最常见，膝横韧带很短，不附着于外侧半月板；②膝横韧带完整，附着于外侧半月板的前缘；③以纤维带向后，止于前交叉韧带的附着点。

2. 外侧半月板

外侧半月板几乎为圆形，较内侧半月板小且略厚，覆盖约 2/3 的胫骨平台。外侧半月板的外侧有一条沟，腘肌肌腱将外侧半月板与腓侧副韧带隔开，故外侧半月板较内侧半月板具有更大的灵活性。外侧半月板与内侧半月板的另一个不同点为，外侧半月板活动时为一个整体，在活动部与固定部之间并不存在弱点。

外侧半月板两角距离甚近。其前角附着于胫骨髁间外侧结节的前方，位于前交叉韧带之后；其后角附着于胫骨髁间外侧结节的后方，位于内侧半月板后角附着点之前。

从对内、外侧半月板的比较中可以看出，内侧半月板的环较大，前窄后宽；而外侧半月板的环较小，周围厚，常有中间部狭窄及前后加宽现象，畸形较内侧为多。内、外侧半月板不仅形状、大小、宽度及附着点不同，在与关节囊的关系上也有区别。内侧半月板与关节囊紧密相连，因此在外伤时更易破裂；外侧半月板与关节囊之间尚隔以腘肌肌腱，活动较自如。由内侧半月板所围绕的圆形区域较外侧半月板大约 1 倍，股骨内侧髁与胫骨内侧髁在邻近胫骨内侧髁间结节处的接触面较为宽大，而股骨外侧髁与胫骨外侧髁在邻近胫骨外侧髁间结节处的接触面则较为窄小。

（五）其他结构

1. 滑膜

膝关节滑膜内衬在关节囊内面，起自关节软骨边缘，然后反折于关节囊内，向上延伸至股中间肌下，形成大的囊袋，多与髌上囊相通；膝关节滑膜两侧覆盖在股骨髁表面，形成外侧沟部和内侧沟部；膝关节滑膜向下延伸与半月板附着，并覆盖胫骨平台边缘约 0.7 cm。前、后交叉韧带也被滑膜包绕，外侧半月板背侧肌腱通过的管道也有滑膜覆盖。

部分滑膜隆起，形成皱襞，按位置的不同可将其分为以下类型。①髌上皱襞：位于髌上囊与股胫关节之间，通常中央有孔，从而又可分为髌上内侧皱襞和髌上外侧皱襞。②髌内皱襞：起于内侧髌上皱襞，沿关节内侧壁持续向下走行，远侧至覆盖脂肪垫的滑膜上。③髌下皱襞：髌下滑膜包绕脂肪垫并连于髁间窝，又称滑膜韧带。

2. 滑膜囊

膝关节周围有许多肌腱，活动范围又大，因此滑膜囊也相对较多。

（1）膝关节前面的滑膜囊：位于髌骨和髌韧带周围，有 4 个，分别为髌上囊、髌前皮下囊、髌下皮下囊和髌韧带下囊，其中髌上囊最大，通常与股胫关节相通。髌前皮下囊位于膝关节前面，容易受到损伤而出现症状。

（2）膝关节外侧的滑膜囊：膝关节外侧，股二头肌、外侧副韧带、腘肌肌腱、腓肠肌外侧头均越过关节线及股骨外侧髁，此处的滑膜囊主要有：①位于外侧副韧带和股二头肌附着点之间的股二头肌滑膜囊；②位于外侧副韧带与腘肌肌腱之间的滑膜囊；③位于股二头肌深面与腓骨头之间的滑膜囊；④位于腓肠肌外侧头起始部深面的腓肠肌外侧滑膜囊；⑤腘肌滑膜囊，与膝关节腔后外侧相通。

（3）膝关节内侧的滑膜囊：①鹅足囊，位于鹅足腱附着点下面和内侧副韧带下部浅层之间；②半膜肌固有囊，位于半膜肌肌腱与胫骨髁之间；③半膜肌囊，位于腓肠肌内侧头浅部与半膜肌腱之间，可与关节腔相通；④腓肠肌内侧囊，位于腓肠肌内侧头起始部深面与关节囊之间；⑤位于内侧副韧带与半膜肌肌腱之间的滑膜囊；⑥位于半膜肌肌腱与半腱肌肌腱之间的滑膜囊。

3. 脂肪垫

髌下脂肪垫呈三角形，居于膝关节前面的滑膜囊之外，充填在髌骨、股骨髁下方、胫骨髁上方和髌韧带之间，并向两侧延伸，约超出髌骨内、外缘 1 cm。它将关节囊的纤维层与滑膜分开，具有衬垫和润滑的作用。当股四头肌强力收缩时，脂肪垫内压升高，脂肪垫变硬，可以限制膝关节的过度活动。当屈膝时，脂肪垫能充填到空虚的膝前关节腔内。除髌下脂肪垫外，大多数人的膝关节还有前髌上脂肪垫、后髌上脂肪垫及腘脂肪垫等。

二、膝关节周围的肌肉

(一)膝关节前方的肌肉

股四头肌：由股直肌、股内侧肌、股外侧肌和股中间肌组成，在下端汇成肌腱，经髌骨后形成髌韧带，止于胫骨结节。

(二)膝关节内侧的肌肉

缝匠肌：起自髂前上棘及其下的切迹，肌纤维呈扁带状，斜向内下，经股骨髁内后方时形成宽阔的腱膜，并向前越过股薄肌肌腱、半腱肌肌腱，止于胫骨上端前内缘。缝匠肌是全身最长的肌肉，收缩时可屈膝、屈髋，对膝关节内侧起稳定作用。

股薄肌：以扁腱膜起自耻骨体下部靠近耻骨联合处，肌腹扁平，上宽下窄，呈长带状，经股骨内侧髁和胫骨内侧髁之后，于胫骨内侧髁下方，以扁腱膜止于胫骨上端前内缘，居于半腱肌止点之上、缝匠肌止点之后。

半腱肌：起自坐骨结节，肌纤维呈长梭形，在大腿后内下行，于股骨中部肌纤维即开始汇成肌腱，到股骨内髁上方全部变成圆腱，在膝关节后内侧居于半膜肌浅层、缝匠肌与股薄肌肌腱之后，经胫骨内侧髁至胫骨前内侧，止于股薄肌肌腱之下、缝匠肌腱膜之后，并分出纤维，与小腿深筋膜相连。

半腱肌肌腱与股薄肌肌腱在缝匠肌肌腱的深面，三腱共同止于胫骨结节内侧，止端互相愈着，称为鹅足腱；各肌腱之间有滑膜囊相隔，此滑膜囊互相通连，称鹅足囊。

半膜肌：半膜肌肌腱起于坐骨结节后外侧，紧贴半腱肌、股二头肌长头起点之外，肌腱扁而长，在半腱肌深面与之并列下行，至大腿中段变为肌纤维，在腘窝构成其内上壁，到达股骨内侧髁后方变为圆腱，止于胫骨内侧髁后方。半膜肌收缩时可屈膝及内旋胫骨，同时对膝关节后方的稳定起重要作用。

(三)膝关节外侧的肌肉

阔筋膜张肌：起自髂骨翼前部、髂前上棘及其下切迹的外缘，肌腹斜向股骨大转子，在大腿中上 1/3 交界处止于两层髂胫束之间。髂胫束为阔筋膜增厚的部分，由两层较薄的环形纤维中间夹以坚强的纵行纤维构成，前部纤维为阔筋膜张肌的腱膜，后部纤维为臀大肌肌腱的延续，髂胫束下部为一个坚强的带状结构，也称髂胫韧带，止于胫骨外侧髁的前面，即髂胫束粗隆。髂胫束的坚强纤维可以有力地加强膝关节囊的外侧部分，是膝关节外侧重要的动力稳定结构。当胫骨内旋时，髂胫束明显紧张，当膝屈曲 10°～30°时，处于最紧张的状态。当膝关节屈曲且胫骨强力内旋时，可引起髂胫束损伤。

股二头肌肌腱：分长、短两头。长头与半腱肌以总腱起于坐骨结节及骶结节韧带，向下与半腱肌分离，肌腹呈梭形，在膝上形成宽而扁的肌腱；短头起自股骨嵴下半外唇，在长头的深面下行，在膝关节平面共同形成圆形粗大的肌腱，经膝关节后外侧向下止于腓骨头。股二头肌肌腱的总腱在其抵达外侧副韧带前分为三层：浅层在外侧副韧带之外，下行至小腿的侧面并分出纤维至腓骨小头，小腿前、后及外侧筋膜；中层围绕外侧副韧带的下 1/4；深层在其内面及深面，止于腓骨头的外侧面和胫骨外侧髁。浅层可使膝关节屈曲并外旋，对膝关节起稳定作用。

腘肌：由一扁平的细腱起自股骨外侧髁的外前方、腘肌沟的前部，位于膝关节囊与滑膜之间，肌束斜向内下方，在外侧副韧带和外侧半月板之间下行，到膝关节后面形成肌腹，斜向内下方，止于胫骨后面比目鱼肌线的上方。

（四）膝关节后方的肌肉

膝关节后方为腘窝，是肌肉围成的菱形间隙，其内上界为半膜肌，外上界为股二头肌，下内及下外分别为腓肠肌内及外侧头，腘窝顶为皮肤及阔筋膜，向下延续为小腿筋膜，腘窝底为股骨腘面、膝关节囊及腘肌，内含大量的脂肪结缔组织、神经、血管及淋巴管。

腓肠肌：腓肠肌有两头，内侧头较大，起自股骨内上髁，外侧头较小，起自股骨外上髁。在腘肌肌腱及外侧副韧带上方，两头皆有纤维起自膝关节囊的后面，两头起点下方与股骨髁间有滑膜囊相隔，内侧滑膜囊较大，且常与膝关节囊相通，常因损伤或渗液过多而形成突向腘窝的囊肿（Baker 囊肿），外侧头内常有一籽骨，在侧面 X 线影像图上特别清晰，呈圆形或卵圆形，向下合为肌腹，组成腘窝下内侧壁及下外侧壁，肌腹继续向下与比目鱼肌合成跟腱，止于跟骨。

跖肌：起自股骨外上髁上缘及膝关节囊，位于腓肠肌的外侧头与比目鱼肌之间，止于跟腱的内侧或单独止于跟骨。

三、膝关节的神经支配

膝关节由两组主要的神经支配：第一组为后组神经，包括胫神经和闭孔神经的后关节支；第二组为前组神经，包括股神经、腓总神经和隐神经的关节支。

四、膝关节的血供

（一）动脉

膝关节的血供应十分丰富，由股动脉、股深动脉、腘动脉和胫前动脉的多个分支在膝关节周围互相吻合，形成动脉网，包括旋股外侧动脉降支，股动脉的膝降动脉，腘动脉的 5 个关节支（膝上内侧动脉、膝上外侧动脉、膝中动脉、膝下内侧动脉和膝下外侧动脉），股深动脉的第 3 穿动脉和胫前、后返动。膝关节远侧动脉网和动脉分支所构成的吻合支不但是关节结构的营养来源，当腘动脉主干发生血供障碍时，也是侧副循环的主要途径。旋股外侧动脉降支、膝最上动脉均发自股动脉，分别行于膝外、内侧，向下参加膝血管网。膝上内、外侧动脉由腘动脉发出，绕股骨髁与其他动脉吻合。膝中动脉从腘动脉发出，供应腓肠肌膝和膝关节囊的血液，不参加膝血管网。膝下内、外侧动脉均发自腘动脉，环绕于膝前，与其他动脉吻合。胫前动脉返支为胫前动脉发出，并与膝下动脉吻合。股深动脉第 3 穿支也发出分支，参与膝关节血管网的血供。

（二）静脉

膝关节的静脉有浅、深两组：浅组位于皮下；深组与动脉伴行。膝关节周围静脉形成围绕髌骨的静脉网，汇入行经膝关节内后方的大隐静脉，膝后部分静脉汇入小隐静脉。

第六节　踝关节解剖

踝关节近似单轴的屈戌关节，是身体主要的负重关节。踝关节能做背屈（伸）运动和跖屈（屈）运动，距骨滑车前宽后窄，当踝关节背屈时，较宽的滑车前部嵌入关节窝内，当踝关节跖屈时，较窄的滑车后部进入关节窝内，使足能做轻微的侧方运动。因踝关节周围多为韧带，无强壮肌肉组织附着，故不够稳定。

一、踝关节的结构

（一）踝关节面

踝关节由胫、腓骨下端与距骨滑车构成，其中以距骨滑车和胫骨下端构成踝关节的主要部分。踝关节前后方向活动范围较大，左右方向活动范围较小。

1. 胫骨下端

胫骨为三棱柱形，有三面及三缘。胫骨下端较中部大，形成四面，其中内侧面向下，形成坚强的骨突，称为内踝，大隐静脉从其前侧通过，外侧面为腓骨切迹，下胫腓韧带附着处有粗糙的凹陷。腓骨切迹的后面有深、浅两沟：浅沟有姆长屈肌肌腱通过；深沟有胫后肌肌腱与趾长屈肌肌腱通过。胫骨后侧骨突形成后踝；胫骨前侧骨突为前踝，构成踝穴的前侧部分。

2. 腓骨下端

腓骨下端向下突出的部分称为外踝，它低于内踝约 1 cm，呈锥形。外踝内侧面的前上部有微凹的关节面，多数关节面呈梨形或三角形，少数呈菱形，与距骨相关节；外踝关节面的后下方为外踝窝，为胫腓横韧带及距腓后韧带的附着部。外踝的外侧面直接位于皮下，其前方有第三腓骨肌通过；后缘呈浅沟状，称为踝沟，踝沟内有腓骨长、短肌通过。外踝的前面粗糙，有距腓前韧带及跟腓韧带附着。腓骨下端参与踝关节的组成，构成踝穴的外侧壁，其本身的轴线与腓骨干纵轴之间相交，向外成10°～15°角。

3. 距骨

距骨分为头、颈、体三部分。距骨体的上部称为滑车，与胫骨下端构成关节，内侧半月形关节面与内踝相关节，外侧三角形关节面与外踝相关节；距骨体中间凹陷，两边突出，呈鞍形，前宽后窄，经过距骨体的轴线与经过距骨头的轴线不在一条直线上，两者相交，成20°角。当足背伸时，距骨的宽部进入踝穴，与胫腓骨下端的关节面嵌合，此时踝关节最稳定。当足跖屈时，距骨体较宽的前部滑出关节之外，而较窄的后部进入踝穴，此时踝关节不稳定，因此在此位置时踝关节最容易受到损伤。

距骨六面均有关节面，大部分为软骨覆盖，仅小部分覆以骨膜，借以维持血供，其血供较差，故距骨骨折时不易愈合，易形成骨坏死。

（二）踝关节囊

踝关节囊附着于各关节面的周围，前、后壁薄而松弛，两侧有韧带增厚加强。踝关节囊的前侧由胫骨下端前缘至距骨颈，后侧由胫骨下端后缘至距骨后结节。踝关节囊两侧因有韧带增厚加强而坚实紧张，附着于关节软骨的周围，内侧与三角韧带纤维相连，外侧由距腓前韧带、距腓后韧带加强。跟腓韧带位于踝关节囊之外，如同膝关节的侧副韧带一样，可使踝关节囊更加坚强。

（三）韧带

1. 内侧韧带

踝关节内侧的韧带主要为内侧韧带（又称三角韧带）。三角韧带为坚韧的三角形纤维索，起自内踝尖，向下呈扇形展开，止于足舟骨、距骨和跟骨，分为深、浅两部。浅部起于内踝前丘部，止于跟骨载距突的上部；深部起于内踝后丘部，呈尖朝上、底朝下的扇形，止于距骨体内侧非关节部分，并有少量纤维达足舟骨粗隆。三角韧带被胫骨后肌穿过，并为胫骨后肌及趾长屈肌所加强。三角韧带自前向后共分为四束，即胫距前韧带、胫舟韧带、胫跟韧带及胫距后韧带。三角韧带的主要作用是限制距骨向外侧移位，当三角韧带完整时，距骨向外移位不超过 2 mm。三角韧带非常坚固，并与踝关节囊紧密相连，当踝关节受到外翻、外旋暴力时，常发生内踝骨折，而不发生三角韧带的断裂，但其前部纤维可出现撕裂。

2. 外侧韧带

外侧韧带由不连续的 3 条独立的韧带组成，3 条韧带均起自外踝，分别向前、向下和向后内止于距骨及跟骨，均较薄弱，前为距腓前韧带，中为跟腓韧带，后为距腓后韧带。距腓前韧带薄弱，几乎呈水平方向，由外踝前缘向前内方止于距骨颈的外侧面。当踝关节位于跖屈位时，距腓前韧带有限制足内翻的作用，而当踝关节位于中立位时，距腓前韧带则有对抗距骨向前移位的作用。当距腓前韧带完全断裂时，踝关节抽屉试验可出现阳性。跟腓韧带中等坚强，被腓骨长、短肌越过，由外踝尖向后下止于跟骨侧面的隆起处，其形状类似于膝关节的腓侧副韧带。跟腓韧带位于踝关节运动轴线之后，在背伸时紧张，在跖屈时则松弛。当踝关节处于中立位时，距腓前韧带有限制足内翻的作用。距腓后韧带为 3 条韧带中最坚强者，起于外踝内侧面的外踝窝，止于距骨的外侧结节及附近部分，并与蹈长屈肌肌腱相融合。距腓后韧带有限制踝关节过度背伸的作用。

3. 下胫腓韧带

下胫腓韧带紧连胫腓骨下端，由下胫腓前韧带、骨间韧带、下胫腓后韧带和下胫腓横韧带四部分组成，可加深由胫腓骨下端所形成的关节窝，是维持下胫腓关节乃至踝关节稳定的重要韧带。下胫腓前韧带是坚强的三角形韧带，起始于胫骨下端的边缘，向下外附着于外踝的前面及附近的粗糙骨面上，其纤维与胫骨骨膜相融合，并向上至胫骨前面约 2.5 cm 处。骨间韧带为骨间膜的延长部，由胫骨向腓骨斜行，方向由内上向外下，短而坚实，使胫、腓骨下端紧紧地连在一起，以加强腓骨的稳定性，防止距骨脱位。下胫腓后韧带与下胫腓前韧带位置相当，是一条强韧的纤维束，其中含有弹性纤维。下胫腓后韧带的深部由胫骨下关节面的后缘延伸至外踝内侧后部，与内、外踝的关节面合成一腔，以容纳距骨，形成与距骨相接触最深部的韧带。下胫腓横韧带是横行于胫骨后面的下缘与外踝内侧面的胫腓骨骨膜延长部，其作用主要是防止胫腓骨在距骨面上的向前脱位。

二、踝关节周围的肌肉

踝关节周围的肌肉主要是起自小腿、止于足与足趾的小腿肌群。小腿肌群分为前群、外侧群和后群。前群有 3 块肌肉，包括：①胫骨前肌，起自胫骨上端外侧面，肌腱向下经伸肌上、下支持深面，止于内侧楔骨的内侧面和第 1 跖骨底，作用是伸踝关节（背屈）和使足内翻；②趾长伸肌，起自腓骨前面、胫骨上端和小腿骨间膜，向下经伸肌上、下支持带深面至足背，分为 4 条，到第 2～5 趾背，形成趾背腱膜，止于中节、远节趾骨底，具有伸踝关节和伸第 2～5 趾的作用；③跛长伸肌，位于胫骨前肌和趾长伸肌之间，起自胫、腓骨上端和骨间膜前面，肌束行向远端，移行为肌腱，止于跛趾远节趾骨底的背面，具有伸踝关节和伸跛趾的作用。外侧群有 2 块肌肉，即腓骨长肌和腓骨短肌，皆起自腓骨外侧面，长肌起点较高，并掩盖短肌，两肌的肌腱经外踝后方转向前，在跟骨外侧面分开，腓骨短肌肌腱向前止于第 5 跖骨粗隆；腓骨长肌肌腱绕至足底，斜行向足内侧，止于内侧楔骨和第 1 跖骨底，具有屈踝关节和使足外翻的作用。后群分浅、深两层。浅层是小腿三头肌，由浅层的腓肠肌和深层的比目鱼肌组成。腓肠肌有内、外侧两个头，分别起自股骨内、外上髁后面，两头会合，约在小腿中点处移行为腱性结构；比目鱼肌位置较深，起自腓骨后面的上部和胫骨比目鱼肌线，肌束向下移行为肌腱，两肌腱合成粗大的跟腱，止于跟骨。小腿三头肌收缩时，屈踝关节和膝关节；站立时，小腿三头肌可固定上述两关节，防止身体前倾。深层有 4 块肌肉，腘肌在上方，另外 3 块肌肉在下方。腘肌位于腘窝底，起自股骨外侧髁的外侧面上缘，止于胫骨比目鱼肌线以上的骨面，屈膝关节并使小腿旋内；趾长屈肌位于胫侧，起自胫骨后面中 1/3，肌束向下移行为长腱，经内踝后方、屈肌支持带深面至足底，然后分为 4 条肌腱，止于第 2～5 趾的远节趾骨底，具有屈踝关节和屈第 2～5 趾的作用。跛长屈肌起自腓骨后面下 2/3，肌腱经内踝后方至足底，止于跛趾远节趾骨底，具有屈踝关节和屈跛趾的作用；胫骨后肌位于趾长屈肌和跛长屈肌之间，起自小腿骨间膜后面上 2/3 及邻近的胫、腓骨，肌腱经内踝后方至足底内侧，止于足舟骨粗隆及楔骨，具有屈踝关节和使足内翻的作用。

三、踝关节的神经支配

(一)运动神经

踝关节周围的神经来自小腿,均发自腰丛和骶丛,主要有胫神经、腓总神经。胫神经为坐骨神经的直接延续,经腘窝中央垂直下降,与腘动脉伴行,位于其浅面,达腘肌下缘后与位于深面的血管相伴下行至小腿后区、比目鱼肌深面,继而伴胫后血管行至内踝后方,最后在屈肌支持带深面的踝管内分为足底内侧神经和足底外侧神经两终支,进入足底区。足底内侧神经在跛展肌深面、趾短屈肌内侧前行,分支分布于足底内侧肌群,足底内侧半皮肤及内侧三个半足趾跖面皮肤。足底外侧神经在跛展肌和趾短屈肌深面行至足底外侧,分支分布于足底中间群和外侧群肌,以及足底外侧半皮肤和外侧一个半足趾跖面皮肤。腓总神经在腘窝近侧端由坐骨神经发出后,沿股二头肌肌腱内侧向外下走行,至小腿上段外侧绕腓骨颈向前穿过腓骨长肌,分为腓浅神经和腓深神经两大终末支。腓浅神经在腓骨长肌深面下行,继而续行于腓骨长、短肌与趾长伸肌之间,沿途发出分支,分布于腓骨长肌和腓骨短肌,终支在小腿中、下 1/3 交界处浅出为皮支,分布于小腿外侧、足背和第 2~5 趾背的皮肤。腓深神经在腓骨与腓骨长肌之间斜向前行,伴随胫前血管于胫骨前肌和趾长伸肌之间,继而在胫骨前肌与跛长伸肌之间下行,最后经踝关节前方达足背,分支分布于小腿前群肌、足背肌及第 1、2 趾相对缘的皮肤。

(二)感觉神经

感觉神经主要为踝足部的皮神经,主要有腓浅神经分支、腓肠内侧皮神经、腓肠外侧皮神经、腓肠神经、隐神经、腓神经皮支、跟骨内侧皮神经、跟骨外侧皮神经等。腓浅神经变为皮支在足背处分叉,分为足背内侧皮神经和足背中间皮神经,分布于足背皮肤和趾背皮肤,支配此处的皮肤感觉功能;腓肠内侧皮神经在腘窝下部起自胫神经,伴小隐静脉下行,在小腿中央穿出固有筋膜,与发自腓总神经的腓肠外侧皮神经吻合成腓肠神经,经外踝后方弓形向前,分布于足背,称足背外侧皮神经,支配相应区域的皮肤感觉功能;腓肠外侧皮神经在腘窝处发自腓总神经(多为 1 支,也有 2 支或 3 支者,还有人缺如),分布于小腿外侧面皮肤,并与腓肠内侧皮神经吻合成腓肠神经;腓肠神经多为腓肠外侧皮神经和腓肠内侧皮神经的吻合支连接构成,其吻合部位多在小腿后面中 1/3 或下 1/3,少数在小腿后面上 1/3、腘窝、踝部等处,甚至还会重复吻合,腓肠神经分布于小腿后侧下部、足及小腿外侧缘皮肤,支配其感觉;隐神经是股神经的终末支,伴股动脉进入内收肌管,在膝关节内侧穿出深筋膜,分出髌下支,伴大隐静脉沿小腿内侧面下降达足内侧缘,有分支分布于小腿内侧面和足内侧缘的皮肤;腓神经皮支由腓总神经下行分出,发出胫前肌肌支后继续下行,于第 1 趾蹼间浅出,支配第 1、2 趾相对缘的皮肤感觉;跟骨内侧皮神经起于胫神经,沿跟腱内侧至跟骨的内后方,神经走行于跟腱内侧缘并进入胫距间隙,支配足跟内侧及跖面皮肤和跟骨内骨膜等处的感觉;跟骨外侧皮神经支有 1~3 条分支,均起自腓肠神经,与小隐静脉的外踝属支伴行，分布于足跟外侧皮肤和足跟外侧骨膜，支配足跟后缘、外侧缘及跟外侧骨膜的感觉。

四、踝关节的血液供应

（一）动脉

踝关节及其周围的血供主要来自胫前动脉和胫后动脉。胫前动脉发自腘动脉，在胫骨后肌起点的上端，由骨间膜近侧的裂孔进入胫前间隙，经小腿前肌群之间下降，经小腿伸肌上支持带深面，在踝关节的前方移行为足背动脉。胫前动脉在小腿后面分出胫后返动脉，至小腿前部时行于趾长伸肌和姆长伸肌内侧、胫骨前肌外侧。足背动脉在踝关节的前方经姆长伸肌和趾长伸肌之间前行，与腓深神经伴行，至第 1 跖骨间隙分为第 1 跖背动脉和足底深支。胫后动脉为腘动脉的直接延续，为腘动脉分支中较大者，沿小腿后侧浅、深屈肌之间下降，经内踝后方转入足底，在内踝与跟骨结节内侧突之间，分为足底内侧动脉和足底外侧动脉。

（二）静脉

踝关节周围的静脉有深静脉和浅静脉两组，均有较丰富的静脉瓣，深、浅静脉间有许多交通支相连。

浅静脉位于皮下组织中，深静脉与伴行动脉同名。浅静脉均起自足背静脉弓。足背静脉弓横行于跖骨远侧端。大隐静脉发自足背静脉弓的内侧，小隐静脉发自足背静脉弓的外侧。大隐静脉为全身最大的浅静脉，在足的内侧缘，起于足背静脉弓，并接受足底和足跟部的小静脉的血液，经内踝前面沿小腿内侧伴随隐神经上行。大隐静脉的内侧缘有 2~8 支属支注入，多数由来自足底皮下组织的静脉支汇合而成。小隐静脉在足的外侧缘，起自足背静脉弓，自外踝后方沿小腿后面上行，初在跟腱外侧，继而沿小腿腹侧中线，经腓肠肌两头之间至腘窝，注入腘静脉。

深静脉有两条，分别与同名的动脉伴行，位于动脉的两侧，接受足部深部的静脉属支。深静脉干与浅静脉间吻合少，在第 1 跖骨间隙基底部的穿支，是连接足背深、浅静脉弓的主要途径。最后深静脉汇入小腿的胫前静脉、胫后静脉及腓静脉。

浅静脉与深静脉之间有交通支，常以直角方向回流。有瓣膜阻止血液向浅静脉倒流，当瓣膜失去作用（如浅静脉曲张）时，深静脉内的血液会倒流回浅静脉，引起下肢肿胀、疼痛等。

（三）淋巴管

踝关节周围淋巴管数目较多，起于皮内及皮下的毛细淋巴管网，然后汇合成浅淋巴管。浅淋巴管分布于浅筋膜的脂肪层中，其中浅在的数量多而管径细，深在的数量少而管径较粗。通常由几条浅淋巴管汇合成直径为 0.3~0.6 mm 的集合淋巴管。因集合淋巴管与大、小隐静脉有规律性的伴行关系，故可根据静脉的位置寻找相应的集合淋巴管。浅淋巴管分为内侧组、后组和外侧组。内侧组数量最多，起于第 1~3 趾、足内侧缘和足背，伴行大隐静脉，大部分汇入腹股沟淋巴结；后组伴小隐静脉上行，汇入胭淋巴结浅组；外侧组数量最少，起于第4、5趾骨和足外侧缘，参与内侧组上行。深淋巴管多与深部血管伴行，最后都直接注入腹股沟淋巴结。

参考文献

[1] 徐益荣，卢玉仙．系统解剖学[M]．天津：天津科学技术出版社，2013.

[2] 靳安民，汪华侨．骨科临床解剖学[M]．济南：山东科学技术出版社，2010.

[3] 卡潘德吉．骨关节功能解剖学（上卷　上肢）[M]．顾冬云，戴尅戎，译．6版．北京：人民军医出版社，2011.

[4] 卡潘德吉．骨关节功能解剖学（中卷　下肢）[M]．顾冬云，戴尅戎，译．6版．北京：人民军医出版社，2011.

[5] 卡潘德吉．骨关节功能解剖学（下卷　脊柱、骨盆带与头部）[M]．顾冬云，戴尅戎，译．6版．北京：人民军医出版社，2011.

（王勇平　张　超　叶仲夺）

第二章　体格检查

第一节　概　述

体格检查是诊断骨科疾病的基础。骨科一般检查与外科一般检查相同；骨科专科检查能够充分体现双侧肢体的可比性、关节的可动性及肢体的可测量性等特点。

骨科体格检查应遵循一定的检查原则，按望诊、触诊、动诊、量诊的顺序进行。进行体格检查时，应充分暴露检查部位，将两侧进行对比，并且应结合主动检查和被动检查来做出判断。与此同时，针对不同的关节，还有不同的特殊检查。

一、全身检查

全身检查主要检查一般情况，如营养、发育、神志、面色、体型、脉搏、瞳孔、皮肤色泽、出汗程度、色斑、静脉怒张、异常毛发分布、浅表淋巴结情况、姿势、疼痛、运动功能、胸部情况、腹部情况，同时还应注意有无血尿、排尿困难，排尿、排便是否失禁，内脏是否合并损伤等。

二、局部检查

（一）望诊

观察疾病部位及对侧相应部位的对称性和活动度。注意皮肤色泽，有无肿胀、包块、瘀斑、浅静脉怒张、异常毛发、瘢痕、畸形类型、有无伤口或溃疡及其分泌物的性质、患处的活动度、下肢的步态等。

步态即人体行走时的姿态，是人体结构、功能、行为及心理活动在行走时的外在表现。正常步态包括触地相与跨步相两个阶段。前者约占步态周期的 60%，后者约占步态周期的 40%。当人体某部位发生病变时，可产生以下不同的异常步态。

异常步态包括以下几种类型。

（1）肢短步态：当肢体短缩 3 cm 以内时，由于骨盆倾斜代偿而无跛行；当肢体短缩在 3 cm 以上时，患者常以患侧足尖着地或健肢屈膝行走。

（2）疼痛步态：当患肢负重疼痛时，步态急促、不稳，患肢触地相缩短，而双足触地相延长。

（3）强直步态：当创伤、炎症等原因导致髋关节、膝关节、踝关节强直时，可产生各种不同的强直步态，例如，髋关节强直多呈鞠躬步态或足尖步态，膝关节强直多呈足尖步态或划弧步态，踝关节强直多呈鞠躬型跛行。

（4）摇摆步态：又称鸭步，多见于发育性髋关节发育不良与臀中肌瘫痪者，若发生在双侧，行走时躯干交替向左右倾斜。

（5）剪刀步态：多见于脑瘫患者，步行时一侧肢体总是插至对侧肢体前方，前后交叉移动。

（6）压腿步态：多见于脊髓灰质炎后股四头肌麻痹患者，患者以手掌按压患膝上方后才能行走。

（7）跟行步态：多见于胫神经麻痹患者，患者的足不能跖屈。

（8）跨阈步态：多见于腓总神经麻痹患者，由于足下垂，患者行走时必须高抬患肢才能跨步，以免跌倒。

（9）外"八"字步态：多见于臀肌挛缩患者，行走时患者的双下肢呈外旋外展位行走。

（10）痉挛性步态：各种脑部、椎体束、脊柱及脊髓病变导致的偏瘫、截瘫、脑瘫等都可产生痉挛性步态，偏瘫多呈划圈样步态（割草步态），严重者呈跳跃步态，截瘫者呈特有的摇摆步态（公鸡步态）。

（二）触诊

触诊的内容包括皮肤温度、感觉、弹性、压痛点（区）、包块、异常活动、摩擦音（感）、皮下捻发音、周围动脉搏动、毛细血管充盈、肌张力等。

肿块触诊检查的内容包括：①大小；②硬度与波动；③表面光滑度；④活动度；⑤深度；⑥与骨关节的关系；⑦皮肤温度；⑧全身淋巴结及相关淋巴结的肿大情况等。

（三）动诊

进行动诊时，应在两侧对比下，检查关节活动情况和肌肉收缩情况。

关节活动检查包括主动活动检查和被动活动检查。先检查患者的主动活动，再进行被动检查，两侧对比，同时注意有无痉挛、挛缩、弹响等异常，以鉴别肌痉挛、组织挛缩、骨性阻碍等。如果主动活动和被动活动均受限，则表明关节内或关节外同时发生病变（如纤维性骨性强直）；如果主动活动受限而被动活动正常，则可能为神经性麻痹、肌腱断裂等。

肌肉收缩检查包括静态检查和动态检查两种。当进行静态检查时，关节不动，可摸到和看到肌肉的收缩；当进行动态检查时，肌肉收缩，作用于关节，使其活动，这时可从关节的抗伸、抗屈以及步态来检查肌肉收缩。

（四）量诊

量诊的内容包括关节活动度、肢体长度、肢体周径、肌力分级及感觉异常区等。

1. 关节活动度的测量

当进行关节活动度测量时，通常使用量角器，测量时应遵循先健侧、后患侧，先主动、后被动的原则。以关节中立位为0°，测量其伸、屈、收、展、旋转等各方向的活动度。活动只能发生于被检查的关节，不能由其他部位的活动掩盖被检查关节的活动。

2. 肢体长度的测量

当进行肢体长度的测量时，应将两侧肢体放置在完全对称的位置上，测量方法主要为尺测法（用皮尺，禁用钢尺）。常用测量的骨性标志：上肢有肩峰、肱骨外上髁和桡骨茎突；下肢有髂前上棘、股内收肌结节和内踝。

3. 肢体周径的测量

当进行肢体周径的测量时，通常使用皮尺对两侧肢体同一水平部位或肌腹最丰满处进行周径测量，测量时尺子的拉力应适中，过重或过轻均会出现很大差距。

4. 肌力的测定

根据肌肉对抗引力和阻力的作用进行关节活动能力的测定，可将肌力分为以下6级。

0级：肌肉完全无收缩。

Ⅰ级：肌肉稍有收缩，但关节无活动。

Ⅱ级：肌肉收缩可使关节活动，但不能对抗引力。

Ⅲ级：肌肉收缩可对抗引力，但不能对抗阻力。

Ⅳ级：肌肉收缩可对抗引力和轻微阻力。

Ⅴ级：有对抗强阻力的肌肉收缩。

5. 感觉异常区的测定

感觉异常应区分触觉、痛觉、温觉、深感觉和位置觉的异常。患者静卧床上，闭眼，两侧对比，用针尖等先检查感觉减退区，并向正常区或敏感区检测。应注意感觉障碍的性质、程度和范围，并用不同的标记画在人体素描图上。这不仅有助于了解神经病损的状态和程度，还有助于经随访反复测试，进行比较，以确认其进展情况。

（五）特殊检查

详见各关节体格检查部分。

第二节　肩关节的体格检查

肩关节是连接躯干与上肢的重要结构，通过观察上肢活动可以初步判断肩关节的功能。检查时嘱患者脱去外衣，在检查的过程中观察肩关节运动完成的难易程度及肩关节运动是否协调。

一、望诊

在进行肩关节望诊的过程中，要按照肩关节前方、侧方、后方、上方的顺序进行双侧对比。

当进行肩关节前方望诊时，应观察是否有以下表现：①胸锁关节凸起；②锁骨畸形；③肩锁关节凸起；④三角肌萎缩（腋神经瘫痪）。当肩关节脱位或腋神经损伤致三角肌萎缩时，肩关节失去正常的圆隆形态，肩峰突出，弧度变平，称为方肩畸形。

当进行肩部侧方望诊时，应观察肩关节是否肿胀，若肩关节肿胀，则可能存在感染(如冈上肌腱炎、化脓性感染)或创伤。

当进行肩部后方望诊时，应观察肩胛骨的形态、位置和大小，以及是否存在高位肩胛、克利佩尔－费尔综合征，是否有翼状肩胛畸形等。

二、触诊

当进行肩关节触诊时，患者应取站立位或坐位，检查时手法要轻，应按照前方、后方、内侧、外侧的顺序系统地进行。

肩关节触诊分为骨性结构触诊和软组织触诊两种，其中骨性结构触诊更容易定位。

(一)肩关节前方触诊

1. 骨性结构触诊

(1)胸锁关节触诊：当进行胸锁关节触诊时，嘱患者配合做耸肩动作，使锁骨向上运动，手指在胸骨与锁骨之间感觉关节间隙，两侧同时检查，以便进行位置和高度的比较。若锁骨向上外侧移位，则提示可能存在胸锁关节脱位。

(2)锁骨触诊：自胸锁关节向外沿锁骨上前表面移动，体会锁骨是否连续平滑。若出现凸起、活动感、骨擦感或锁骨干的疼痛，则提示可能发生骨折；若出现压痛，则提示可能存在胸锁关节脱位、感染、肿瘤等。

(3)肩锁关节触诊：沿锁骨表面直至锁骨最外侧，可触摸到肩锁关节间隙，嘱患者伸展肩关节以便感觉肩锁关节的活动。若肩锁关节出现疼痛、压痛、弹响感，则提示可能为骨性关节炎；若活动时疼痛伴有关节肿胀，则提示可能发生肩锁关节半脱位。

(4)肩峰触诊：肩峰位于肩锁关节的外侧，外展上肢并向下触压肩峰，若在这一过程中发生剧烈疼痛，则提示可能是肩袖撕裂、炎性病变或三角肌下滑膜囊的炎性病变。

(5)肱骨大结节触诊：手指沿肩峰的外侧向下即可触及肱骨大结节，若触压时感到疼痛，则提示可能存在感染或钙化性冈上肌肌腱炎。

2. 软组织触诊

(1)斜方肌触诊：检查者位于患者身后，从枕外隆突向锁骨外侧1/3触压斜方肌，可触及索带状结构，当在斜方肌受外伤或牵拉后触诊时，多有压痛和肌紧张。

(2)三角肌触诊：三角肌体积大，形成整个肩关节的外形，远端纤维束止于肱骨的三角肌粗隆，近端附着于锁骨外侧、肩峰和肩胛骨。当肱骨骨折或肩关节脱位引起臂丛上干或腋神经损伤时，可导致三角肌萎缩。检查者位于患者前面，手自锁骨上向下、向外移动，可感觉到完整的三角肌，三角肌中部纤维下面是三角肌滑膜囊，若有压痛，则考虑可能为滑囊炎。

(3)大、小菱形肌触诊：检查者站在患者的后面，嘱患者手扶腰部并内收肩胛骨，在肩胛骨内侧缘可以触及大、小菱形肌。

(4)肱二头肌触诊：患者坐于检查者面前，在喙突处可触及肱二头肌的短头，在肱二头肌间沟处可触及肱二头肌肌腱，若两处出现压痛，则提示可能为腱鞘炎；屈肘时触摸肌腹和肌腱的连续性，若在肱骨远端前面出现较大的肌肉包块，而在肱骨近端前面出现凹陷，则提示可能为肱二头肌肌腱断裂。

（二）肩关节后方触诊

1. 骨性结构触诊

（1）肩胛冈触诊：肩胛冈由外向内逐渐变细，平第三胸椎棘突水平，肩胛骨以肩胛冈为界，分为冈上窝和冈下窝。

（2）肩胛骨内侧缘触诊：在肩胛冈的内上可触及肩胛提肌的附着部，此处的疼痛多来自颈椎。若发现肩胛骨内侧缘呈翼状翘起、离开胸壁，则提示可能为胸长神经损伤。

（3）肩胛骨外侧缘触诊：因肩胛骨外侧缘前面的肩胛下肌和后面的大圆肌及小圆肌附着，故肩胛骨外侧缘不易触及。肱三头肌的长头在肩胛骨外侧缘的盂下结节处可触及。

2. 软组织触诊

（1）腋窝触诊：检查者将手置于患者的腋窝前方，以拇指、食指和中指抓住胸大肌，移向腋窝内侧，并沿着肋骨和前锯肌触诊；再将手指移到腋窝顶部，将皮肤轻轻下推，正常成年人不能触及淋巴结；然后向外在肱二头肌和肱三头肌间压向肱骨的近端可以触及肱动脉的搏动；最后以拇指、食指和中指向后触诊背阔肌，要注意肌肉的紧张度、双侧是否对称。

（2）前锯肌触诊：前锯肌主要固定肩胛骨的内侧缘于胸廓，当前锯肌瘫痪时，可出现翼状肩胛畸形。

（三）肩关节外侧触诊

1. 肩袖触诊

肩袖由冈上肌、冈下肌、肩胛下肌和小圆肌结合在一起，形成袖套样结构，共同加强关节囊，其中冈上肌是最重要的部分。

当进行肩袖触诊时，嘱患者将上臂内旋和后伸，置于腰部后方，若存在炎症，则触压肌腱会引起疼痛。

2. 肩峰下滑囊触诊

肩峰下滑囊位于三角肌和关节囊之间，与关节不相通，可因撞击而引起炎症，从而出现滑膜囊增厚。当过伸内旋肩关节时，可将滑膜囊向前推至肩峰下，此时更易触及，若肩峰下滑膜囊触痛，则提示可能为滑囊炎。

三、动诊

进行肩关节活动检查时，应双侧同时进行，以便于对比，通常通过主动运动检查和被动运动检查来确定肩关节活动是否受限。

动诊检查应按先主动、后被动的活动顺序进行，检查内容包括肩关节屈曲、后伸、内收、外展、内旋及外旋活动，主要观察患者肩关节的活动范围和对称性、是否存在继发于滑囊炎或肌腱炎的疼痛弧、是否存在肩关节不稳定及盂肱关节的活动是否协调等。

（一）主动运动检查

1. 肩关节屈曲运动检查

患者取坐位或站立位，上肢为中立位，垂于躯干两侧，伸肘，拇指向前，沿身体的矢状面逐渐远离身体，做向前、向上运动。肩关节屈曲运动的正常范围为0°~180°，若活动受限，则考虑可能为三角肌、胸大肌、喙肱肌或肩关节的病变。检查者在患者肩关节屈曲的过程中施以阻力，若肩关节疼痛，则提示可能为肌腱炎。

2. 肩关节后伸运动检查

患者取坐位或站立位，上肢为中立位，垂于躯干两侧，沿身体的矢状面进行与屈曲相反的运动。肩关节后伸运动的正常范围为0°~60°，若活动受限，则提示可能为三角肌、背阔肌、大圆肌和肱三头肌或肩关节的病变。检查者在患者肩关节后伸的过程中施以阻力，若肩关节疼痛，则提示可能为肌腱炎。

3. 肩关节外展运动检查

以盂肱关节为中心，上肢自中立位开始沿冠状面向两侧侧举。肩关节外展运动的正常范围为0°~180°，若活动受限，则提示可能为三角肌或盂肱关节病变。检查者在患者肩关节外展的过程中施以反向阻力，若感到疼痛，则提示可能为外展肌肌腱炎。

4. 肩关节内收运动检查

以盂肱关节为中心，上肢自中立位开始沿冠状面逐渐移向身体的中线。肩关节内收运动的正常范围为0°~50°，若活动受限，则提示可能为胸大肌、背阔肌、大圆肌等肌肉或盂肱关节病变。检查者在患者肩关节内收的过程中施以反向阻力，若感到疼痛，则提示可能为内收肌肌腱炎。

5. 肩关节内旋运动检查

当肩关节在不同的体位时，其内旋活动的范围有所不同。当上肢取中立位、肘关节屈曲90°时，肩关节内旋运动的正常范围为50°~90°；当上臂外展90°时，肩关节内旋运动的正常范围为30°。若活动受限，则提示可能为胸大肌、背阔肌、肩胛下肌或盂肱关节病变。检查者在患者肩关节内旋的过程中施以反向阻力，若感到疼痛，则提示可能为内旋肌肌腱炎。

6. 肩关节外旋运动检查

当肩关节在不同的体位时，其外旋运动的范围有所不同。当上肢取中立位、肘关节屈曲90°时，外旋运动一般小于90°；当上臂外展90°时，肩关节外旋约90°。若外旋受限，则提示可能为冈下肌、小圆肌、三角肌或肩关节病变。检查者在患者肩关节外旋的过程中施以反向阻力，若感到疼痛，则提示可能为外旋肌肌腱炎。

7. 联合运动功能检查

患者将手置于对侧肩胛骨后方，检查肩关节后伸、内收和内旋运动，肩周炎患者不能完成此动作；嘱患者将手由上述位置回复到原位置，冈下肌损伤患者不能完成此动作。

患者将双手置于头后方，并外展90°，检查肩关节外旋活动，两侧对比，肩周炎患者不能完成此动作或活动受限。

（二）被动运动检查

1. 肩关节被动屈曲运动检查

患者取仰卧位，屈髋、屈膝 90°，使腰椎前凸消失，检查者站在患者健侧，一手固定患侧的肩胛骨和胸部，另一手握住患者的腕关节，向上移动上肢，当感到肩胛骨活动时，则表明盂肱关节活动正常，继续活动上肢直，至肩关节屈曲运动结束。

2. 肩关节被动后伸运动检查

患者取坐位，肘关节为中立位，放松肱二头肌长头肌，检查者站于患者健侧，一手固定患侧锁骨，另一手放在肱骨远端前面，向上抬起上臂，直至感觉肩关节后伸运动结束，正常活动范围为 0°～60°。

3. 肩关节被动外展运动检查

患者取仰卧位，肘关节为伸直位，肩关节为中立位，检查者站在患侧，一手放在锁骨外侧固定身体，一手握住肘关节，向外移动上肢，至 90°时再增大角度外旋肱骨，以便使肱骨大结节在肩峰下通过，避免撞击，继续向外运动，直至肩关节外展运动结束，正常活动范围为 0°～180°。

4. 肩关节被动内收运动检查

患者取仰卧位，肘关节为伸直位，肩关节为中立位，一手置于患者肩部固定身体，一手握住肘关节，向中线移动上肢，直至肩关节内收运动结束，正常活动范围为 0°～50°。

5. 肩关节被动内旋运动检查

患者取仰卧位，肩关节外展 90°，肘关节屈曲 90°，前臂与检查床垂直，掌心向尾侧，检查者一手稳定肩胛骨和胸部，一手握住患者腕关节处，活动上肢，使手掌移向检查床，直至肩关节内旋运动结束，正常活动范围为 0°～70°。

6. 肩关节被动外旋运动检查

外旋检查的体位和内旋检查的体位相同，检查者握住患者的腕关节，活动上肢，使手背贴向检查床面，直至肩关节外旋运动结束，正常活动范围为 0°～90°。

四、量诊

（一）长度测量

1. 上肢长度测量

上肢长度是肩峰至桡骨基突尖部或中指指尖的距离，可对两侧进行比较。

2. 上臂长度测量

上臂长度是肩峰至肱骨外髁的距离，当肩关节脱位时，患侧上臂的长度将缩短。

3. 前臂长度测量

前臂长度是尺骨鹰嘴至尺骨茎突或桡骨小头至桡骨茎突的距离。

（二）周径测量

取肢体相对应的同一水平进行测量并比较，若有肌萎缩或肌肿胀，则应选择表现最明显的平面测量，并观察病变随时间的变化情况。

（三）肩关节活动度测量

肩关节活动度的测量内容包括对肩关节前屈、后伸、外展、内收、内旋、外旋及联合运动的测量。

五、特殊检查

（一）盂肱关节检查

1. 搭肩试验

当患肢手掌放在对侧肩部时，肘部不能触及胸壁，或当肘部紧贴胸壁时，手掌不能放在对侧肩部，即为阳性，提示可能为肩关节脱位。

2. 恐惧试验

当肩关节外展和极度外旋时，给肱骨头施加一个向前的力，如果患者感觉肩关节脱出，害怕或拒绝继续检查，即为阳性，提示可能为肩关节前方不稳定。

3. 归位试验

嘱患者取仰卧位，外展、外旋肩关节，当患者出现疼痛或恐惧时，检查者向下压上臂，将肱骨头稳定在关节盂内，患者的疼痛或恐惧感减轻，当减轻对患者上臂的压力时，患者重新感到疼痛或恐惧，即为阳性，提示可能为肩关节前方不稳定。

4. 前方抽屉试验

嘱患者上肢外展90°，轻度屈曲外旋，检查者一手拇指置于喙突，其余四指置于后方，固定肩胛骨，另一手向前拉动肱骨头，若患者出现异常活动、疼痛或恐惧感，即为阳性，提示可能为肩关节前方不稳定。

5. 后方抽屉试验

患者取仰卧位，将肩部置于检查床边缘，肩关节屈曲30°、外展100°，肘关节屈曲90°，检查者一手稳定肩胛骨，另一手置于患者肘部，并施加力量，试图使肱骨头后脱位，同时拇指对肱骨头向后加压，并感觉肱骨头向后移位，若患者出现恐惧感，即为阳性，提示可能为肩关节后方不稳定。

6. 陷凹征

患者取站立位，检查者双手握住其上肢下拉。若肩关节下方组织松弛，则可见在肱骨头与肩峰处有皮肤下陷，如果这一征象在正常侧不出现，而在受疼痛影响的一侧出现，则具有诊断意义。陷凹征阳性常提示肩关节存在多向不稳定。

（二）肩锁关节检查

1. 交叉屈曲试验

患者取坐位，肩关节外展90°，上臂以屈曲位向胸前交叉，肩锁关节出现疼痛，即为阳性，提示可能为肩锁韧带损伤。

2. 剪切试验

当挤压肩胛骨和锁骨时，肩峰和锁骨发生相对移位，出现疼痛或反常活动，即为阳性，提示可能为肩锁关节脱位。

（三）肌腱检查

1. 肱二头肌肌腱不稳定试验

当肩关节外展 90°、肘关节屈曲 90°时，肌腱被固定于肌间沟内，检查者将手置于肌间沟上方，内旋肩关节，若肌腱在肌间沟内不稳定，则可感觉到肌腱从肌间沟内滑出，同时还伴有弹响。

2. 肱二头肌长头完整性试验

检查者一手托住患者肘部，另一手握住患者前臂，嘱患者进行抵抗，若肱二头肌肌腹处出现球形隆起，则提示可能为肱二头肌长头损伤。检查时要两侧对比。

3. 降臂试验

患者取站立位或坐位，检查者将患者肩关节外展到 90°，肘关节为伸直位，嘱患者缓慢将上臂收回至身旁，若出现疼痛，不能控制上肢，上臂突然下落，即为阳性，提示可能为肩袖损伤。

4. 冈上肌撞击试验

患者取坐位或站立位，检查者一手握住患者腕部，另一手扶住患者肘关节，在使患者肩关节及肘关节被动屈曲 90°后，再尽力内旋上臂至最大角度，若患者感到肩部疼痛或不适，即为阳性，提示可能为肩袖与肩峰或喙肩弓之间存在撞击。

第三节　肘关节的体格检查

一、望诊

当肘关节伸直时，肱骨内、外上髁及尺骨鹰嘴的连线为一条直线，此线称为 Huter 线，当肘关节屈曲 90°时，肱骨内、外上髁及尺骨鹰嘴形成等边三角形，此三角形称为 Huter 三角。当 Huter 线及 Huter 三角的解剖关系发生改变时，则提示为肘关节后脱位。

肘部骨折、脱位可引起肘关节外形改变。当发生髁上骨折时，可见肘窝上方突出，此为肱骨下端向前移位所致；当发生桡骨头脱位时，肘窝外下方向桡侧突出；当发生肘关节后脱位时，尺骨鹰嘴向肘后方突出，Huter 线及 Huter 三角解剖关系改变。

检查肘关节时应注意肘窝是否饱满、肿胀，当发生肘关节积液、滑膜增生时，常出现肘窝肿胀。

二、触诊

触诊时应注意肘关节周围皮肤的温度、肱动脉的搏动情况、肘关节周围有无肿块、桡骨头是否有压痛、肘窝淋巴结是否肿大。

在肘关节的内、外侧，可触及肱骨内上髁、肱骨外上髁；在肘关节的后侧，可触及尺骨鹰嘴。

当肘关节屈曲至 90°时，旋转前臂，可在肱骨外上髁下感到桡骨头旋转。

（一）肘关节内侧触诊

在肘关节内侧可以清楚地辨认出肱骨内侧髁。肱骨内侧髁为肘关节内侧副韧带、旋前圆肌和屈肌总腱止点。

若患者为投掷运动员，则需要重点检查内侧副韧带。检查时沿着内侧副韧带走行方向（肱骨内侧髁下缘延伸至尺骨近端的突起部分）触诊，若有压痛，则提示可能为韧带拉伤或者断裂；同时可通过肘关节外翻应力试验检查内侧副韧带的情况。

当检查尺神经时，应极度屈曲肘关节，此时可在肱骨内侧髁后外方触及条索状的尺神经。

（二）肘关节外侧触诊

当进行肘关节外侧检查时，若肱骨外侧髁、桡骨头、尺骨鹰嘴 3 个骨性突起连成的区域内较饱满，则提示可能为肘关节腔积液、积血，桡骨头脱位或半脱位。肱骨外侧髁伸肌肌腱起点若触及较明显的疼痛，并在腕关节被动屈曲和对抗伸直时诱发疼痛，则提示可能为网球肘。长期的压力传导可导致剥脱性骨软骨炎的发生，此时肘关节的提携角可增大，且肱桡关节处有压痛，同时轴向负荷试验可诱发软骨剥脱处疼痛。

（三）肘关节后侧触诊

当进行肘关节后侧检查时，肘关节应屈曲 30°，以放松肱三头肌，注意尺骨鹰嘴外侧或内侧是否有压痛。

肘关节后方皮肤肿胀、波动感等表现可能与尺骨鹰嘴滑囊炎有关。

肱三头肌损伤少见，通常断裂部位在肱三头肌的外侧头，可在断裂的肌腱部位触及水肿和空隙，伸肘肌力减退。

（四）肘关节前侧触诊

肘关节前方为肘窝，由内侧边界（旋前圆肌）、外侧边界（肱桡肌）及上边界（内、外侧髁连线）3 条边界组成，肘窝由外向内依次为桡神经、肱二头肌肌腱、肱动脉、正中神经。

当检查肘关节前侧时，需要注意是否存在肌肉断裂。

三、动诊

肘关节活动检查应双侧同时进行，以便于对比，通常通过主动运动检查和被动运动检查来确定患者肘关节的活动范围、对称性，确定是否存在肘关节不稳定及肘关节的活动是否协调。

按先主动、后被动的活动顺序检查，检查内容包括肘关节屈曲、伸直、旋前及旋后活动。肘关节取完全伸直位（即中立位），为 0°，肘关节屈曲活动的正常范围为 135°～150°，肘关节伸直活动的正常范围为 0°～10°。当检查肘关节的旋转活动时，肘关节屈曲 90°，紧贴身体两侧，手掌心向下运动，即肘关节做旋前运动，正常范围为 80°～90°；手掌心向上运动，即肘关节做旋后运动，正常范围为 80°～90°。

四、量诊

（一）长度测量

见本章第二节相关内容。

（二）周径测量

取肢体相对应的同一水平进行测量并比较，若有肌萎缩或肿胀，则应选择表现最明显的平面测量，并观察其随时间的变化情况。

（三）肘关节活动度测量

肘关节的运动包括肘关节屈曲、伸直、旋前及旋后运动。

（四）提携角测量

上臂轴线与前臂轴线所形成的夹角为提携角，正常提携角在男性为 $5° \sim 10°$，在女性为 $10° \sim 15°$。测量提携角时应进行两侧比较。

五、特殊检查

（一）外翻应力试验

患者取仰卧位，肩关节外展，同时外旋 $90°$，检查者一手握住患者拇指，另一手支撑肘部，此时可将患者前臂的重力转变为肘关节的外翻应力，若患者内侧副韧带有损伤，则会在肘关节屈伸 $80° \sim 120°$ 时出现疼痛。

（二）轴向负荷试验

肘关节取伸直位，给肘关节施加一定的轴向负荷，旋转肘关节，若诱发疼痛，则提示可能为剥脱性骨软骨炎。

（三）Cozen 试验

若在肱骨外侧髁伸肌肌腱起点处触及较明显的疼痛，并在腕关节被动屈曲和对抗伸直时诱发疼痛，即为 Cozen 试验阳性，提示可能为网球肘。

（四）Hook 试验

患者肩关节外展，肘关节屈曲 $90°$，主动旋后，正常者肘关节前方可触及一腱性组织，即肱二头肌肌腱。若肱二头肌断裂，则肘关节前方无法触及紧张的肱二头肌肌腱；若肱二头肌部分断裂或者患肌腱炎，则可出现触痛。

第四节　腕关节的体格检查

诊断腕关节疾病时，在适当保护前臂和手的情况下进行认真细致的腕关节检查至关重要，同时，将患者的主诉与深部的肌肉、肌腱、腱鞘、骨、关节、韧带和关节囊联系起来也很重要。

一、望诊

腕部骨性标志包括桡骨茎突、Lister 结节、尺骨茎突、豌豆骨和舟骨结节，应观察腕关节有无异常桡偏或异常尺偏。

拇长展肌肌腱、拇短伸肌肌腱与拇长伸肌肌腱之间的凹陷，称为鼻烟窝。若鼻烟窝肿胀饱满，则提示为舟状骨骨折。

二、触诊

正常桡骨茎突比尺骨茎突低 1.0 cm，当桡骨远端骨折时，这种关系会改变。

鼻烟窝压痛提示可能为舟状骨周围滑膜炎、舟状骨不稳定、桡骨茎突关节炎、舟状骨骨折或骨不连。

腱鞘囊肿常为发生于腕关节背部的圆形、质韧、囊性感明显的肿物。

当疑有舟骨或月骨病变时，嘱患者半握拳并尺偏，叩击第三掌骨头后，腕关节处可出现疼痛。

三、动诊

腕关节功能障碍可能会影响到手的功能，因此腕关节的正常运动对手的活动有重要意义。

腕关节活动检查应双侧同时进行，以便于对比，通常通过主动运动检查和被动运动检查来确定患者肘关节的活动范围和对称性，确定是否存在腕关节不稳定及腕关节的活动是否协调。

在正常情况下，腕关节运动包括掌屈、背伸、桡偏及尺偏运动。腕关节功能位为腕关节 20°～25°背伸和 15°尺偏。

当检查腕关节的运动时，可将两手掌合拢，观察腕关节的背伸运动；将两手背合拢，观察腕关节的屈曲运动。腕关节完全伸直位为 0°，正常掌屈运动的范围为 50°～60°，正常背伸运动的范围为 50°～60°，正常桡偏运动的范围为 25°～30°，正常尺偏运动的范围为 30°～40°。

四、量诊

(一)长度测量

桡骨茎突比尺骨茎突低 1.0 cm，其连线的垂线与第 3 掌骨纵轴的垂线相交，成 10°～15°角。

(二)周径测量

取肢体相对应的同一水平进行测量并比较，若有肌萎缩或肿胀，则应选择表现最明显的平面进行测量，并观察病变随时间的变化情况。

(三)腕关节活动度测量

腕关节运动包括掌屈、背伸、桡偏及尺偏运动。

五、特殊检查

(一)拇短展肌试验

嘱患者外展拇指,检查者在患者拇指基底部对此动作给予阻抗,若拇指外展力量减弱为阳性,则提示可能为正中神经病变。

(二)蒂内尔征

叩击神经损伤或神经损害部位及其远侧,若支配区出现放电样麻痛感或蚁走感,则可判断神经损害的部位或神经再生的水平。

检查时沿神经走行方向自远端向近端叩诊,若敲击时发现神经分布区域有触痛感,则提示可能为轴突再生(无髓鞘)。蒂内尔征逐渐向远端延伸有助于检测神经修复后轴突修复的进展。

(三)艾伦试验

嘱患者用力握拳和张开几次,使手掌变苍白,检查者按压住桡动脉和尺动脉,松开一根动脉,观察手掌血运;重复试验,松开另一根动脉,观察血运。在正常情况下,几秒后手掌恢复血运,如果无血运,则提示可能为动脉供血障碍。

(四)腕管挤压试验

检查者垂直按压患者腕管区域正中神经 60 s,正中神经支配区域出现症状即为阳性,提示可能为腕管综合征。

(五)桡尺远侧关节挤压试验

检查者一手按压尺骨头,使之与乙状切迹对合,同时另一手握住前臂中段被动旋转,若出现疼痛或疼痛加剧,即为阳性,提示可能为腕关节炎及腕关节不稳定。

(六)DRUJ 按压试验

DRUJ 按压试验,即下尺桡关节(distal radioulnar joint,DRUJ)按压试验。进行 DRUJ 按压试验时,患者双腕旋前,用手掌撑椅子扶手起身,若患侧尺骨头下沉,表现为"酒窝征",则提示可能为腕关节不稳;若出现疼痛,但未见患侧尺骨头下沉,则提示可能为三角软骨复合体损伤。

(七)DRUJ 稳定试验

患者屈肘 90°,检查者一手握住桡骨远端,用另一手的拇指和食指夹住尺骨头,当腕关节位于中立位时,向掌背推动尺骨头,或极度旋前/旋后腕关节,并与对侧腕关节对照。若触及捻发感,则提示为 DRUJ 关节炎。若出现稳定性比健侧下降,则提示为三角软骨复合体或韧带不稳定所致的 DRUJ 不稳定。

DRUJ 不稳定可分为 5 级,具体分级标准如下。

0 级:正常,患者取中立位时有 1 cm 的活动度,极度旋转时无相对活动。

Ⅰ级:极度旋前或旋后时有 <0.5 cm 的活动度。

Ⅱ级:极度旋前或旋后时有 >0.5 cm 的活动度,无脱位。

Ⅲ级：DRUJ 在极度旋转位时可复位。

Ⅳ级：关节脱位，有摩擦感。

（八）尺侧腕伸肌半脱位试验

嘱患者尺偏腕关节，检查者在患者前臂尺侧近端触摸尺侧腕伸肌肌腱，同时嘱患者将腕关节旋后，轻度屈曲，并与对侧腕关节对比。若尺侧腕伸肌肌腱在腕关节被动旋后、掌屈、尺偏时发生半脱位，则提示可能为尺侧腕伸肌肌腱不稳定；若同时伴有疼痛，则提示有手术指征。

（九）握拳尺偏试验

患者拇指屈曲，手腕尺偏，检查者触诊腕部第 1 背侧间隙，若出现疼痛，则提示可能为桡骨茎突狭窄性腱鞘炎。

（十）琴键征

检查者一手稳定患者的桡骨，另一手将尺骨推向掌侧和背侧，分别在前臂旋前位、中立位、旋后位进行试验，双侧对照，若患者出现腕关节疼痛伴松弛度增加，即为阳性，提示可能为 DRUJ 不稳定。

（十一）腕中关节滑移试验

试验时将腕关节旋前，尺偏15°，固定前臂，检查者握住患手，向掌侧按压头状骨，并施以轴向压力。若出现从无弹响到严重弹响伴疼痛，则提示可能为腕中关节不稳定。

（十二）月三角关节挤压试验

通过向桡侧按压尺侧鼻烟窝来挤压月三角关节，如出现疼痛，提示月三角关节病变。

第五节　髋关节的体格检查

髋关节是人体最大、最稳定的关节之一，属典型的球窝关节。它由股骨头、髋臼和股骨颈形成关节，与人体直立所需的负重功能与行走功能相适应。髋关节远较肩关节稳定。负重和行走是髋关节的主要功能，其中负重功能更重要。

一、望诊

首先注意髋部疾病所致的病理步态，常需将行走、站立和卧位等结合起来进行检查。

畸形是髋关节疾病的一个重要表现。当发生慢性感染时，髋关节常呈屈曲内收畸形；当发生后脱位时，髋关节常呈屈曲内收内旋畸形；当发生股骨颈及转子间骨折时，髋关节常呈外旋短缩畸形。

除此之外，对髋关节局部还应观察：①皮肤有无发红、发绀、色素沉着或静脉怒张；②软组织有无肿胀或淤血；③肌肉有无萎缩或肌纤维有无颤动；④有无包块；

⑤有无瘢痕、创面、窦道、分泌物及其性状；⑥伤口的形状与深度，有无异物残留及活动性出血；⑦局部包扎和固定情况。

二、触诊

触诊时应注意髋关节周围皮肤的温度、有无肿块，肌肉有无痉挛或萎缩，腹股沟淋巴结是否肿大、有无异常活动及骨擦感。发育性髋关节发育不良、股骨头缺血性坏死的患者，多有内收肌挛缩，可触及紧张的内收肌；臀肌挛缩症患者，双膝并拢后不能下蹲，活动髋关节时会出现弹响，常称为弹响髋。

在髋关节的外侧，可触及股骨大粗隆，触诊时应判断骨性标志有无异常。外伤性髋关节脱位患者可有明显的畸形，且畸形处呈不对称性突出。

（一）压痛

先让患者用一个手指指明疼痛的部位和范围，然后检查者用一手拇指末节指腹做按压动作，以寻找压痛点，一般由外周健康组织向压痛点中心区逐渐移动，动作应由浅入深，由轻到重，防止使用暴力，以减轻患者的痛苦和减少并发症。

要明确疼痛的部位、深度、范围、程度和性质。骨折患者局部肿胀，压痛明显；髋关节感染性疾病局部多有红肿、发热且有压痛。

（二）叩击痛

当髋关节发生损伤或疾病时，沿肢体轴向叩击肢体远端，若在髋关节相应部位出现疼痛，即为叩击痛阳性，提示可能为骨关节急性损伤或炎症。

三、动诊

髋关节动诊包括主动运动检查、被动运动检查和异常活动检查，并注意分析活动与疼痛的关系。

（一）主动运动检查

1. 髋关节活动度检查

髋关节运动包括屈曲、后伸、内收、外展、内旋及外旋运动。髋关节伸直位为中立位 0°，髋关节屈曲的正常活动范围为 130°～140°，髋关节后伸的正常活动范围为 0°～15°，髋关节内收的正常活动范围为 20°～30°，髋关节外展的正常活动范围为 30°～45°，髋关节内旋的正常活动范围为 40°～50°，髋关节外旋的正常活动范围为 30°～40°。

2. 肌力检查

肌力是引起肌肉主动收缩的力量。进行肌力检查时，检查者可在关节主动运动时施加阻力，测量其肌力并进行双侧对比。

（二）被动运动检查

进行与主动运动方向相同的被动运动检查时，一般先检查主动运动，再检查被动运动，然后进行比较。与主动运动方向不同的被动运动检查，包括沿肢体纵轴的牵拉、挤压活动及侧方牵拉、挤压活动，观察有无疼痛及异常活动。

（三）异常活动检查

（1）关节强直，运动功能完全丧失。

（2）关节运动范围减小，见于肌肉痉挛或与关节相关联的软组织痉挛。

（3）关节运动范围增大，见于关节囊破坏、关节囊及支持韧带过度松弛和断裂。

（4）假关节活动，见于肢体骨折不愈或骨缺损。

四、量诊

（一）长度测量

将肢体放在对称位置，以骨性标志为基点进行测量，如肢体挛缩不能伸直，则可分段测量，测量下肢时应先将骨盆摆正。

1. 下肢长度测量

下肢长度指髂前上棘至内踝尖或脐至内踝尖的距离（相对长度，用于对骨盆骨折或髋部疾病的检查）。

2. 股骨长度测量

股骨长度指股骨大转子顶点到外侧膝关节间隙或髂前上棘至股骨内髁的距离（相对长度）。

3. 胫骨长度测量

胫骨长度指内侧膝关节间隙至内踝尖的距离。

4. 腓骨长度测量

腓骨长度指腓骨小头至外踝的距离。

（二）周径测量

取肢体相对应的同一水平进行测量并比较，若有肌萎缩或肿胀，应选择表现最明显的平面进行测量，并观察病变随时间的变化情况。

（三）髋关节活动度测量

髋关节运动包括屈曲、后伸、内收、外展、内旋及外旋运动。髋关节伸直位为中立位 0°，髋关节屈曲的正常活动范围为 130°～140°，髋关节后伸的正常活动范围为 0°～15°，髋关节内收的正常活动范围为 20°～30°，髋关节外展的正常活动范围为 30°～45°，髋关节内旋的正常活动范围为 40°～50°，髋关节外旋的正常活动范围为 30°～40°。

（四）轴线测量

轴线测量主要测量的是下肢力线。正常人取站立位伸直下肢时，髂前上棘与第 1、2 趾间连线经过髌骨中心前方，即为下肢力线。

五、特殊检查

（一）骨盆分离试验及骨分挤压试验

患者取仰卧位，检查者双手将两侧髂嵴用力向外下方挤压，称骨盆分离试验；反之，双手将两髂骨翼向中心挤压，称为骨盆挤压试验。若骨盆分离试验或骨盆挤压试验能引起疼痛，即为阳性，提示为骨盆骨折。

（二）"4"字试验

患者取仰卧位，患侧髋关节、膝关节屈曲，外展外旋，将外踝置于对侧大腿上，两腿相交，呈"4"字形，检查者一手固定骨盆，另一手在膝关节内侧向下压，若骶髂关节疼痛，即为阳性，提示为骶髂关节劳损，如类风湿关节炎、结核。

（三）伸髋试验

患者取俯卧位，屈膝至90°，检查者一手压住患侧骶髂关节，一手向上提起患侧小腿，若能诱发骶髂关节疼痛，即为阳性，提示为骶髂关节劳损，如类风湿关节炎、结核。

（四）托马斯征

患者取仰卧位，健侧髋关节、膝关节尽量屈曲，大腿贴近腹壁，使腰部接触床面，以消除腰椎前凸增加的代偿作用，嘱患者伸直患侧下肢，若患肢抬离而不能伸直平放于床面，即为阳性，提示为髋关节屈曲挛缩畸形。检查者应记录屈曲畸形的角度。

（五）蛙式试验

当双侧髋关节和膝关节屈曲90°时，正常新生儿及婴儿髋关节可外展80°左右，若外展受限在70°以内，即为阳性，提示为髋关节脱位；若检查过程中听到响声后即可外展80°左右，则提示为髋关节脱位已复位。

（六）下肢短缩试验

下肢短缩试验阳性，又称膝高低征。试验时患者取仰卧位，双侧髋关节、膝关节屈曲，将足跟平放于床面，正常时两侧膝关节顶点等高，若出现一侧较另一侧低，即为阳性，提示为股骨或胫腓骨短缩，或髋关节脱位。

（七）单足站立试验

单足站立试验阳性，又称 Trendeienburg 征。试验时先让患者健侧下肢单足站立，抬起患侧腿，患侧骨盆上升为阴性。再让患侧下肢单足站立，抬起健侧腿，若见健侧骨盆不上升，反而下降，即为阳性，提示为髋关节不稳定或臀中、小肌无力。任何臀中肌无力的疾病均可出现单足站立试验阳性征，常见于发育性髋关节发育不良。

（八）髂胫束紧张试验

髂胫束紧张试验阳性，又称奥伯征。试验时患者取健侧卧位，健侧髋关节、膝关节屈曲，检查者一手固定骨盆，另一手握踝，屈曲患侧髋关节、膝关节达90°后，外展大腿并伸直患侧膝关节，大腿不能自然下落，并可于髋关节外侧触及条索样物，或患侧髋关节主动内收，足尖不能触及床面，即为阳性，提示为髂胫束挛缩。

第六节　膝关节的体格检查

　　膝关节是人体最复杂的关节，为屈戌关节，是最容易发生损伤的关节之一。膝关节运动主要为屈伸活动。膝关节的主要构成包括胫骨近端、股骨远端、内侧韧带、外侧韧带、关节囊、半月板和周围的软组织。

一、望诊

　　观察患者的姿势、轴线及步态有无异常，常需结合行走、站立和卧位等进行检查。局部观察皮肤有无发红、发绀、色素沉着或静脉怒张，软组织有无肿胀或淤血，肌肉有无萎缩或肌纤维颤动，有无畸形、包块，有无瘢痕、创面(若有创面，则应观察其形状与深度)、窦道、分泌物及其性质，有无异物残留及活动性出血，局部有无包扎和固定，同时检查两侧并进行对比。

(一)皮肤

　　观察皮肤的颜色、光泽、静脉怒张、异常毛发、瘢痕和窦道等。

(二)肿胀

　　首先，要确定是全膝关节肿胀，还是膝关节局部肿胀。风湿性膝关节炎、膝关节结核等多为全膝关节肿胀，滑膜囊肿胀等多为膝关节局部肿胀。

　　其次，要确定肿胀是软组织肥厚，还是膝关节腔积液。前者见于股四头肌萎缩，当膝关节伸直时，滑膜增厚并向外突出，表现为髌骨外侧梭形肿胀；后者多为髌上及整个膝关节内外侧弥漫性肿胀。

(三)形态

　　当膝关节患病时，可出现膝关节周围肌肉萎缩，特别是股内侧肌肉萎缩。股内侧肌肉萎缩是膝关节器质性病变的标志，也是较早出现的体征。

　　髌骨形态变化有大髌骨、小髌骨；髌骨位置异常有高位髌骨、低位髌骨；髌骨脱位为髌骨脱位于一侧，多为外侧脱位。

(四)畸形

　　膝关节最常见的畸形为膝外翻畸形或膝内翻畸形。正常膝关节有10°~15°的外翻角度。如果此角度大于15°，即为膝外翻畸形；如果此角度小于10°或小腿内翻与内侧成角，即为膝内翻畸形。

　　膝关节在正常情况下可有5°左右的过伸，有些人(如女性及关节松弛者等)也可超过10°，但双侧对称。当股四头肌萎缩、股四头肌长期无力、关节内韧带断裂时，可出现膝关节非对称性的异常过伸。膝关节屈曲畸形可发生于骨性关节炎、类风湿关节炎、膝关节结核的晚期、膝关节粘连以及半月板损伤或关节内游离体等所致的关节交锁的患者。

（五）肿物

膝关节周围出现的肿物，多数为腘窝囊肿、半腱肌囊肿或股二头肌肌腱囊肿，少数为良性骨肿瘤或恶性骨肿瘤。良性骨肿瘤以骨软骨瘤多见；恶性骨肿瘤以骨肉瘤多见。

儿童或青少年胫骨结节处明显隆起，常为胫骨结节骨骺炎的体征。

（六）膝关节附近的异常凹陷

膝关节附近的异常凹陷，一种凹陷是由伸膝装置断裂引起，如髌骨骨折、股四头肌肌腱断裂、髌腱断裂、胫骨结节撕脱骨折，可通过触诊及 X 线检查帮助诊断；另一种凹陷则为胫骨近端塌陷，患者取仰卧位，髋关节、膝关节屈曲90°，足支撑于床面，胫骨近端向后下塌陷，即为阳性，用力向后推时更明显，多提示为后交叉韧带断裂或膝关节后外侧结构损伤。

二、触诊

膝关节触诊的内容主要包括膝关节骨性标志有无异常、局部皮肤温度和湿度、有无压痛、肌肉有无痉挛或萎缩、血管搏动、感觉及反射。膝关节触诊的部位包括髌上囊、髌下囊、股四头肌肌腱止点、髌腱、关节间隙、髌骨等。

（一）皮肤

检查皮肤温度时，应从髋部或踝部向膝部逐渐检查，一般用手指背测温。皮肤温度较对侧增高，多见于炎症或恶性骨肿瘤。

（二）压痛

当膝关节患病时，关节周围可有压痛，检查时要明确疼痛的部位、深度、范围、程度和性质。

压痛范围局限者多为韧带、肌腱损伤。股骨下端和胫骨上端的恶性骨肿瘤压痛明显，而良性骨肿瘤少有压痛。胫骨或股骨脓肿、胫骨结节骨骺炎均可有压痛。

（三）叩击痛

检查者应主要检查患者有无叩击痛（尤其是轴向叩击痛）。

当膝关节患病时，沿肢体轴向叩击肢体远端，若在膝关节相应部位出现疼痛，即为阳性，提示为骨关节急性损伤或炎症。

（四）肿物

膝部肿物可发生于膝关节外，也可发生于膝关节内。

对关节外肿物进行触诊时，可发现 3 类肿物。第一类是质硬的骨或软骨组织肿物，如骨软骨瘤。第二类是囊性肿物，如滑膜囊肿，质软，有波动感，当滑膜囊肿较大、张力较高时，则较硬。第三类是较硬的肿物，一般触诊无波动感，但并非骨组织那样坚硬，如半月板囊肿，常位于膝关节间隙的前方或后方，特别是在伸膝或屈膝时会出现；张力较高的腱鞘囊肿，也属于较硬的肿物。

关节内活动肿物主要有关节内游离体及滑膜结节。若为关节内游离体，则患者自诉膝关节活动时肿物时隐时现，可发生关节交锁现象，检查时可触及一个或多个大小不等的活动性硬性肿物，见于关节软骨脱落、滑膜软骨瘤等；膝关节色素绒毛结节性滑膜炎的结节，最大直径可达 3 cm。

（五）关节积液

当关节积液为 10～40 mL 或 40 mL 以上时，即可出现浮髌试验阳性。

三、动诊

膝关节活动检查应双侧同时进行，以便于对比，通常通过主动运动检查和被动运动检查来确定患者膝关节的活动范围和对称性，确定是否存在膝关节不稳定及膝关节的活动是否协调。

膝关节动诊包括主动运动检查、被动运动检查和异常活动检查，并注意分析活动与疼痛的关系。

（一）主动运动检查

1. 膝关节活动度检查

膝关节的运动主要为屈伸运动，膝关节伸直位为中立位 0°，可过伸 5°～10°，膝关节屈曲的正常活动范围为 130°～140°。当膝关节屈曲 90°时，膝关节可内旋 20°～30°，外旋 6°～8°，侧向运动 5°～12°。

2. 肌力检查

在关节主动运动时施加阻力，可测量其肌力，并进行双侧对比。

（二）被动运动检查

进行与主动运动方向相同的被动运动检查时，一般先检查主动运动，再检查被动运动，然后进行比较。与主动运动方向不同的被动运动，包括沿肢体纵轴的牵拉、挤压活动及侧方牵拉、挤压活动，观察有无疼痛及异常活动。

（三）异常活动检查

（1）关节强直，运动功能完全丧失。

（2）关节运动范围缩小，见于肌肉痉挛或与关节相关联的软组织痉挛。当膝关节发生炎症或膝关节囊发生纤维化时，膝关节各方向的活动均受限；当仅一个方向活动受限时，多为韧带损伤或肌腱损伤。

（3）关节运动范围增大，见于关节囊破坏、关节囊及支持韧带过度松弛和断裂。

四、量诊

（一）长度测量

将肢体放在对称位置，以骨性标志为基点进行测量，如肢体挛缩不能伸直，则可分段测量，测量下肢时应先将骨盆摆正。

1. 下肢长度测量

下肢长度指髂前上棘至内踝尖或脐至内踝尖的距离（相对长度，用于对骨盆骨折或髋部疾病的检查）。

2. 股骨长度测量

股骨长度指股骨大转子顶点到外侧膝关节间隙或髂前上棘至股骨内髁的距离（相对长度）。

3. 胫骨长度测量

胫骨长度指内侧膝关节间隙至内踝尖的距离。

4. 腓骨长度测量

腓骨长度指腓骨小头至外踝的距离。

（二）周径测量

取肢体相对应的同一水平进行测量并比较，若有肌萎缩或肿胀，则应选择表现最明显的平面进行测量，并观察病变随时间的变化情况。

一般取髌骨上缘 10～15 cm 处测量大腿的周径，取胫骨结节下 10 cm 处测量小腿的周径。

（三）膝关节活动度测量

膝关节伸直位为中立位 0°，可过伸 5°～10°，膝关节屈曲的正常活动范围为 130°～140°。当膝关节屈曲 90°时，膝关节可内旋 20°～30°，外旋 6°～8°，侧向运动 5°～12°。

（四）轴线测量

1. 下肢力线测量

当正常人取站立位伸直下肢时，髂前上棘与第 1、2 趾间的连线（经过髌骨中心前方），即为下肢力线。

当发生髌骨先天性脱位或习惯性脱位时，髌骨多在下肢力线以外；当膝关节发生膝内翻或膝外翻时，下肢力线不通过髌骨中点。

2. 膝关节力线测量

测量胫骨长轴及股骨长轴所形成的外翻角度数，两侧比较，正常的膝关节外翻角，在女性为 10°以上，在男性为 1°～10°。

3. 其他测量

当膝关节发生畸形时，若为膝内翻，则嘱患者两内踝并拢，以测量其两膝间的距离；若为膝外翻患者，则嘱患者两膝关节并拢，以测量两内踝间的距离。

五、特殊检查

（一）半月板检查

1. 麦氏征

当检查外侧半月板时，应使患者髋关节及膝关节充分屈曲，尽量使足跟靠近臀部，检查者左手握住膝关节以稳定大腿，右手握住踝关节上方，在小腿充分外旋、外展位时伸直膝关节，在膝关节伸直的过程中，当股骨髁经过半月板损伤部位时，若产生摩擦，则可感到摩擦感或听到弹响声，同时患者感到疼痛，即为阳性，提示为外侧半月板损伤。

当检查内侧半月板时，应在髋关节及膝关节完全屈曲的情况下进行，检查者左手握膝关节以稳定大腿，右手握踝关节上方，小腿充分内收、内旋，伸直膝关节，在膝关节伸直的过程中，若出现摩擦感或弹响声，同时患者感到疼痛，即为阳性，提示为内侧半月板损伤。

2. Foucher 征

患者取仰卧位，患侧髋关节、膝关节完全屈曲，检查者一手置于关节间隙处做触诊，另一手握住足跟，做小腿大幅度环转运动，做内旋环转试验，以检查内侧半月板，做外旋环转试验，以检查外侧半月板，与此同时，逐渐伸直膝关节至微屈位，若到一定角度并听到粗响声，则提示为半月板后角巨大破裂，若到一定角度并听到低浊声，则提示为半月板内缘薄条撕裂。

3. Apley 试验

患者取俯卧位，膝关节屈曲90°，检查者握住患者足部，用力下压小腿并做内旋运动和外旋运动，使股骨与胫骨关节面之间发生摩擦，若外旋运动引起疼痛，则提示为内侧半月板损伤；随后将小腿上提并做内旋运动和外旋运动，若外旋运动引起疼痛，则提示为外侧副韧带损伤。

4. 挤压试验

将膝关节屈曲，极度外旋、外展并挤压小腿，渐渐伸直膝关节，若在某一位置引起明显疼痛，则提示为外侧半月板损伤；极度内旋、内收并挤压小腿，渐渐伸直膝关节，若在某一位置引起明显疼痛，则提示为内侧半月板损伤。

5. 过伸试验

当膝关节完全伸直并轻度过伸时，半月板破裂处可受牵拉或挤压而产生剧痛。

6. 过屈试验

将膝关节极度屈曲，破裂的半月板后角被卡压后可产生剧痛。

7. 蹲走试验

嘱患者下蹲、走鸭步，并不时变换方向，或左或右。如果患者能很好地完成这些动作，可以排除半月软骨后角损伤；如果因为疼痛不能充分屈曲膝关节，蹲走时出现响声及膝部疼痛，即为阳性，提示为半月板后角破裂。本试验仅适用于青少年患者。

（二）交叉韧带检查

抽屉试验：患者膝关节屈曲90°，小腿垂下，检查者用双手握住患者胫骨上段做前拉和后推动作，并注意胫骨结节前后移动的幅度，前移增加提示为前交叉韧带断裂，后移增加提示为后交叉韧带断裂。当前交叉韧带断裂时，胫骨前移幅度仅略大于正常，若前移明显增加，则提示可能合并内侧副韧带损伤。

（三）侧副韧带检查

侧方应力试验：膝关节在完全伸直位与屈曲20°～30°位置下做被动膝关节内翻运

动与膝关节外翻运动，并与对侧做比较。若出现疼痛或内翻角、外翻角超出正常范围并有弹跳感，则提示为侧副韧带扭伤或断裂。

（四）其他检查

浮髌试验：患者取平卧位，膝关节伸直，下肢肌肉放松，检查者一手从膝部髌上滑囊处将液体挤压到髌骨后方，然后用手指将髌骨从前方向股骨髁处下压，当膝关节腔有积液时，髌骨会向上浮起，即为阳性。

第七节　踝关节的体格检查

踝关节属于屈戌关节，其主要功能是负重。踝关节运动主要为屈伸运动，也有内收、外展、旋前及旋后运动。与其他负重关节相比，踝关节活动范围小，更为稳定，但因踝关节主要承担负重功能，故损伤的发病率较高。

一、望诊

观察患者的姿势、轴线及步态有无异常，观察局部皮肤有无发红、发绀、色素沉着或静脉怒张，软组织有无肿胀或淤血，肌肉有无萎缩或纤维颤动，踝关节有无畸形、包块、瘢痕、创面（若有创面，则应观察其形状与深度）、窦道、分泌物及其性质，有无异物残留及活动性出血，局部有无包扎和固定。

（一）站立姿势

当患者正常站立时，两足向前外伸出，呈"八"字形；若有足内、外翻畸形，则上述正常姿态将发生变化，形成"内八字"或"外八字"姿态。

（二）负重点检查

将患者足跖面涂上石膏粉，使其踏于放在平地上的黑色或深蓝色的纸上，观察其负重点。正常足部在站立或运动时，体重经踝关节传递至距骨，经足弓分布于3个负重点，即跟骨、第1跖骨头和第5跖骨头，两足之三点合成一强有力的支柱。

（三）踝关节局部望诊

1. 肿胀

踝关节肿胀，常见于踝关节的骨折、脱位和炎症，也可因创伤性关节炎与骨关节炎引起；踝关节结核、类风湿关节炎也可表现为踝关节肿胀。

若为局限性肿胀，足背或内、外踝下方肿胀，则多提示为腱鞘炎或囊肿；若为跟腱附着于跟骨结节处肿胀，则多提示为类风湿关节炎或跟腱周围炎；若为第2、3跖趾关节背侧肿胀，则多提示为跖骨头软骨炎。

2. 瘀斑

观察瘀斑的位置与分布。当踝关节发生骨折或扭伤时，踝关节前外方跗骨窦处常见皮下瘀斑；当瘀斑位于足底时，提示为跟骨骨折或Lisfranc骨折脱位。

3. 畸形

踝部有些骨性异常隆起，通过视诊即可做出一般判断，若内、外踝明显突出，则多提示为内、外踝骨折或下胫腓关节分离；若舟骨结节处异常突出，则提示有副舟骨或籽骨向内侧移位。

4. 瘢痕和窦道

瘢痕和窦道对诊断骨关节结核或化脓性感染很有帮助。若为经久不愈的窦道或时而溃疡时而愈合的瘢痕，则多提示为骨关节慢性感染。

二、触诊

踝关节触诊的内容主要包括踝关节骨性标志有无异常、局部皮肤温度和湿度、有无压痛、肌肉有无痉挛或萎缩、血管搏动有无异常、感觉及反射有无异常。

（一）骨性标志触诊

触诊具有标志性的踝部骨突，了解骨性标志的位置、相互关系是否有异常。踝关节部位的骨性标志主要有内踝、外踝、跟骨载距突、舟状骨结节、第1楔骨、下胫腓关节、距骨、跗骨窦、骰骨、第5跖骨基底及跟骨内侧结节等。

（二）局部皮肤触诊

局部皮肤触诊包括触诊皮肤温度、皮肤弹性、皮肤厚度、皮肤瘢痕及皮肤窦道。

（三）压痛

需要明确有无压痛，以及压痛的部位、深度、范围、程度和性质。压痛有局限性或牵涉其他区域的牵涉痛，也可为向神经分布区放射的放射痛，应注意区分。

检查时先让患者用一个手指指明疼痛的部位和范围，然后检查者用一手拇指末节指腹做按压动作，以寻找压痛点，一般由外周健康组织向疼痛中心区域逐渐移动。

（四）肌肉、肌腱与韧带触诊

触诊时应观察肌张力正常与否，注意有无肌紧张、僵硬，肌肉内有无肿块，肿块的质地，肌肉收缩时肿块的位置、大小有无改变，肌腱的活动幅度是否异常等。

（五）血管

触诊足背动脉波动及其强弱。若触及有触痛的条索状血管，则可能为闭塞性脉管炎或血栓性静脉炎；若触及表面光滑、紧张而有弹性的搏动性肿块，则可能为损伤性动脉瘤；若触及有连续性震颤的局部静脉曲张，则提示为动静脉漏。

（六）感觉

感觉分浅感觉及深感觉。踝关节的浅感觉包括皮肤的触觉、痛觉及温度觉；踝关节的深感觉主要为关节位置觉。

检查应在安静、温暖的环境中进行，检查前应向患者说明检查方法，以取得配合。评估触觉时，用棉絮轻触皮肤，自躯干到大腿上端逐渐向下，直至踝关节，对异常区域做出标记；评估痛觉时，用锐针轻刺皮肤，自上而下，从无痛觉区移向疼痛区，不遗留空白区，检查时用力适度，不要重刺出血，并将疼痛结果进行记录。评估温度觉时，分别用盛冷水（5~10 ℃）及热水（40~45 ℃）的试管轻触皮肤，询问患者对冷或热的感受，并记录异常结果。检查踝关节深感觉时，让患者闭目，轻轻掰动患者的足趾，或将其足放在某位置上，询问患者能否辨别肢体的位置。

（七）反射

反射是机体对外界刺激引起的不随意运动的反应，是神经活动的基本形式，包括深反射、浅反射和病理反射。

检查反射时，应注意保持患者全身肌肉放松，并分散其注意力；将未被检查的肢体被动放置于适当位置；检查时做到双侧肢体姿势一样，叩击或划擦的部位和力量一样，对比双侧检查结果；如果引不出腱反射，则可用加强法，即让未被检查的肌肉同时收缩。当检查下肢时，嘱患者同时用力扣拉双手，同时要判断被检查部位有无影响检查结果的因素，如外伤、瘢痕、炎症、挛缩、畸形等。

三、动诊

踝关节动诊包括关节的主动运动检查、被动运动检查和异常活动检查。

（一）主动运动检查

1. 踝关节的活动度检查

踝关节的运动主要有背伸、跖屈、内收、外展、旋前、旋后、内翻、外翻运动等。

（1）背伸运动指足背面靠近小腿前面的运动，正常活动范围为26°~30°。

（2）跖屈运动指背面远离小腿前面的运动，正常活动范围为40°~50°。

（3）内收运动指沿小腿的垂直轴进行的，趾尖转向内、接近正中面的运动，正常活动范围为30°~45°。

（4）外展运动指沿小腿的垂直轴进行的，趾尖转向外、远离正中面的运动，正常活动范围为30°~45°。

（5）旋前运动指足绕其自身长轴（纵轴或矢状轴）旋转，使足底朝向下外方的运动，正常活动范围为30°~50°。

（6）旋后运动指足绕其自身长轴旋转，使足底朝向下内方的运动，正常活动范围为30°~45°。

（7）内翻运动指足内缘提高、足外缘降低、足底朝内的运动，足内翻运动不是单一平面的运动，它包括足的内收、旋后和踝关节的背伸运动，正常活动范围约为45°。

（8）外翻运动指足外缘提高、足内缘降低、足底朝外的运动，足外翻运动不是单一平面的运动，它包括足的外展、旋前和踝关节的跖屈运动，正常活动范围约为15°。

2. 肌力检查

在踝关节主动运动时施加阻力，测量其肌力，并进行双侧对比。

（二）被动运动检查

进行与主动运动方向相同的被动运动检查时，一般先检查主动运动，再检查被动运动，然后进行比较。与主动运动方向不同的被动运动，包括沿肢体纵轴的牵拉、挤压活动及侧方牵拉、挤压活动，检查时应观察有无疼痛及异常活动。

（三）异常活动检查

（1）关节强直，运动功能完全丧失。

（2）关节运动范围缩小，见于肌肉痉挛或与关节相关联的软组织痉挛。

（3）关节运动范围增大，见于关节囊破坏、关节囊及支持韧带过度松弛或断裂。

四、量诊

（一）长度测量

将肢体放在对称位置，以骨性标志为基点进行测量，如肢体挛缩不能伸直，则可分段测量，测量下肢时应先将骨盆摆正。

1. 下肢长度

下肢长度指髂前上棘至内踝尖或脐至内踝尖的距离（相对长度，用于对骨盆骨折或髋部疾病的检查）。

2. 股骨长度

股骨长度指股骨大转子顶点到外侧膝关节间隙或髂前上棘至股骨内髁的距离（相对长度）。

3. 胫骨长度

胫骨长度指内侧膝关节间隙至内踝尖的距离。

4. 腓骨长度

腓骨长度指腓骨小头至外踝尖的距离。

（二）周径测量

取肢体相对应的同一水平进行测量并比较，若有肌萎缩或肿胀，则应选择表现最明显的平面进行测量，并观察病变随时间的变化情况。

一般在胫骨结节下 10 cm 处测量小腿周径。

（三）踝关节活动度测量

踝关节的运动主要有背伸、跖屈、内收、外展、旋前、旋后、内翻、外翻运动等。背伸运动的正常活动范围为 26°～30°；跖屈运动的正常活动范围为 40°～50°；内收运动的正常活动范围为 30°～45°；外展运动的正常活动范围为 30°～45°；旋前运动的正常活动范围为 30°～50°；旋后运动的正常活动范围为 30°～45°；内翻运动的正常活动范围约为 45°；外翻运动的正常活动范围约为 15°。

（四）力线测量

1. 下肢力线测量

当正常人取站立位伸直下肢时，髂前上棘与第 1、2 趾间的连线（经过髌骨中心前方），即为下肢力线。

2. 小腿轴线测量

小腿轴线指小腿中、下 1/3 交界处之中点与足跟正中的连线，它与小腿垂直于地面的垂线重合在一起。

3. 胫骨长轴线测量

胫骨长轴线，正对第 1、2 趾之间。当发生足内、外翻畸形，平足症，踝关节脱位时，胫骨长轴线会发生变化。

4. 外踝轴线测量

外踝轴线指从侧面观，经外踝尖向下的垂直轴线，它正对足外侧后、中 1/3 交界处。当发生踝关节脱位时，外踝轴线会发生改变。

五、特殊查体

（一）基恩征

当踝关节发生骨折脱位时，内、外踝横径增大，即为基恩征阳性。基恩征阳性常见于波特骨折。

（二）赫尔本征

当两足正常站立时，跟腱长轴与下肢长轴相平行，当足外翻时，跟腱长轴向外偏斜，偏斜程度与外翻程度成正比。

（三）斯特兰斯基氏征

患者取仰卧位，检查者握住患侧足趾迅速使之跖屈，若引发疼痛，即为阳性，提示为前足病变。

（四）提踵试验

患者正常站立，健侧先做提踵 60° 及提踵 30° 动作，然后患侧做同样动作。当发生跟腱断裂时，则只能做 60° 提踵动作，而不能做 30° 提踵动作，因为只有跟腱能完成 30° 以下的提踵动作并使足尖站立，而 60° 以上的提踵动作需要在胫后肌和腓骨长、短肌的协同作用下才能完成。

（五）汤普森试验

患者取俯卧位，检查者用手捏患者小腿的三头肌肌腹，正常时同侧踝关节发生跖屈曲，若踝关节不能发生跖屈曲，即为阳性，提示为跟腱断裂。

（六）莫顿征

检查者一手拇指与其他四指分开，分别从患足第 1 与第 5 跖骨头处向中间挤压，同时将另一手拇指、食指分别置于相邻的跖骨间隙，自足背、跖骨两侧对向挤压，若引发局部疼痛，并向两趾远侧放射，即为阳性，提示为跖间神经瘤。

（七）蒂内尔征

腓总神经在腓骨颈处易受损伤与卡压，若叩击腓骨头下外侧引发刺痛，并沿小腿外侧放射至足背，即为蒂内尔征阳性。

（八）跗管综合征

跗管综合征也称踝管综合征、胫后神经卡压综合征。跗管内胫神经可被屈肌支持带卡压而产生跗管综合征，此时叩击内踝下方可引出蒂内尔征阳性。

（九）前抽屉试验

患者取坐位，双小腿悬于床边，检查者一手固定其小腿，另一手握住跟骨，跖屈踝关节20°，然后用力向前拉跟骨，试图使跟骨与距骨向前脱离踝穴，若足能前移，且伴随响声，即为前抽屉试验阳性，提示为距腓前韧带、踝关节的前关节囊与跟腓韧带断裂。

参考文献

［1］高凤敏，曹颖平．诊断学［M］．北京：中国医药科技出版社，2016.

［2］张先龙，吴海山．人工关节置换临床实践与思考［M］．北京：人民卫生出版社，2012.

（陈根元　王勇平　王　雄）

第三章　影像学检查

第一节　X线检查

　　X线检查具有较高的空间分辨率，能显示骨与关节细微的骨质结构。骨与关节在X线片上显示非常清晰，不仅可用来发现病变、明确病变的范围和程度，而且对很多病变能做出定性诊断，加之X线检查费用较低，检查过程简便易行，至今仍是关节部位疾病首选的检查方法。

　　因为不少关节疾病的X线表现比病理改变和临床表现出现得晚，所以当病变未造成骨质改变时，X线检查往往难于发现。因此，初次X线检查结果阴性，并不能排除早期病变的存在，应做定期复查或做其他影像学检查。另外，X线片是二维图像，在这种图像上人体的各种结构互相重叠，难于观察，组成关节的各种软组织结构之间缺乏良好的天然对比，各种病变组织的密度又多与正常软组织的密度相似，在X线片上无法识别，因此X线检查在软组织病变的诊断中受到较大的限制。

一、关节病变的X线表现

（一）关节肿胀

　　关节肿胀常由关节腔积液或关节囊及其周围软组织充血、水肿、出血和炎症所致，其X线表现为关节周围软组织膨隆，脂肪垫和肌肉间脂肪层移位、变形或模糊消失，整个关节区密度增高；若有大量关节积液，则可见关节间隙增宽。关节肿胀常见于关节炎症、外伤和出血性疾病。

（二）关节破坏

　　关节破坏是关节软骨及其下方的骨质为病理组织所侵犯、代替所致，常见于各种急、慢性关节感染，肿瘤及痛风等疾病。当关节破坏只累及关节软骨时，X线表现仅为关节间隙狭窄；当关节破坏累及关节软骨下骨质时，则会出现相应的骨破坏和骨缺损。关节间隙狭窄和骨质破坏的程度因疾病的不同而有所不同，严重时可引起关节半脱位和变形。

　　关节破坏是诊断关节疾病的重要依据，破坏的部位和进程因疾病而异。当发生急性化脓性关节炎时，软骨破坏始于负重面、关节边缘或软骨下骨质，软骨与骨的破坏进展迅速，破坏范围可十分广泛；当发生关节滑膜结核时，软骨破坏常始于关节边缘，进展缓慢，逐渐累及软骨下骨质，表现为边缘部分的虫蚀状骨破坏。类风湿关节炎晚期才引起关节破坏，这种破坏也是从边缘开始，多呈小囊状骨破坏。

(三)关节退行性病变

关节退行性病变的基本病理变化为关节软骨变性、坏死，逐渐被纤维组织取代，引起不同程度的关节间隙狭窄；随着病变的进展，可累及关节软骨下骨质，导致骨性关节面骨质增生硬化，关节面凹凸不平，并于关节边缘形成骨赘，骨端变形、增大，关节囊肥厚，韧带骨化。关节退行性病变以承受体重的脊柱、髋关节、膝关节最为明显，多见于老年人，是生理性退行性病变的表现，也可由慢性创伤和长期关节负重劳损引起(见于运动员和搬运工人)，还常继发于其他病变(如关节内骨折、化脓性关节炎等)导致的关节软骨和软骨下骨质的破坏。

关节退行性病变的 X 线表现：早期主要为骨性关节面模糊、中断和部分消失；中晚期主要为关节间隙狭窄，关节面增厚、不光滑，软骨下骨质增生致密并可出现囊变，关节面边缘骨赘形成，但一般不发生明显的骨质破坏，亦无骨质疏松(图 3 - 1)。

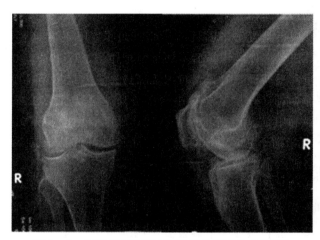

图 3 - 1　膝关节退行性病变(膝关节骨性关节炎)

(四)关节强直

关节强直可分骨性关节强直和纤维性关节强直两种。

骨性关节强直是关节面明显破坏后，关节两端由骨组织连接所发生的病变，其 X 线表现为关节间隙明显变窄或消失，并有骨小梁通过关节连接两侧骨端，多见于化脓性关节炎晚期。

纤维性关节强直也是关节面破坏的后果，关节活动消失，其 X 线表现为可见狭窄的关节间隙，无骨小梁贯穿，常见于关节结核。

(五)关节脱位

构成关节的两个骨端正常位置改变或距离增宽称为关节脱位。关节组成骨完全脱开者为全脱位；关节组成骨部分脱开者为半脱位，其 X 线表现为相对的关节面有部分对在一起。

关节脱位从病因上可分为外伤性、先天性和病理性三种。外伤性关节脱位有明显的外伤史，常伴有骨折；先天性关节脱位常见于婴幼儿，有一定的好发部位，如发育性髋关节发育不良；病理性关节脱位指继发于关节和邻近组织疾病的脱位，如化脓性关节炎、结核性关节炎和类风湿关节炎等均可引起病理性关节脱位。

二、骨病变的 X 线表现

(一)骨质疏松

骨质疏松指单位体积内骨组织的含量减少，即骨组织的有机成分和无机成分都减少，但骨内有机成分和钙盐的比例仍正常。骨质疏松可使骨的结构脆弱、骨折的危险性增加。其组织学变化是骨皮质变薄，骨小梁减少、变细甚至消失。

骨质疏松分全身性和局限性两类。全身性骨质疏松主要由成骨减少导致，其主要原因有：①先天性疾病，如成骨不全；②内分泌紊乱，如甲状旁腺功能亢进；③医源性，如长期使用激素治疗；④老年及绝经后骨质疏松；⑤营养性或代谢障碍性疾病，如坏血病；⑥酒精中毒；⑦原因不明，如青少年特发性骨质疏松等。局限性骨质疏松多见于肢体失用、炎症、肿瘤等。

骨质疏松的 X 线表现主要为骨密度减低。在长骨可见骨小梁变细、数量减少、间隙增宽、骨皮质变薄和出现分层现象；严重者骨密度与周围软组织相仿，骨小梁几乎完全消失，骨皮质薄如细线样；有些骨质疏松可在弥漫性骨密度减低的基础上，出现多个数毫米大小的点状透光区，其边界可清楚或模糊，易误诊为骨质破坏。

X 线片上出现骨质疏松征象比较迟，在骨内钙盐丢失达 30%~50% 时才能显出阳性 X 线征，且不能准确衡量骨量丢失的程度，即便如此，由于 X 线检查简单易行，仍不失为骨质疏松的首选检查手段。

(二)骨质软化

骨质软化是单位体积内骨组织有机成分正常而钙化不足，因而致使骨内钙盐含量降低，骨质变软。组织学上显示为未钙化的骨组织增多，常见骨小梁中央部分钙化，而外围有一层未钙化的骨样组织。

在成骨的过程中，骨样组织的钙盐沉积发生障碍，即可引起骨质软化，其主要原因有：①维生素 D 缺乏，如营养不良性佝偻病；②肠道吸收功能减退，如脂肪性腹泻；③肾排泄钙、磷过多，如肾病综合征；④碱性磷酸酶活性降低。骨质软化是全身性骨病，发生于生长期为佝偻病，发生于成人为骨质软化症。

骨质软化的 X 线表现为骨密度减低、骨皮质变薄和骨小梁变细等。骨小梁和骨皮质因含有大量未钙化的骨样组织而边缘模糊；承重骨常发生各种变形，在儿童可见干骺端和骨骺的改变；此外，还可见假骨折线，表现为宽 1~2 mm 的光滑透亮线，与骨皮质垂直，边缘稍致密，好发于耻骨支、肱骨、股骨上段和胫骨等。

(三)骨质增生硬化

骨质增生硬化是单位体积内骨量的增多，并不意味着骨的无机物成分的比例增高。组织学上可见骨皮质增厚，骨小梁增粗、增多，这是由成骨活动增强、破骨活动减少或者两者同时存在所致。骨质增生硬化大多是由病变影响成骨细胞活动所致，少数是由成骨本身病变（如成骨肉瘤）所致。

骨质增生硬化的 X 表现为骨质密度增高，伴或不伴骨的增大、变形，骨小梁增粗、增多、密集，骨皮质增厚，明显者甚至难于区分骨皮质与骨松质，X 线征象可称为骨质硬化。

骨质增生硬化多数是局限性，见于慢性炎症、外伤后的修复和某些成骨性骨肿瘤，如成骨肉瘤或成骨性转移；少数为全身性，往往由代谢性骨病、中毒或遗传性骨发育障碍（如肾性骨硬化、氟中毒、铅中毒、石骨症等）所致。

在肌腱、韧带和骨间膜的附着部位，因创伤、慢性劳损或炎症修复等原因常可形成一些骨性赘生物，按其形状的不同被称为骨刺、骨桥或骨唇等，这种现象也称为骨质增生。

（四）骨质破坏

骨质破坏是骨质局部被病理组织所取代而造成的骨组织的缺失。骨皮质和骨松质均可发生破坏。骨质破坏可由病理组织本身直接使骨组织溶解、消失所致，也可由病理组织引起的破骨细胞活动亢进所致。骨质破坏见于炎症、肉芽肿、肿瘤或瘤样病变。

骨质破坏是骨疾病重要的 X 线征象，观察破坏区的部位、数目、大小、形状、边界和邻近骨质、骨膜、软组织的反应等，对疾病病因的诊断有较大的帮助。

骨质破坏的 X 线表现为骨质密度减低、骨小梁稀疏和正常骨结构消失。骨松质早期破坏，在 X 线片上可形成斑片状的骨小梁缺失；骨皮质早期破坏可发生于哈氏管，造成哈氏管扩大，在 X 线片上呈筛孔状，骨皮质内、外表层破坏，呈虫蚀状。当骨质破坏进展到一定程度时，往往有骨皮质和骨松质的大片缺失。

虽然不同病因造成的骨质破坏在 X 线表现上并无特征，但由于病变性质、进展快慢和邻近骨质的反应性改变等，常形成它们各自的一些特点。若为炎症的急性期或恶性肿瘤，则骨质破坏常较迅速，轮廓多不规则，边界模糊，可称为溶骨性破坏；若为炎症的慢性期或良性骨肿瘤，则骨质破坏进展较缓慢，边界清楚，有时在骨破坏边缘还可见到致密的骨质增生硬化带围绕。当骨质破坏靠近骨外膜时，一方面骨质破坏区不断向周围扩大，另一方面骨膜下新骨不断形成，从而造成骨轮廓的膨胀（这可称为膨胀性骨破坏）。

（五）骨质坏死

骨质坏死是骨组织局部代谢的停止，坏死的骨质称为死骨。形成死骨的主要原因是血液供应中断。骨质坏死在组织学上为骨细胞死亡、消失，骨髓液化、萎缩。

骨质坏死多见于化脓性骨髓炎、骨结核、骨缺血坏死、骨折后骨坏死，恶性肿瘤内的残留骨有时也为死骨。

在骨质坏死早期，骨小梁和骨钙质的含量无任何变化，X 线片上也无异常表现。死骨的 X 线表现为骨质局限性密度增高，原因是死骨骨小梁表面有新骨形成，骨小梁增粗，骨髓腔内也有新骨形成，或坏死的骨质被压缩，这是绝对密度增高。另外，死骨周围骨质被吸收后密度降低，而死骨本身密度不变，或在肉芽组织、脓液的包绕衬托下，死骨显示为相对高密度。

（六）骨膜增生

骨膜增生又称骨膜反应，是由骨膜受到刺激，骨膜内层的成骨细胞活动增加产生骨膜新生骨所致。骨膜增生在组织学上，可见骨膜内层成骨细胞增多，形成新生的骨小梁。凡出现骨膜增生的情况均为病理现象。

骨膜增生多见于炎症、肿瘤、外伤、骨膜下出血等，也可继发于其他脏器病变（如继发性肥大性关节病）和生长发育异常等。仅依据骨膜增生的形态不能确定病变的性质，需结合其他表现才能做出判断。

骨膜增生的 X 线表现：早期为一段长短不定，与骨皮质平行的细线样致密影，它同骨皮质之间有一个很窄的透明间隙，以后骨膜新生骨逐渐增厚，由于新生骨小梁排列形式的不同而表现各异，常见的有与骨皮质表面平行的线状、层状或花边状骨膜反应。骨膜增生的厚度与范围同病变发生的部位、性质和发展阶段有关，一般常发生于长骨骨干的较明显，炎症所致的较广泛，而肿瘤引起的较局限。随着病变的好转，增生的骨膜可变得致密，逐渐与骨皮质融合，表现为骨皮质增厚；痊愈后，骨膜新生骨可逐渐被吸收，使受累骨恢复到原来的形态；如引起骨膜反应的病变进展，已形成的骨膜新生骨可重新被破坏，破坏区两端的残留骨膜呈三角形或袖口状，这称为 Codman 三角，主要见于骨肉瘤。

（七）骨内矿物质沉积

当铅、磷、铋等进入体内后，大部分沉积于骨内。其在生长期主要沉积于生长较快的干骺端，X 线表现为干骺端有多条横行的相互平行且厚薄不一的致密带；成年后则一般不易显示。

若氟进入人体过多，则可使成骨细胞活跃，骨量增多，亦可引起破骨活动增加，发生骨质疏松或软化。氟与骨基质中的钙结合所引发的病变称为氟骨症，其 X 线表现为骨小梁粗糙、紊乱，骨密度增高。

（八）骨变形

骨变形多与骨的大小改变并存，可累及一骨、多骨或全身骨。局部病变和全身性疾病（如骨先天性发育异常、创伤、炎症、代谢性病变、营养性病变、遗传性病变、地方性病变和肿瘤性病变等）均可引起骨变形。

局部骨增大可见于血供增加和发育畸形等病变，如软组织和骨血管瘤、巨肢症和骨纤维异常增殖症等；全身性骨短小可见于内分泌障碍，如垂体性侏儒等；骨软化症和成骨不全可引起全身骨变形；骨骺和骺软骨板的损伤可使局部肢体缩短；骨肿瘤可导致骨局部膨大。

（九）软骨钙化

软骨钙化可为生理性或病理性，多表现为环形、半环形或点状高密度影。骨软骨瘤软骨钙化为病理性软骨钙化，其 X 线表现为大小不同的环形或半环形高密度影，钙化可以融合成片状而呈蜂窝状影(图3－2)。

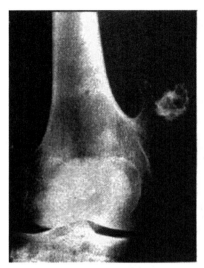

图3-2　骨软骨瘤软骨钙化

三、软组织病变的 X 线表现

(一)软组织肿胀

软组织肿胀可见于炎症、水肿、出血或邻近骨的急性化脓性骨髓炎。软组织肿胀的 X 线表现为肿胀软组织密度略高于邻近的正常软组织，皮下脂肪层内可出现网状结构影，皮下组织与肌肉之间界限不清，肌间隔模糊，软组织层次不清。

(二)软组织肿块

软组织肿块可见于软组织肿瘤、瘤样病变及某些炎症性肿块，也可见于骨恶性肿瘤突破骨皮质侵入软组织内。一般而言，良性软组织肿瘤边界清楚，而恶性软组织肿瘤常边缘模糊。邻近软组织可受压、移位，邻近骨表面可见压迹或骨皮质受侵蚀。

不同组织来源的肿瘤密度无明显差别，难以做出鉴别。因为脂肪组织肿瘤的密度较一般软组织低，所以软骨类肿瘤可出现环形钙化影，骨化性肌炎内可出现较成熟的骨组织而具有一定的特征性。

(三)软组织钙化和骨化

软组织钙化可发生于肌肉、肌腱、关节囊、血管、淋巴结等处，软组织内的出血、坏死、肿瘤、结核、寄生虫感染和血管病变等均可导致软组织发生钙化。软组织钙化的 X 线表现多为不定型无结构的斑片状高密度影。

软组织骨化可见于骨化性肌炎和来自骨膜、软组织内的骨肉瘤。前者的 X 线表现为片状高密度影，并可见成熟骨的结构，即可见骨小梁甚至骨皮质；后者的 X 线表现为云絮状或针状高密度影。

（四）软组织内的气体

正常人体的软组织内无气体，受外伤或进行手术时，气体可进入软组织内，产生不同形态的低密度影；当发生产气荚膜杆菌感染时，软组织间隙内可见大量的气体影，其 X 线表现为软组织间隙内有不同形态的低密度影。

（五）肌肉萎缩

先天性骨与关节疾病可引起肌肉发育不良；神经系统疾病和肢体活动长期受限可导致肌肉萎缩，X 线表现为肢体变细、肌肉较正常薄而小。

（张　里）

第二节　CT 检查

CT 图像由一定数目从黑到白不同灰度的像素按矩阵排列而构成。CT 图像以不同的灰度来表示，可反映器官和组织对 X 线的吸收程度。与 X 线图像所示的黑白影像一样，黑影表示为低吸收区，即低密度区，如肺部；白影表示为高吸收区，即高密度区，如骨。但是 CT 图像与 X 线图像相比，CT 的密度分辨力高，即有较高的密度分辨力，因此，尽管人体软组织的密度差别小，还是能形成对比而成像，这是 CT 图像的突出优点。另外，CT 图像不仅能够以不同的灰度显示其密度的高低，还能够用组织对 X 线的吸收系数表明其密度的高低。但 CT 图像的空间分辨力不如 X 线图像高。

CT 图像是断层图像，常用的是横断面，为了显示整个器官，需要多帧连续的断层图像。通过 CT 设备上的图像重组程序，可重组冠状面和矢状面的断层图像。

CT 图像可避免各种解剖结构的重叠，能清楚地显示各种骨结构，而且密度分辨力高，可以显示 X 线难以发现的骨化影、钙化影，区分不同性质的软组织。另外，可以通过增强 CT 检查进一步了解病变的血供情况，区分正常组织和病变组织，为疾病的诊断提供更多信息。

一、关节病变的 CT 表现

CT 能很好地显示关节骨端和骨性关节面。骨性关节面的 CT 表现为线样高密度影；关节软骨常不能显示；关节间隙为关节骨端间的低密度影；关节腔内的少量液体在 CT 上难以辨认；当取适当的窗宽和窗位时，可见关节囊、囊内韧带、囊外韧带和周围肌肉的断面，这些结构均呈中等密度影。

（一）关节肿胀

CT 可直接显示关节囊肿胀和（或）增厚；关节腔积液呈均匀的水样密度影，若合并出血或积脓，则其密度较高。

（二）关节破坏

关节破坏包括关节软骨破坏和软骨下骨质破坏，CT 不能显示关节软骨，但能显示软骨破坏导致的关节间隙狭窄；CT 可以清晰地显示关节软骨下的骨质破坏，即使是细微的改变也可显示。

(三)关节退行性病变

关节退行性病变的各种 X 线征象(如骨性关节面中断、消失,关节间隙变窄,软骨下骨囊性变和关节面边缘骨赘形成等)在 CT 上均可很好地显示。

(四)关节强直

关节骨性强直的 CT 表现为关节间隙消失并有骨小梁连接两侧骨端;关节纤维性强直的 CT 表现为关节间隙狭窄,但无骨小梁贯穿。

(五)关节脱位

CT 图像避免了组织的重叠,易于显示一些 X 线片难以发现或显示不佳的关节脱位,如胸锁关节脱位和骶髂关节脱位。

二、骨病变的 CT 表现

在 CT 图像上,通过骨窗可观察骨皮质和骨小梁。前者表现为致密的线状或带状影,而后者表现为细密的网状影。骨干的骨髓腔因具有脂肪成分而表现为低密度。软组织窗上中等密度的肌肉、肌腱和髋软骨在低密度脂肪组织的衬托下也能清晰地显示。

骨病变的 CT 表现与 X 线表现相同,X 线片上所能观察的病变在 CT 上均能观察到,而且显示更为敏感和细致。

(一)骨质疏松和骨质软化

两者的 CT 表现、评价与 X 线片的表现、评价基本相同。

(二)骨质增生硬化

骨质增生硬化的 CT 表现与其 X 线片的表现相似。

(三)骨质破坏

CT 易于区分松质骨破坏和皮质骨破坏。松质骨破坏早期表现为局部骨小梁稀疏,骨小梁破坏区的骨髓被病理组织取代,其 CT 值常在软组织的 CT 值范围内,以后则会发展为斑片状甚至大片松质骨缺损。皮质骨的破坏表现为皮质骨内出现小透亮区,并可见扩大的哈氏管,或表现为皮质骨内、外表面的不规则虫蚀样改变,骨皮质会因内、外面的侵蚀破坏而变薄,或者出现范围不等的全层皮质骨缺损。

(四)骨膜增生

骨膜增生的 CT 表现与 X 线片的表现相同,但有其特殊性。CT 能显示 X 线片不易显示的扁骨(如肩胛骨和髂骨)的骨膜增生;由于 CT 的空间分辨力不足,常不能显示多层的骨膜增生,也不能显示增生的骨膜与骨皮质之间的透亮间隙,此时增生的骨膜和原来的皮质混在一起,类似于骨皮质增厚。

(五)软骨钙化

由于避免了组织的重叠,CT 能较 X 线片更好地显示肿瘤软骨钙化,表现为环形或半环形的高密度影,有时可融合成片而呈蜂窝状。对分化较低的软骨性肿瘤的少数点状钙化，CT 也常能显示。

三、软组织病变的 CT 表现

CT 不仅能显示软组织结构的横断面解剖，而且可分辨密度差别较小的脂肪、肌肉和血管等组织、器官，对软组织病变的观察，CT 明显优于 X 线。

在 CT 图像上，躯干和四肢的最外层是线样的中等密度的皮肤，其深部为厚薄不一的低密度的皮下脂肪层，其内侧和骨的四周是中等密度的肌肉。因为肌肉之间有低密度的脂肪间隔存在，所以据各肌肉的解剖位置和相互关系，不难将它们区分开。血管和神经多走行于肌肉间，在周围脂肪组织的衬托下呈中等密度的小类圆形或索条影；进行增强扫描后，血管呈高密度影，显示得更清楚，易与并行的神经区别。关节囊可因囊壁内、外层间或囊外的脂肪而辨认其轮廓，关节附近的肌腱和韧带亦可为其周围的脂肪所衬托而得以显示，上述结构均呈中等密度影。

（一）软组织肿胀

软组织肿胀包括软组织水肿和软组织血肿。

软组织水肿的 CT 表现为局部肌肉肿胀，肌间隙模糊，密度正常或略低；邻近的皮下脂肪层密度增高并可出现网状影。

软组织血肿的 CT 表现为边界清楚或不清楚的高密度区。

（二）软组织肿块

软组织肿块在 CT 上易于观察，肿块的密度可均匀或不均匀，边缘可规则或不规则，肿块的边界常能清楚显示。脂肪瘤因其密度与脂肪组织相似而易于诊断，肿瘤内含的脂肪成分也可通过测量其 CT 值而得以确认。

软组织或软组织肿块坏死的 CT 表现为类圆形或不规则的低密度区，常单发或多发，并可因出血或坏死组织碎屑的沉积而出现液平面，其上层液体呈水样密度，下层沉积的坏死组织或血细胞呈较高密度。

增强扫描有助于区分软组织肿块与其邻近组织，也有助于区分肿瘤和肿瘤周围水肿。动态增强扫描对骨和软组织肿瘤良、恶性的判定有一定的帮助。

（张　里）

第三节　MRI 检查

MRI 图像是重建的灰阶成像。具有一定的纵向弛豫时间、横向弛豫时间和质子密度差别的各种组织，包括正常组织与病变组织，可在 MRI 上呈现出不同灰度的黑白影。MRI 的图像若主要反映组织间 T_1 的差别，则为 T_1 加权成像（T_1 weighted imaging，T_1 WI）；若主要反映组织间 T_2 的差别，则为 T_2 加权成像（T_2 weighted imaging，T_2 WI）；若主要反映组织间质子密度的差别，则为质子密度加权成像（perfusion weighted imaging，PWI）。这样，同一层面就有 T_1 WI、T_2 WI 和 PWI 三种图像。

在 T_1WI 上，脂肪的 T_1 短、MRI 信号强、影像白（亮）；脑与肌肉的 T_1 居中、影像灰；脑脊液的 T_1 长、影像黑；骨与空气含氢量少、MRI 信号弱、影像黑（暗）。在 T_2WI 上，则与 T_1WI 不同，例如脑脊液的 T_2 长、MRI 信号强、呈白影。

MRI 有许多优势，主要包括：高的软组织对比分辨力，无骨伪影干扰；多参数成像，可获得 T_1WI、T_2WI 和 PWI，便于比较对照；多方位成像，可获得冠状面、矢状面和横断面的断层像；有流空现象，不用对比剂即可使血管及血管病变（如动脉瘤及动、静脉发育异常）成像，即血流成像；质子弛豫增强效应可使一些物质（如脱氧血红蛋白和正铁血红蛋白）于 MRI 上被发现。用顺磁性物质（如钆）作为对比剂可行对比增强检查，其效果好、副反应少，在诊断上具有显示病变敏感、确定病变位置与定量诊断准确等优势。但是 MRI 也有不足，如对钙化灶显示不敏感，对骨变化显示不够清楚，还会受到诸如 MRI 设备伪影、运动伪影、金属异物伪影的干扰。另外，部分病变的 MRI 表现缺少特异性，在定性诊断方面仍有局限。

一、肩关节的 MRI 检查

盂肱关节即为狭义的肩关节，由肩胛骨关节盂和肱骨头构成，两关节面极不对称，关节囊薄而松弛，韧带薄弱。盂肱关节运动灵活、稳定性差，主要靠肩袖及周围肌肉来支持。

MRI 可以评价肩关节内部紊乱，包括关节、韧带、肌肉和肌腱及关节周围结构的疾病；MR 关节造影对于评估软骨、关节囊、韧带结构及肩袖撕裂征象等灵敏性更高。

MRI 检查具有多平面成像、高分辨率和无电离辐射的特点，已经成为肩关节内部紊乱疾病的首选成像方法。

（一）肩关节的 MRI 检查技术

进行肩关节的 MRI 检查时，嘱患者取仰卧位，进行横轴位、斜冠状位和斜矢状位扫描。横轴位垂直于身体的长轴，可作为其他两个平面的定位像；斜冠状位垂直于肩关节盂面，通常平行于冈上肌和肌腱，并覆盖从冈下肌到肩胛下肌的区域；斜矢状位垂直于冠状斜面，平行于关节盂面，覆盖从肩胛颈内侧经过大结节向外侧的区域。横轴位图像可以评估肩胛下肌腱、盂肱关节和关节盂盂唇的情况；斜冠状位图像和斜矢状位图像可以用于评估关节盂盂唇、肱二头肌肌腱、肩锁关节、关节间隙、冈上肌和冈下肌及肌腱的情况。

肩关节 MRI 常规成像包括快速自旋回波序列（横轴位质子密度加权、斜冠状位和斜矢状位 T_1 加权，以及斜冠状位和斜矢状位 T_2 加权）与脂肪抑制序列（PD 加权或 T_2 加权），有助于评估肩袖。T_1 加权序列有助于评估肌肉病变病理、出血和骨髓异常。

进行肩关节 MR 造影时，通常将稀释的含钆造影剂直接注射到关节腔内进行成像，采用 T_1 加权序列，可以检测与关节腔不连通的病变，脂肪抑制 T_1 加权序列有助于肩袖撕裂的诊断。

(二)肩关节疾病的 MRI 表现

1. 肩袖损伤

肩袖损伤是由肌腱损伤或超负荷等内在因素或周围结构撞击等外在因素导致的，是引起肩部疼痛的主要原因之一。

MRI 是评估肩痛中疑似外伤性和非外伤性肩袖损伤的"金标准"。

肩袖全层撕裂的 MRI 表现包括低信号肌腱连续性中断，T_2WI 上被液体信号填充（图 3-3）。如果有慢性的瘢痕修复，则肌腱可出现低信号或等信号。继发性征象包括肌腱收缩、肱骨头向上平移和肌肉萎缩。

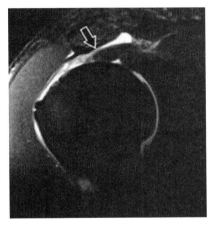

MRI 斜冠状位脂肪抑制像示冈上肌肌腱全层撕裂，并收缩到肱骨头中部。

图 3-3 冈上肌肌腱撕裂

肩袖肌腱炎症的 MRI 表现为肌腱内信号增强，其强度低于 T_2WI 上的液体信号，伴有肌腱增厚或变薄，肌腱边缘低信号变模糊，表示肌腱纤维部分缺失（图 3-4）。

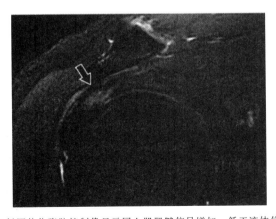

MRI 斜冠状位脂肪抑制像显示冈上肌肌腱信号增加，低于液体信号。

图 3-4 冈上肌肌腱炎

2. 肱骨头坏死

肱骨头坏死通常发生于肱骨头的内侧和上部，坏死灶位于软骨下区域，导致软骨下骨塌陷、关节表面不规则。

MRI 在对坏死病变的早期检测以及评估坏死病变的范围和位置方面优于 X 光片。在斜冠状位脂肪抑制 T_2WI 上，早期关节面下正常脂肪高信号区域出现低信号带；病变进展期出现低信号带增宽、不光整，关节面塌陷，关节面下有高信号影；随着病变进一步加重，可出现肱骨头变平，关节间隙变窄。

二、肘关节的 MRI 检查

肘关节是一个复杂的关节，由 3 个关节组成，包括肱桡关节、肱尺关节和上尺桡关节。肱尺关节是能做屈伸运动的铰链关节，而上尺桡关节是次摆线关节，可以实现旋后和旋前的旋转运动。

（一）肘关节的 MRI 检查技术

进行肘关节的 MRI 检查时，患者取仰卧位（手臂完全伸展）或俯卧位（肩外展且手臂高于头部）扫描，获取横轴位、斜冠状位和斜矢状位的非脂肪抑制 T_1WI、非脂肪抑制 PDWI、脂肪抑制 T_2WI。在横轴位平面上，以肱骨内、外上髁连线平行线定位斜冠状位，以垂线定位斜矢状位。因为肱骨远端与肱骨干长轴相比略内旋，所以显示肘部肌腱和韧带时采用斜冠状位。取肘关节屈曲、肩关节外展、前臂旋后的体位（即所谓的 FABS 位置），在进行 MRI 检查时能更好地显示肱二头肌肌腱附着于桡骨结节。

肘关节 MRI 常规成像包括横轴位、斜冠状位和斜矢状位中的脂肪抑制 T_1WI、PDWI 和 T_2WI，非脂肪抑制序列可以清晰地显示肌腱和韧带的边界，以及评估肌肉内的脂肪。

（二）肘关节疾病的 MRI 表现

1. 韧带损伤

韧带损伤在 MRI 上表现为波浪状轮廓或完全不连续的高信号强度，还可以观察到水肿、关节囊破裂伴积液和液体外渗的征象。

常规肘关节 MRI 检查对韧带完全撕裂有很高的敏感性，肘关节 MR 关节造影对部分韧带撕裂的敏感性较高。

2. 尺侧副韧带复合体损伤

尺侧副韧带复合体损伤是肘关节较常见的病变，最常发生在其近端和远端附着处，通过影像学方法可以观察到尺侧副韧带复合体骨化、肱骨内侧髁后内侧骨赘、骨软骨损伤、内上髁撕脱及关节游离体。

MRI 可以显示尺侧副韧带复合体损伤的部位、相关的肌腱和肌肉损伤、关节积液以及关节周围伴随征象。MR 关节造影对部分韧带撕裂具有更高的敏感性，能显示尺侧副韧带复合体下方内侧缘隐匿的损伤。

3. 创伤性骨关节炎

对外伤引起的肘关节损伤来说，MRI 能发现早期肱骨小头软骨损伤所致的剥脱性骨软骨炎。在 PDWI 上，肱骨小头或外上髁呈高信号软骨缺损；在 T_2WI 上，关节腔内剥脱，呈短 T_2 信号软骨碎片（游离体），骨性关节面不光整，在 T_2WI 上，关节面下有局限性片状高信号。

三、腕关节的 MRI 检查

腕关节由桡骨远端、尺骨、腕骨（手舟骨、月骨、三角骨、豌豆骨、大多角骨、小多角骨、头状骨、钩骨）构成，这些骨性结构组成了桡腕关节、下尺桡关节，另外，腕骨之间及腕骨与掌骨基底构成了腕骨间关节及腕掌关节。

腕关节韧带种类繁多，可分为 3 组，其由浅到深为外周韧带、关节囊内韧带及腕骨间韧带。腕部的肌腱包括掌侧的腕屈肌肌腱和指屈肌肌腱，以及背侧的伸肌肌腱。

MRI 多平面功能和出色的软组织对比度，对肌肉疾病和骨骼疾病的诊断有其明显优势，MRI 能够从韧带和肌腱损伤、关节软骨损伤等方面评估腕关节细小的解剖学改变和病理学改变。

（一）腕关节的 MRI 检查技术

因为腕关节构成结构多且细小，所以需要多个平面和多个不同的组织对比成像，以获得腕关节的全面图像。冠状位是观察腕关节的最佳位置。通过平行于尺骨和桡骨茎突连线倾斜层面扫描即可得到冠状位图像。

正常韧带和肌腱结构因其极高的胶原含量而少有运动质子，在 MRI 多个序列中表现为低信号，在病理情况下呈高信号。

（二）腕关节疾病的 MRI 表现

1. 韧带损伤

韧带和肌腱损伤、撕裂，在形态上表现为变薄、边缘不规则、断裂，沿韧带和肌腱走行呈中等信号（T_1WI 和 PDWI）、高信号（T_2WI）。

2. 炎症

炎症在 T_2WI 上表现为高信号，边界较模糊。当出现瘢痕性纤维、陈旧性出血含铁血黄素沉着时，与正常韧带和肌腱信号区分较困难。

四、髋关节的 MRI 检查

髋关节 MRI 检查对早期骨坏死、软骨损伤（关节软骨及髋臼盂唇）、软组织病变敏感性高。因为红骨髓、黄骨髓之间可以转换，所以髋臼、股骨头、坐骨及耻骨可显示出不均匀信号，切勿将其当成是病理改变。

（一）髋关节 MRI 检查技术

进行髋关节 MRI 检查扫描时，嘱患者取仰卧位，获取横轴位、冠状位和矢状位扫描图像。冠状位图像对上盂唇、股骨头关节软骨和外侧髋臼顶的软骨评估最佳；髋外展肌、短外旋肌和髂腰肌附着点在这个平面上可得到最佳评估；此外，外展肌起点和髂股韧带是可见的。矢状面图像对前盂唇评估最佳，其中大部分盂唇撕裂发生在没有后脱位病史的情况下；此外，MRI 检查还可以评估股骨头和髋臼顶的关节软骨。横轴图像可以显示前、后髋臼关节软骨和盂唇；髂腰肌肌腱和滑囊的横轴图像很清晰，坐骨神经、股神经和闭孔神经的横轴图像也很清晰；沿股骨颈轴线定向的轴向倾斜图像通常被用于评估盂唇病变。

（二）髋关节疾病的 MRI 表现

1. 股骨头缺血坏死

股骨头缺血坏死可分为外伤（股骨颈骨折或髋关节脱位导致股骨头内血供中断或闭塞）或非外伤性（酗酒、皮质醇治疗、血液病、某些代谢性疾病导致股骨头缺血）。

MRI 是诊断股骨头缺血坏死及分期的最准确的方法，股骨头缺血坏死的 MRI 表现分以下 5 期。0 期：无症状且 X 线片呈阴性，在 T_2WI 上可见"双边征"，即负重区出现外围低信号环绕内圈高信号（间质反应区肉芽组织因充血水肿而呈内圈高信号，外围反应性硬化缘为增生骨小梁，表现为低信号）。Ⅰ 期：股骨头不变形，关节间隙正常，在 T_1WI 上负重区有线样低信号，在 T_2WI 上呈高信号或"双边征"（血管阻塞、静脉灌注量减少、骨内压增高、髓腔内灌注减少、水肿）。Ⅱ 期：股骨头形态正常，股骨头区有新月形坏死，在 T_2WI 上呈高低混杂信号，在 T_1WI 上呈低信号，X 线片示股骨头有高密度硬化区。Ⅲ 期：股骨头变形，软骨下塌陷，新月体形成（无法修复的坏死骨发生应力性骨折），关节间隙正常，软骨不完整，在 T_1WI 上可见环状及带状低信号，在 T_2WI 上呈高信号（细胞内渗出）。Ⅳ 期：股骨头明显塌陷、碎裂伴关节间隙变窄，可见斑片状或新月状异常混杂信号。

2. 人工关节置换术后

大多数人工关节置换术中使用的聚合物会随着时间的推移而磨损，导致发生典型的滑膜炎，其特征是液体与中等信号强度的聚合物混合碎片，呈分叶状。有时由于破骨细胞活化导致假体周围骨质溶解，在常规 MRI 上出现骨吸收的小片状中等信号区域，局部的骨质溶解可能不会导致假体松动，但完全覆盖假体的骨质吸收往往可导致假体松动。

五、膝关节的 MRI 检查

膝关节是人体最大、最复杂的关节，由股骨下端、胫骨上端和髌骨组成，股骨的内、外侧髁分别与胫骨的内、外侧髁相对，髌骨与股骨的髌面相接。胫骨内、外侧髁的上关节面非常浅，与股骨远端关节曲面不甚匹配，由半月板加强。关节囊内有前交叉韧带和后交叉韧带。

膝关节 MRI 检查主要用于骨小梁骨折（骨内挫裂伤）、关节软骨损伤、关节滑膜改变、关节积液、半月板损伤、交叉韧带损伤、邻近肌肉及肌腱损伤、骨肿瘤及软组织侵袭范围的评估等。

（一）膝关节的 MRI 检查技术

在进行膝关节 MRI 检查时，嘱患者取仰卧位，获取横轴位、冠状位和矢状位扫描图像。横轴位、冠状位和矢状位的 T_1WI、T_2WI 和 PDWI，以及 T_2WI 加脂肪抑制序列显示半月板最佳。

骨皮质在所有成像序列上均无信号；骨髓腔在 T_1WI 及 T_2WI 上呈高信号，在脂肪抑制序列上信号衰减；周围肌肉在 T_1WI 上呈中等信号，在 T_2WI 上呈低信号；皮下脂肪在 T_1WI 上信号最高，在 T_2WI 上信号衰减，在脂肪抑制序列上呈明显的低信号；关节软骨在所有序列上均呈低信号；正常厚度的滑膜 MRI 不能显示；半月板在所有成像序列上均呈低信号；前、后交叉韧带和胫、腓侧副韧带在 T_1WI 和 T_2WI 上呈低信号，外缘平行。

（二）膝关节疾病的 MRI 表现

1. 半月板损伤

MRI 为半月板病变影像诊断的首选检查方法。内侧半月板撕裂较外侧半月板常见，后角撕裂较体部撕裂常见，单纯前角撕裂罕见。半月板撕裂表现为在矢状面及冠状面上都看到半月板内线形高信号延伸至关节面，若线形或球形高信号不延伸至关节面，则提示为半月板的慢性损伤或变性。

半月板损伤的 MRI 表现可分为以下 4 级。I 级：属非关节面损伤，局限于半月板内，呈局灶性高信号，为早期黏液变性，即透明样变性。Ⅱ 级：半月板内线性异常高信号从关节囊周围向内延伸，但未达半月板尖端，沿水平方向走行，为广泛的黏液变性。Ⅲ 级：显示半月板内的异常高信号至少延伸至一端关节面上，为半月板基质内有游离的纤维软骨样间隔。Ⅳ 级：半月板破碎成多块并向关节腔内移位（图 3-5）。

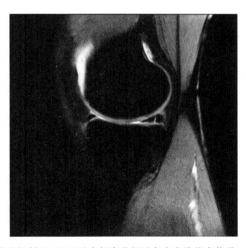

MRI 矢状位脂肪抑制 T_2WI 显示内侧半月板后角内有线状高信号，达下关节面。

图 3-5 半月板损伤

2. 交叉韧带损伤

MRI 能准确显示前、后交叉韧带损伤的位置、程度和合并关节其他损伤的情况。在冠状面 MRI 和矢状面 MRI 上见不到正常的交叉韧带影，代之以交叉韧带中断、增粗，边缘不规则或呈波浪状，其内出现局限性或弥漫性 T_2WI 高信号。

前交叉韧带损伤时，可见短 T_1 高信号，纤维带缺损或平行的外缘断裂，异常信号见于中间的基质内，多位于股骨髁附着点外侧。在 T_2WI 上韧带撕裂处的水肿呈高信号，前交叉韧带后弯、松弛，并贴近后交叉韧带，为粘连现象。完全断裂者在矢状面与冠状面上均看不到前交叉韧带，广泛性关节积液呈长 T_1、长 T_2 信号，出血者呈高信号。

正常后交叉韧带在所有的成像序列上均呈低信号，出现高信号改变即为异常。在正常解剖位置上见不到韧带影、韧带不规则或呈波浪状外形、韧带内高信号和正常韧带轮廓的分裂，可合并胫骨后缘韧带附着处骨质撕脱。

3. 膝关节骨性关节炎

覆盖于关节表面光滑的透明软骨发生退变，转变为致密、混浊、缺少弹性的纤维软骨，表现为边缘粗糙、裂隙、凹窝或溃疡。

在 T_1WI 上或梯度回波序列上可见关节软骨外形改变，凹凸不平，信号减低；在 T_2WI 上可见关节软骨下的坏死区呈长 T_2 高信号，其信号不均匀。

关节软骨下骨质增生、关节边缘骨赘及关节面增生硬化均表现为长 T_1、短 T_2 信号。

对髌骨退行性病变，MRI 可见髌骨软骨关节面变薄，信号不均，关节软骨下骨破坏及髌上囊积液。

少数关节退变严重者可形成关节面上假囊肿，其内有部分滑液，周围可形成反应性骨质硬化区。

六、踝关节的 MRI 检查

踝关节是由胫骨远端、腓骨远端和距骨构成的滑膜关节，周围由内侧韧带、外侧韧带、下胫腓韧带及踝支持带支撑及加强。

韧带损伤是踝关节较常见的病变，MRI 检查能够识别小的撕脱碎片和韧带异常。踝关节 MR 造影检查，能大大提高关节软组织撞击诊断的灵敏度、特异性和准确度。

(一)踝关节的 MRI 检查技术

进行踝关节 MRI 检查时，嘱患者取仰卧位，获取横轴位、冠状位和矢状位扫描图像。

应用脂肪抑制和非脂肪抑制的 T_1WI、T_2WI 和 PDWI，对踝关节的脂肪、骨髓与软骨下骨之间，软骨下骨与关节软骨之间，以及关节软骨与关节液之间可有较好的对比显示。

(二)踝关节疾病的 MRI 表现

1. 韧带损伤

(1)急性韧带撕裂：MRI 表现为韧带的形态、信号变化(原发征象)，具体包括以下几点。韧带连续性中断、附着处分离、增粗，伴 T_2WI 韧带内信号升高(提示为水肿或出血)；邻近组织改变(继发征象)：关节腔积液，邻近软组织肿胀，关节腔液体渗入邻近软组织，骨挫伤。

（2）慢性韧带撕裂：MRI表现为继发征象消失，韧带增粗、变细、伸长，呈波浪状轮廓（韧带正常的条纹样信号消失，提示为瘢痕形成、滑膜增生等）。

2. 距骨骨软骨损伤

外伤是距骨骨软骨损伤最主要的病因，直接的创伤或反复轻微的创伤可使软骨损伤加重，产出距骨顶部的缺血性坏死，骨坏死发展可导致软骨下的骨折和塌陷。

距骨骨软骨损伤好发于距骨前外侧、后内侧（尤其是后内侧），这一点与内、外翻损伤相关。

距骨透明软骨在 T_1WI、T_2WI 上呈中等信号，分离的骨软骨碎片在 T_1WI、T_2WI 上呈低信号。距骨的骨质缺损在 T_1WI 上呈低或等信号，在 T_2WI 上由于滑液填充而呈高信号，软骨下反应性骨硬化表现为软骨下骨内的低信号周边区。临近软骨下距骨的骨髓水肿或充血在脂肪抑制 T_2WI 上呈明显的高信号，在 T_1WI 上呈低信号。关节软骨表面或其下方出现 T_2WI 高信号的关节液聚集，表明软骨有小的裂隙或断裂。

根据 MRI 表现可将距骨骨软骨损伤分为以下 4 期。1 期：软骨下骨小梁压缩骨折，软骨未损伤，骨髓水肿。2A 期：软骨下骨囊变。2B 期：骨软骨碎片部分分离。3 期：骨软骨碎片完全分离，但无移位。4 期：骨软骨碎片完全分离且有移位。

3. 踝关节骨性关节炎

踝关节骨性关节炎的 MRI 表现为胫距关节和距下关节透明软骨变薄。关节软骨剥脱后软骨下骨皮质呈不规则片状长 T_2 信号影，周围有低信号硬化边。MRI 同时可显示关节腔狭窄、关节间隙不对称。

（窦　郁）

第四节　超声检查

一、概述

（一）肌骨超声检查的发展历史及现状

肌骨超声检查的研究起源于 18 世纪，国外学者率先利用声脉冲设备对关节及关节周围的软组织结构进行了研究，随后陆续应用 B 型或灰阶超声对膝关节疾病、跟腱及髌韧带是否有撕裂、类风湿关节炎所致滑膜病变以及婴儿发育性髋关节病变进行了大量的研究。

国内肌骨超声起步稍晚，开始于 20 世纪 80 年代，直到 1996 年，由党渭楞教授等编著的《骨科超声诊断学》作为国内第一部肌骨超声的专业书籍，推动了国内肌骨超声的发展。由于早期超声技术分辨率不够，导致肌骨超声检查未能在临床中广泛应用。随着技术的不断进步，2017 年，中国医师协会超声医师分会发布了《中国肌骨超声检查指南》，为推动和规范国内肌骨超声检查的发展起到了极大的作用。

（二）肌骨超声检查的优势

超声检查安全舒适、无电离辐射、禁忌证较少、方便快捷、实时动态、价格低廉，从而被临床医生和患者广泛接受。近年来，随着超声仪器的发展以及成像技术的更新，肌骨超声检查应用的范围日渐广泛，提供的信息与放射学检查相互补充，为临床医生提供了更丰富、更有价值的影像学信息。

肌骨超声检查最突出的优势和特点是能够在运动状态下观察肌肉、肌腱、韧带等结构的功能，容易发现非静止期的病变；同时能够进行双侧对比检查，有助于发现病变，初步判断阳性病变及临床症状与阳性体征的关系。目前肌骨超声检查均运用高频线阵探头，频率为 3～18 MHz，加上新技术的运用，大大提高了超声检查对细微病变的显示能力。

(三)超声在人工关节置换中的应用

肌骨超声检查大多采用高频线阵探头，能对浅表的结构清晰成像，可用于评估皮肤、筋膜、肌肉、肌腱、韧带及周围神经等软组织结构，在部分关节，也可以评价关节软骨及部分骨骼的病变。肌骨超声检查除了可以用于成像外，还可以用来引导介入手术，如关节腔内积液抽吸、肌腱松解、关节腔内药物注射、腱鞘松解及鞘内药物注射等。

行人工关节置换术后容易发生多种全身和(或)局部的并发症，其中一些并发症与其他手术后的并发症相同，包括伤口感染、血管损伤、神经损伤等；一些并发症是人工关节置换术本身特有的，如假体松动、脱位，假体周围骨折等；另外，还有一些严重的并发症，如深静脉血栓形成(deep venous thrombosis，DVT)、血栓脱落导致的其他重要脏器(心、肺、脑)的栓塞，都是致命性的。

行人工关节置换术后的患者，往往行动不便，而超声仪器(特别是床旁超声仪器)小巧便捷，能够快速提供相关信息。目前有更加便携的掌上超声设备，犹如临床医生的另一双眼睛，能及时提供相关信息。

1. 伤口感染

肌骨超声检查能够精准地发现病灶的位置，并评估累及范围大小、有无液化、是否适合穿刺引流、是否有窦道形成等。

2. 关节内感染

对于相对表浅的关节腔，如膝关节、肩关节、肘关节、踝关节及腕关节的关节腔，超声检查能快速识别增厚的滑膜，以及增厚的滑膜内血流信号的多寡，从而判断关节内滑膜炎的情况，同时能显示关节腔内的积液，动态观测积液量的变化，还可以在超声引导下对液体进行抽取后培养，或对滑膜进行组织取样活检。

3. 血管损伤

超声检查可显示动脉血管是否栓塞、累及范围大小、再通后血流是否通畅、狭窄率有多少、静脉栓塞累及范围大小，判定血栓性质(新鲜性血栓或者陈旧性血栓)，判定假性动脉瘤的供血动脉，以及在超声引导下对瘤体进行凝血酶注射，在避免对重要血管误操作的前提下快速、安全地对瘤体进行封闭。

4. 神经损伤

若怀疑有神经损伤，则应利用高频超声探头对神经进行检查，以尽快为临床早诊断、早治疗提供依据。超声检查能清晰显示神经结构、神经连续性、断端之间的距离、周围有无压迫等情况。

5. 血肿形成

超声检查可以对血肿大小、累及范围大小及治疗情况进行评估，可以反复多次使用，方便快捷。

6. 肌腱、韧带检查

超声检查可快速、双侧对比、实时地检查肌腱、韧带的连续性，评估韧带有无损伤、肌腱及腱周有无炎症。

超声检查还可判断关节置换术后是否因为植入物移位或者位置异常导致其与周围肌腱及韧带反复摩擦，进而发生肌腱及腱周损伤，为临床实施精准治疗提供依据。

二、肩关节置换

超声检查已经成为评价肩袖及肩关节周围结构病变准确、有效的影像学方法之一。相关文献报道，超声检查在评价肩袖撕裂的敏感性和特异性方面，可与 MRI 媲美；因为超声可以动静结合、双侧对比地进行检查，所以它在这些方面甚至优于 MRI。

进行肩关节置换术后，超声检查可以对肩袖损伤、神经损伤以及关节感染进行评估。

（一）肩袖损伤

肩袖损伤可分为部分撕裂和全层撕裂。对于肩袖部分撕裂，超声检查可显示为肌腱内或靠近止点的撕裂，表现为肌腱内有不规则的无回声区或者低回声区。对于肩袖全层撕裂，超声直接征象表现为撕裂肌腱的结构缺失，三角肌直接覆盖于肱骨头表面，或者仅可见少量肌腱纤维组织存在；超声间接征象表现为三角肌及三角肌下滑囊疝入撕裂部位，三角肌下滑囊呈凹陷状态，撕裂处可显示为低回声、高回声或混合回声的血肿。

（二）神经损伤

肩关节置换术后的神经损伤大部分是腋神经损伤，臂丛神经、正中神经、尺神经、肌皮神经也可发生损伤。同髋关节置换术后坐骨神经损伤、膝关节置换术后腓总神经损伤一样，若肩关节置换术后发现相关神经支配区域有肢体运动及感觉异常，则可行超声检查，以明确神经走形区域的神经结构有无异常、神经有无中断、断端有无创伤性神经瘤、周围软组织结构是否对神经有压迫或粘连。超声检查可对大部分臂丛神经节后损伤做出诊断，而对椎孔内或神经节前损伤则无法直接做出诊断。但当超声检查发现神经远端完全脱出椎间孔时，可以根据颈椎前结节和颈椎后结节之间神经结构的缺失与否，来判断是否发生了臂丛神经节前损伤。

（三）关节感染

与髋关节置换术后感染及膝关节置换术后感染相似，肩关节置换术后感染的超声也表现为肩关节的滑膜炎、滑囊炎、肌腱和韧带的肿胀及炎性表现等。

三、肘关节置换

肘关节置换术后感染是主要的并发症，超声表现为关节腔积液、滑膜炎症，需要注意的是，当发生肘关节滑膜炎时，增生的滑膜常呈结节状，对此应与关节内占位性病变表现出的单发的实性结节或团块相鉴别。

肘关节置换术后尺神经病变的发生率为5%，超声检查可确定尺神经是否受损、是否断裂及其与周围软组织的关系。

对于少数出现上肢肿胀的患者，超声检查可明确其上肢静脉是否有血栓形成。

四、腕关节置换

当腕关节置换术后假体移位或假体对肌腱韧带发生摩擦时，超声检查可以探查受累部位的肌腱韧带是否发生肿胀或者撕裂。

当腕关节置换术后发生腕管综合征时，超声检查可清楚地显示正中神经在何处受到挤压，其近端的神经肿胀增粗、神经外膜回声增高、筛网状结构模糊；对部分患者来说，超声检查可明确受压原因，如囊肿或者假体的压迫等。

当腕关节置换术后发生感染时，滑膜炎及关节腔积液等超声表现同其他关节置换。

五、髋关节置换

髋关节置换术后并发症可分为早期并发症和晚期并发症。其中早期并发症包括神经血管损伤、术后出血及血肿形成；而假体周围骨折、感染等可发生于术后的任何一个阶段。

（一）术后疼痛

髋关节置换术后疼痛的原因多种多样，超声检查可明确假体周围软组织的情况，在髋关节前方进行探查，可显示假体和髂腰肌肌腱之间的机械刺激，导致髂腰肌肌腱肿胀，还可观察邻近滑膜囊有无增厚、滑膜囊内滑膜有无增生、滑膜囊内有无积液等。

（二）神经损伤

髋关节置换术后的神经损伤较为少见，超声检查可对坐骨神经损伤、股神经损伤和腓总神经损伤进行评估。

坐骨神经损伤的超声表现为神经外膜增厚、回声增强，内部筛网样高回声结构模糊或逐渐消失；当发生神经断裂时，超声检查可显示神经纤维出现中断、断端之间的距离、断端是否有创伤性神经瘤形成，以及断端与周围组织有无粘连。

股神经损伤容易被漏诊或误诊，超声检查可清晰显示出股神经在经过腹股沟韧带以后，在髂前上棘和耻骨联合线中外 1 cm 处进入大腿部，主干走行较短距离后分支支配大腿肌肉；除了能清晰显示神经结构以外，超声检查还能对神经周围的软组织进行评估，如虽然在股三角少量出血后即可压迫股神经，但是血肿较小时临床查体往往无法发现，这时就需要借助超声检查以明确诊断。

（三）血管损伤

血管损伤分为动脉损伤及静脉损伤。对于下肢动脉损伤，超声检查可快速判断动脉血管内有无栓塞，彩色血流显像可直观显示血管内有无血流信号充盈；对于术后假性动脉瘤形成，超声检查可明确假性动脉瘤体与邻近相通的血管，并能在超声可视化下安全地将凝血酶注入瘤体，以对其进行快速封闭。

超声检查可反复多次进行，且安全有效、方便快捷，是诊断下肢 DVT 的首选检查手段；床旁超声能对制动、无法行动的患者提供便捷、高效、高质量的诊断。下肢 DVT 超声表现为静脉管腔内可见低回声充填、探头加压无法压闭，彩色多普勒超声检查可显示此处彩色血流充盈缺损；而正常的下肢静脉在探头加压时，管腔可以完全压闭。

（四）感染

行髋关节置换术后，对手术区域出现的红、肿、热、痛等炎症表现，超声检查可明确髋关节内有无增厚的滑膜，彩色多普勒超声检查可明确滑膜内的血流信号，以此来判断滑膜炎的程度；超声检查同样能快速有效地识别髋关节积液，通常在髋关节前隐窝内可见增多的无回声积液区。此外，在超声引导下行髋关节穿刺及病理检查，可判断感染的程度，还可进行细菌培养及药敏试验。

六、膝关节置换

超声检查可对膝关节置换术后的感染、神经损伤、血管损伤、肌腱及韧带病变进行评估。

（一）感染

对膝关节置换术后感染来说，超声检查敏感性较高，但没有特异性。膝关节置换术后感染主要表现为滑膜增生、关节积液；膝关节滑囊炎亦可在创伤后出现，超声表现为滑膜囊内积液或积血，囊壁滑膜组织增生，血流信号丰富；超声造影可评估滑膜炎的炎症活动性。此外，在超声引导下行膝关节穿刺及病理检查，可同时进行细菌培养及药敏试验。

（二）神经损伤

膝关节置换术后的神经损伤主要为腓总神经损伤。腓总神经位置表浅，容易受损。腓总神经损伤多发生在术后 1~3 d，大部分表现为踝下垂、伸趾障碍、足背及小腿外侧皮肤感觉异常。

若腓总神经受到卡压，则超声表现为受卡压处变细，近心端神经外膜回声增高，神经肿胀增粗、回声减低，神经内的筛网状结构模糊；若腓总神经断裂，则超声表现为纵切面扫查腓总神经走形区域，神经连续性中断，可显示断端之间的距离及断端有无增粗。

（三）血管损伤

膝关节置换术后的血管损伤分为动脉损伤及静脉损伤。对于下肢动脉损伤，超声检查可快速判断动脉血管内有无栓塞，彩色血流显像可直观显示血管内有无血流信号充盈；对于术后假性动脉瘤形成，超声检查可明确假性动脉瘤体与邻近相通的血管，并能在超声可视化下安全地将凝血酶注入瘤体，以对其进行快速封闭。

（四）肌腱及韧带病变

超声检查可显示膝关节置换术后肌腱及韧带病变，其主要发生在股四头肌腱或髌韧带。

若发生肌腱或韧带断裂，则超声表现为该处肌腱或韧带连续性中断，并可明确断端位置。髌韧带断裂常发生在胫骨结节止点附近，嘱患者屈膝，必要时行双侧对比检查，可清晰显示髌韧带的连续性。

当发生肌腱或韧带炎症时，超声表现为肌腱或韧带增粗、血流信号增多。

七、踝关节置换

踝关节置换术后可发生胫神经、腓深神经、腓浅神经、腓肠神经及隐神经损伤，尤其对于腓浅神经及腓肠神经这类浅表、细小的神经来说，超声检查能够清晰显示神经的走行及结构。目前用于检查此类神经损伤的探头的频率最高可达到 24 MHz，成像能力大大增强。

踝关节置换术后感染、DVT 的超声表现与其他关节置换术后的超声表现相似。

八、超声新技术在关节外科的应用

在关节置换术后进行功能恢复的过程中，肌肉、肌腱、韧带等软组织的康复至关重要。X 线、CT 检查可以对关节假体进行评估，但对软组织的评价价值有限；MRI 检查的禁忌证相对多、费用昂贵，限制了应用；而高频肌骨超声检查可以全方位、任意角度、动态、双侧对比地进行检查，具有明显的优势。

除了传统的二维超声、彩色多普勒超声、频谱多普勒超声，近年来许多新技术不断涌现并被广泛应用于临床，如超声弹性成像、超声微血管成像、介入超声松解等，均可在肌骨超声检查中发挥作用。

（一）超声弹性成像

关节置换术后，肌肉所受到的不同程度的损伤，如手术直接创伤、肌肉内出血或液化坏死、手术后炎症细胞浸润、术后瘢痕形成等，都会导致肌肉弹性发生变化。

当进行肌肉康复评价时，肌肉的弹性是一个重要方面，超声弹性成像可提供肌肉的硬度值，鉴别正常肌肉组织和异常肌肉组织的功能，辅助评价骨骼肌的功能。此项技术目前在康复医学和物理医学领域已得到了广泛的应用。

（二）超声微血管成像

当关节置换术后发生滑膜炎时，血流分布的多寡决定了炎性程度的分级。超声微血管成像可以敏感地检测到低速血流，从而对滑膜炎症程度的判断更加准确。

（三）介入超声松解

疼痛是关节置换术后常见的并发症。近年来，介入超声松解技术发展迅速，因其无电离辐射、可实时引导操作而避免了重要神经和血管的损伤，是目前外周神经阻滞、肌腱及腱鞘注射和松懈、关节腔注射等操作的首选定位方式及引导方式。

参考文献

［1］SAKAI T, SUGANO N, NISHII T, et al. Extent of osteonecrosis on MRI predicts humeral head collapse［J］. Clin Orthop Relat Res, 2008, 466（05）: 1074 - 1080.

［2］MARUYAMA M, TAKAHARA M, SATAKE H. Diagnosis and treatment of osteochondritis dissecans of the humeral capitellum［J］. Orthop Sci, 2018, 23（02）: 213 - 219.

［3］MOYA-ANGELER J, GIANAKOS A L, VILLA C J, et al. Current concepts on osteonecrosis of the femoral head［J］. World Journal of Orthopedics, 2015, 6（08）: 590 - 601.

［4］HEMKE R, VAN DEN BERG J M, NUSMAN C M, et al. Contrast-enhanced MRI findings of the knee in healthy children; establishing normal values［J］. Eur Radiol, 2018, 28（03）: 1167 - 1174.

［5］SIRIWANARANGSUN P, BAE W C, STATUM S, et al. Advanced MRI techniques for the ankle［J］. AJR Am J Roentgenol, 2017, 209（03）: 511 - 524.

［6］JOHNSON D, STEVENS K J, RILEY G, et al. Approach to MR imaging of the elbow and wrist: technical aspects and innovation［J］. Magn Reson Imaging Clin N Am, 2015, 23（03）: 355 - 366.

［7］ALIZAI H, ENGEBRETESEN L, JARRAYA M, et al. Wrist injuries detected on magnetic resonance imaging in athletes participating in the Rio de Janeiro 2016 Summer Olympic Games［J］. Quant Imaging Med Surg, 2021, 11（07）: 3244 - 3251.

［8］FERGUSON R J, PALMER A J, TAYLOR A, et al. Hip replacement［J］. Lancet, 2018, 392（10158）: 1662 - 1671.

［9］HSLIM A, WEISS A C. Total wrist arthroplasty［J］. Hand Surg Am, 2017, 42（03）: 198 - 209.

［10］GASPAR M P, LON J, KANE P M, et al. Complications following partial and total wrist arthroplasty: A single-center retrospective review［J］. Hand Surg Am, 2016, 41（01）: 47 - 53.

［11］STONE M A, SINGH P, ROSARIO S L, et al. Outpatient total elbow arthroplasty: 90-day outcomes［J］. Shoulder Elbow Surg, 2018, 27（07）: 1311 - 1316.

［12］ODUM S M，VAN DOREN B A，ANDERSON R B，et al. In-hospital complications following ankle arthrodesis versus ankle arthroplasty：A matched cohort study［J］. Bone Joint Surg Am，2017，99(17)：1469－1475.

［13］中国医师协会超声医师分会.中国肌骨超声检查指南［M］.北京：人民卫生出版社，2017.

［14］朱家安，邱逦.肌骨超声诊断学［M］.北京：人民卫生出版社，2019.

［15］童培建，肖鲁伟.人工关节置换术并发症防治和术后康复［M］.北京：人民卫生出版社，2006.

［16］张先龙，吴海山.人工关节置换临床实践与思考［M］.北京：人民卫生出版社，2012.

（白文坤　高　维）

第四章 人工关节材料

目前，应用于临床的医用材料主要有以下几类：金属材料、高分子材料、陶瓷材料及复合材料。医用材料主要用于修复或替代生物体的组织或器官，增进或恢复其功能，医用材料学的研究领域涉及材料学、医学、生命科学等多个学科。

人工关节材料作为医用材料的重要组成部分，其发展历史有百年之久，近年来得到了极大的发展。人工关节置换是模拟人体关节制成人工关节假体，以代替病变或损伤的关节的治疗技术，可以有效重建关节功能，提高患者的生活质量。人工关节材料的选择是决定人工关节置换效果的重要因素之一。目前，金属材料、陶瓷材料、高分子材料是人工关节假体的主要材料。虽然它们在生物相容性、弹性模量、力学性能、使用寿命等方面都取得了一定的进展，但仍不能达到理想的目标。

第一节 医用金属材料

医用金属材料的使用可追溯到数百年前。16 世纪，研究人员曾用金片来修补兔唇；19 世纪，研究人员曾使用象牙制造人工关节，当时除了用螺钉固定外，还使用树脂和轻石粉搅拌成骨黏接剂进行固定。

关节外科手术中使用金属材料的最早记录可以追溯到 16 世纪，然而，直到 19 世纪末，研究人员将金属材料植入人体的尝试都没有成功。早期金属材料应用的失败与其说是由材料相关的问题引起的，不如说是由手术相关的感染引起的。19 世纪 80 年代，消毒技术的出现大大降低了感染的发生率。随着新开发的金属材料进入临床应用，关节外科材料的种类得到了极大的拓展。20 世纪 50 年代，除了金属材料，合金材料也开始应用于关节外科手术中。

金属材料一般具有较高的强度，在修补替代人体骨组织时，能承载和传递负荷，其临床上存在的主要问题与生物相容性有关。任何材料在人体中的应用都受两组特征的控制：生物功能性和生物相容性。生物功能性指材料执行器官功能所需的能力，而生物相容性则指材料与人体的兼容性。因此，医用材料既要有较高的机械性能、屈服强度、疲劳强度和断裂韧性，还要有生物相容性及耐腐蚀性。目前临床上应用的金属材料主要有不锈钢、钴基合金、钛和钛合金、镍钛记忆合金、钽、银等材料。

20 世纪 50—60 年代，世界上曾使用铬、镍含量分别约为 18% 和 8% 的 18—8 不锈钢作为医用材料，18—8 不锈钢是普通工业用钢，在人体内耐腐蚀性能差；20 世纪 70 年代开始，临床上采用 316 L 和 317 L 不锈钢，316 L 和 317 L 亦为工业用钢，Cr、

Ni 含量较 18—8 钢高；20 世纪 80 年代，英、美等国对 316 L、317 L 钢的成分做了调整，颁布了植入物用不锈钢的标准；1987 年，国际标准组织也公布了植入物用钢的标准。

不锈钢作为最早的人体金属材料，主要用于制作人工关节柄和人工关节头，具有易加工及强度大等优点，但在不锈钢材料植入人体后，会在生理环境中产生缝隙腐蚀、摩擦腐蚀及疲劳腐蚀、破裂等问题，从而引起假体松动，导致手术失败。因此，对不锈钢材料而言，提高耐腐蚀性是临床应用的关键。不锈钢终因易磨损性及电化学腐蚀而退出了关节外科领域。

钴基合金以钴、铬为主要合金成分，比不锈钢强度高、弹性模量低，同时具有更好的生物相容性、耐磨性、耐腐蚀性，机械性能稳定，易于浇铸成型，目前被广泛地用于人工关节的制造。Schaffer 发现，置换了 MOM 假体的患者，血液及尿液中钴、铬的浓度升高，虽然目前并无证据证明钴铬钼合金假体的植入可以增加某些疾病的发生率，但其长期的安全性值得关注。

钛和钛合金是 20 世纪 60 年代发展起来的新型金属材料，因其比重轻、强度高，主要应用于航天航海工业。20 世纪 70 年代，研究人员发现钛的生物相容性极好，因而钛逐渐被用作主要的植入物材料。钛合金的优点是弹性模量低、生物相容性好、抗疲劳强度及耐蚀性好；缺点是摩擦系数高、耐磨性差。钛合金一般用于假体柄的制造。

对金属材料的改性，目的是提高材料硬度和光滑度，以增强耐磨特性，减少磨屑的产生。Bacon 和 Buchanan 首先介绍了通过离子注入的方法对骨科金属材料进行表面改性，以提高金属材料的耐磨性及生物相容性。离子注入是由离子注入机将选定的强化元素离化处理成离子，再通过高电压(几万至几十万伏)加速，在短时间内、高度真空条件下注入基体表面而达到提高基体硬度、光滑度及耐磨性的作用。离子注入层是由离子束与基体表面发生的一系列物理和化学相互作用而形成的一个新表面层，它与基体之间不存在剥落问题，实验结果显示，将氮离子注入钛合金表面，可增加钛合金的表面硬度与抗磨损力。Maruyama 应用经低摩擦离子注入技术处理的钛合金人工股骨头，行全髋关节置换术，以聚乙烯材料为髋臼假体的内衬，随访 3 年以上，同时以未行低摩擦离子注入技术的人工关节做对照研究，结果发现聚乙烯内衬的线性摩擦率为 0.116 毫米/年，容积摩擦率为 74.5 立方毫米/年，表明离子注入技术可以明显减少人工关节钛合金和聚乙烯内衬界面间的摩擦，延长假体的使用寿命。

第二节 医用高分子材料

人工关节置换是治疗终末期关节炎的主要方法，可有效缓解疼痛并重建关节功能和运动范围。人工关节假体是替代病变或损伤关节的永久性假体，除了满足生物相容性的要求外，还必须具有足够的耐磨损性能、力学性能和抗氧化性能等。

一、聚乙烯

聚乙烯具有很好的生物相容性和耐磨等优点。1962 年，Charnley 首次将聚乙烯材料应用于人工关节置换，其目的是为了减少人工关节面之间的摩擦。

磨损是关节表面机械性损害的主要模式，这种机械性损害在 X 线片及回收的标本上表现为股骨头进入聚乙烯臼窝的厚度进行性增加及胫骨聚乙烯垫的厚度进行性减少，导致力学不稳定，进一步加速了磨损。由于关节动力学、承重负荷形式及假体几何形状的不同，聚乙烯的表面破坏形式在髋关节假体、膝关节假体中存在着明显的不同。在髋关节部件中，应力集中于聚乙烯的表面，损害主要由磨光、磨损和蠕变引起；在膝关节部件中，应力主要集中于聚乙烯表面以下 1～2 mm，凹陷、层离和碎裂是主要的损害模式。

二、超高分子量聚乙烯

超高分子量聚乙烯（ultra-high molecular weight polyethylene，UHMWPE）具有优异的抗拉强度、耐磨性、抗冲击性和化学稳定性，其与金属头的摩擦系数接近人体髋关节的摩擦系数，因而被广泛应用于人工关节置换手术中（图 4-1），然而，相关研究发现，人工关节置换手术失败的主要原因是 UHMWPE 材料磨损颗粒引起的骨质溶解。为了提高人工关节假体的使用寿命，减少由磨损颗粒引起的骨质溶解，许多研究人员开始致力于提高 UHMWPE 材料关节产品的耐磨性和生物相容性。

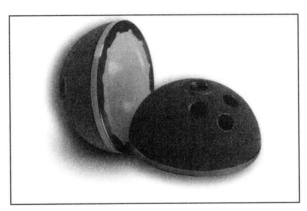

图 4-1 髋臼超高分子量聚乙烯内衬

从增强抗磨损性能的角度考虑，聚乙烯抵抗摩擦的能力与其平均分子量有关，UHMWPE的抗摩擦能力明显高于普通聚乙烯材料的抗摩擦能力，高交联 UHMWPE 材料的耐磨性明显高于线性 UHMWPE 材料的耐磨性，因此，高交联 UHMWPE 材料是目前研究的重点。不同的交联方式对 UHMWPE 材料的影响不同，McKellop 等比较了不同条件下 γ 射线照射 UHMWPE 臼杯在髋关节模拟器上的磨损，结果显示：在无氧条件下，通过 γ 射线照射，可以引起 UHMWPE 材料分子间发生交联，可将 UHMWPE 材料的耐磨性能提高约 50%；在有氧条件下，γ 射线照射可以使 UHMWPE 材料发生氧化反应，在材料内部生成自由基，降低 UHMWPE 材料的耐磨性。Kurtz 研究发现，在辐射使 UHMWPE 材料交联的同时进行热处理，可以降低自由基的含量，改善 UHMWPE 材料的晶体结构，从而提高 UHMWPE 材料的机械性能。

三、超低磨损聚乙烯

超低磨损聚乙烯(ultra-low wear polyethylene，ULWPE)是一种新型的聚乙烯材料，具有优异的生物相容性和耐磨性，也易于加工和注塑。相关研究结果显示，ULWPE材料具有非常高的密度、硬度和拉伸断裂伸长率，高硬度和强度为低磨损量奠定了坚实的基础，高延展性和硬度有助于承受磨粒和黏着磨损，从而产生优异的耐磨性；ULWPE材料表面形成的接触角最小，表面能最高；ULWPE材料的亲水性为体液提供了良好的润滑条件；ULWPE材料具有较低的氧化指数。总之，ULWPE材料的高硬度、高强度、高延展性和良好的润湿性，减少了其对黏附和磨粒磨损的破坏，从而产生了优异的耐磨性。

新材料的开发也是人工关节置换技术发展的一个重要方面，因此，研究并开发出兼备良好生物相容性、抗磨损及高强度的新型材料，是人工关节材料发展的新方向。

第三节　生物陶瓷

陶瓷是由非金属矿物盐在高温烧结过程中加热形成的高结晶结构。20世纪60年代后期，研究人员对陶瓷在医学领域的应用产生了浓厚的兴趣。

生物陶瓷指由陶瓷工程与生物系统相互作用产生，并应用于生物医学领域的材料，是再生医学领域中具有重要意义的功能陶瓷。生物陶瓷最初作为金属的替代品，用以提高植入物的生物相容性，目前已成为多样化类别的生物材料。

生物陶瓷具有优异的骨传导性、耐化学腐蚀性和硬脆的表面，可以促进生物素的降解，然而，生物陶瓷也有局限性，如脆性差、断裂韧性差、弹性极低和刚度极高等。

根据植入后与活体组织结合能力的不同，可将生物陶瓷分为以下3类。①生物惰性陶瓷：如氧化铝和氧化锆，植入后与周围组织没有相互作用。②生物活性陶瓷：也称表面活性陶瓷，如生物玻璃和微晶玻璃，植入后可直接与活体组织以骨生成的方式结合。③生物可吸收陶瓷：如磷酸钙、磷酸钙水泥、碳酸钙、钙硅酸盐，在体内逐渐被吸收，并随时间的推移被骨取代。生物陶瓷根据来源可分为以下2类。①天然生物陶瓷：如珊瑚源磷灰石。②合成生物陶瓷：如氧化铝、氧化锆、生物活性玻璃、生物可吸收磷酸钙。

生物陶瓷在骨关节外科中作为骨重建材料得到了广泛的应用，最常见的是羟基磷灰石。羟基磷灰石和其他钙基陶瓷材料在一定程度上被认为是生物活性材料，在矫形、牙科应用中可以支持骨长入和骨结合。磷酸钙陶瓷允许成骨细胞在材料表面的贴壁，被称为骨传导性材料；碳酸盐磷灰石是一种很好的骨替代材料；珊瑚也被认为是生物陶瓷，具有良好的骨传导性、生物吸收性、生物相容性和生物降解性，1970年以来已被用于骨移植；半水硫酸钙($CaSO_4 \cdot 1/2H_2O$)是历史上最古老的用于骨移植材料的生物陶瓷；生物活性玻璃(由Larry Hench及其同事1969年在佛罗里达大学发现)是一种无定形的硅酸盐基材料，可与人体相容、与骨结合、刺激新骨生长、随时间溶解，可刺激身体的再生机制，使受损的骨骼恢复到原来的状态和功能。

陶瓷人工关节的发展经历了四代：第一代为氧化铝生物陶瓷人工关节，它产生于20世纪70年代，由于氧化铝的纯度较差、密度低、微细结构不合理，使得材料脆性大、断裂发生率高；第二代为氧化铝陶瓷人工关节，它降低了原料的晶体大小，提高了密度，并按照国际标准化组织和美国食品药品监督管理局的标准进行制造，改善了材料的性能；第三代为氧化铝陶瓷人工关节，其生产应用了无尘化处理、热均衡加压、激光灼刻等新技术，使得氧化铝的晶体尺寸低于 2 μm，假体股骨头断裂的发生率也由第一代的 0.026% 降低到 0.004%；第四代为陶瓷人工关节，其材料由 75% 的氧化铝、24% 的氧化锆以及微量的氧化铬和氧化锶组成，晶体结构降低到 1～2 μm，使得材料既保持了硬度，又降低了脆性。老化和疲劳试验是预测陶瓷人工关节假体寿命的依据，高纯度致密氧化铝陶瓷髋关节在 12000 N 的应力下，寿命为 30 年，这对年轻患者而言具有很重要的价值(图 4-2)。

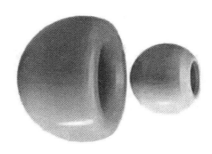

图 4-2   陶瓷髋关节假体：髋臼内衬及股骨头

早期的全陶瓷人工关节置换术后并发症的发生率和返修率很高，主要原因是氧化铝是惰性材料，新骨无法长入，不能起到生物固定的作用，同时陶瓷材料的刚性远远高于骨水泥的刚性，使骨水泥不能很好地发挥固定作用。现代的陶瓷人工髋关节假体，在髋臼的设计上有一个半球形金属壳，外表面有多孔的涂层，内表面呈 Morse 斜坡，可以嵌入陶瓷内衬，这样就成功地解决了固定和耐磨的难题。

随着生物医学技术、人工关节假体设计技术、陶瓷材料各方面性能的不断研究与发展，用于人工关节假体的陶瓷材料的缺陷逐渐被弥补，综合性能越来越好，这些使得陶瓷材料在人工关节置换的应用中具有很大的前景。

第四节   骨粘固剂

骨粘固剂，俗称骨水泥，是以聚甲基丙烯酸甲酯(polymethylmethacrylate，PMMA)为主要材料的、含有或不含有阻挡 X 射线添加物的自凝树脂。

骨水泥最初于 1943 年应用于牙科领域，现在有许多不同类型的骨水泥，它们的生物力学特性各不相同。

从化学结构上看，骨水泥属于丙烯酸类化合物，主要成分是 PMMA。目前 PMMA

骨水泥由聚甲基丙烯酸甲酯粉末、液体甲基丙烯酸甲酯和热敏引发剂混合制成。1958年，Charnley 首次在骨科中使用 PMMA 骨水泥，在全髋关节置换术中实现更安全的股骨和髋臼假体固定。因为机械性能的差异，坚硬的金属植入物和弹性更强的骨之间的界面为薄弱环节，所以随着时间的推移易发生松动。

PMMA 骨水泥以液体单体和粉末共聚物组分的形式包装，使用时混合在一起，进行聚合，形成黏性材料，可以模压并插入所需的位置。PMMA 骨水泥从液体到可用的膏体的转变非常迅速，它可以作为水泥的固体属性，确保在 21 ℃ 左右的环境温度下储存非常重要，在较高的温度下储存的水泥凝固得很快，可能会造成操作上的困难，聚合时容易成形，固化后坚固、结实，有较强的固着力。PMMA 骨水泥可将人工假体牢固地固定在骨组织上，但是它不是真正的黏合剂，不能与表面光滑的人工假体黏合，仅在骨与假体之间起到填充锚固的作用，避免骨与假体之间发生移动；弹性介于关节假体与骨之间，允许额外的减振和两种材料之间有更均匀的接触力分布，将假体所承受的应力均匀地传递到骨组织上，使单位面积承受的应力均衡，避免应力集中。骨水泥质地坚硬而脆，硬度是皮质骨的 1.5 倍，能承受较大的压应力，而不能承受较大的张应力与剪切力。

骨水泥技术自应用于关节外科以来，其发展先后经历了三代：第一代骨水泥技术采用手工搅拌骨水泥，以及手动涂抹、填充骨水泥的方法，骨水泥层可能混入杂质和气泡，厚度也难以保证；第二代骨水泥技术改用低黏度骨水泥，使用加压骨水泥枪和髓腔栓，以确保骨水泥层对骨的穿透力；第三代骨水泥技术用真空离心搅拌取代传统手工搅拌，降低了骨水泥层的孔隙率，加用髓腔冲洗和假体中置器，以消除骨水泥层内的杂质和改善厚度不均匀的情况。目前，骨水泥技术仍处于不断改进之中。骨水泥涂抹在假体上的时机、部位和厚度是下一代骨水泥技术致力改进的方向。相关研究证实，骨水泥涂抹得越早，假体与骨水泥的结合强度越高；相比于只在关节假体表面涂抹骨水泥，同时在假体和截骨面涂抹骨水泥可显著提高两者结合的强度。

随着对骨水泥基本特性研究的不断深入，以及医学、生物科学和材料科学的发展，骨水泥在关节外科领域必将有更加广泛的应用前景。

第五节　3D 打印技术

3D 打印技术诞生于 20 世纪 80 年代，是一种基于离散原理和成堆原理的数字化快速成型技术，融合了计算机辅助设计、数控技术和新材料应用等当代高端技术。3D 打印技术的基本原理是用 CAD 软件设计预制构件的三维数字模型，然后将 3D 数字模型传输到 3D 打印机中，使用金属或塑料粉末等特殊材料配合激光束或热熔喷嘴在二维平面上打印并黏合成横截面形状，然后在纵坐标层堆叠，最终形成三维结构。与传统的对材料进行切割的方法不同，3D 打印技术使用一层一层的材料来创建 3D 结构。

自 Charles Hull 于 1986 年开发出第一台商用 3D 打印机以来，3D 打印技术在过去的几十年里取得了很大的进步，并广泛应用于医学领域，包括医学建模、手术计划、医学教育和培训、假肢和植入物等。生物打印是一种用于再生人体组织和器官的技术，其优点是可以直接将细胞和生物材料打印到具有高细胞活力的所需位置。随着与组织工程和材料的整合，生物打印显示出了巨大的潜力，可以制造出复杂的功能性植入物，可用于组织的修复。

近年来，3D 打印技术在关节外科领域的应用取得了巨大的实质性进展，利用患者的数据生成 3D 模型，创建复杂的解剖模型，技术相对简单、成本低廉，在临床上得到了广泛的应用，为临床教育、辅助诊断、医患沟通、手术入路规划及手术中更准确的操作提供参考；在关节模型打印的基础上，通过制作导航模板来引导截骨，取得了一些显著的临床效果；在此基础上，3D 打印技术为手术提供量身定制的高精度植入物，如髋关节假体、膝关节假体及骨盆等，提高了复杂高难度手术的成功率。

根据患者 CT 或 MRI 图像，利用 3D 打印技术可以打印患者的解剖模型，不仅有助于提高医生对患者病理解剖结构的理解，而且有助于制订精确的术前计划；不仅有助于帮助培训复杂领域的外科医生，而且有助于实现精确的骨切割、精确的植入物放置和良好的手术效果；不仅能够提供定制植入物、矫形器和假肢的解剖结构，而且能够帮助评估手术后个体解剖结构的恢复；在某些情况下，它可以帮助进行精确的解剖学诊断(图 4 – 3)。

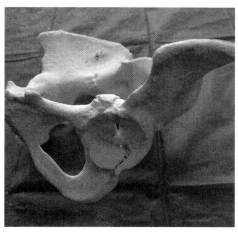

图 4 – 3　3D 打印髋臼骨折模型

3D 打印技术可以制作个性化模板，供关节置换术中指导截骨、置钉等。关节置换手术中的截骨量及截骨角度是关键步骤之一，通常需要操作者具有长时间的临床经验、扎实的解剖学知识及丰富的空间想象能力。膝关节置换术通常依靠术前影像学检查，术中髓内、外截骨导向器进行截骨，若使用髓内导向器，在扩髓操作中不可避免地增加了患者的失血量和脂肪栓塞等并发症的发生率；若术者对关节的变形程度认识不足或对异常骨性标志把握不准，则往往会导致截骨不准确或需要反复截骨，增加手术时间、感染机会及手术失败的风险。利用 3D 导航模板可以按照患者自身的关节解剖特点进行预设，将其紧密贴合骨面来引导截骨操作，增加截骨的精准度，降低反复截骨所用的时间、手术风险及手术失败率。

3D 打印可以生成具有几何形状的定制植入物，如髋关节假体、膝关节假体及骨盆等（图 4 - 4）。根据患者 CT 图像的详细数据，参考骨质量和骨缺损的几何形状，利用 3D 打印技术制作具有匹配每个患者独特形状和轮廓的假体，从而优化手术方案，达到保存骨量、精准植入、减少并发症、延迟假体寿命的目的。同时 3D 打印对每个植入物还提供一套一次性的定制器械，以便完成假体的精准植入。3D 打印植入物潜在的卓越性，会减少因植入物相关故障而导致使用昂贵的翻修手术。

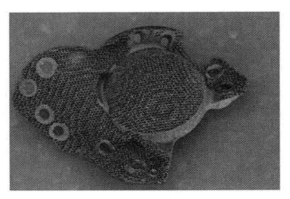

图 4 - 4　3D 打印异形髋臼假体

随着 3D 打印技术的进步，生物医学工程师和植入物制造商可以通过与外科医生的密切合作，整合从 3D 图像数据处理到复杂的定制植入物制造的整个规划过程。因此，植入物制造的周转时间可能会进一步缩短，3D 打印的定制植入物将来可以成为大多数患者的合适辅助工具。

尽管 3D 打印定制植入物的潜在临床性能可能非常出色，因为它们能够解决超出现成植入物范围的重建挑战，但应注意这种新兴技术的局限性，包括植入物成本高、设计和制造期限较长、术中缺乏灵活性以及难以实现准确植入等。但随着组织工程和数字医学、新材料及新技术的发展，3D 打印技术的局限性会得到不断改进，3D 打印技术将广泛应用于关节外科领域，成为个性化和有效治疗的强大工具。

参考文献

[1] 吕厚山，卢世璧，戴尅戎. 现代人工关节外科学［M］. 北京：人民卫生出版社，2006.

[2] 常瑞龙，张磊，顾玉彪. 3D 打印技术在骨科临床中的应用［J］. 中国医学工程，2022，30(07)：56 - 59.

[3] 张常贵，杨柳，段小军. 3D 打印技术在关节外科的临床应用进展［J］. 中国矫形外科杂志，2019，27(16)：1497 - 1501.

（李强强　王勇平　赵　辉）

第五章　人工关节置换

1891 年，Theophilus Gluck 最早报道在人体进行人工关节置换，他用象牙制成髋关节及手指关节假体，并用由松香及石膏粉等制成"骨水泥"样的固定物进行固定。但由于当时科学技术的限制，人工关节假体与人工关节置换并没有取得进展。

在第二次世界大战前后，学术界兴起了人工股骨头及全髋关节置换的研究。1937年，Smith Petersen 采用了生物惰性较好的钴铬钼铜合金制成金属杯并推广使用。l939年，Wiles 设计了全金属全髋关节假体，应用于 6 例患者，Wiles 因此被称为"现代全髋关节置换的先驱"。1941 年，Moore 和 Bohlman 设计了自锁型人工股骨头假体，柄为直线形并带有自锁孔。同期，Thompson 设计出实心柄人工股骨头假体。

在 20 世纪 50 年代，人工关节置换发展逐渐成熟。1957 年，Thompson 和 Moore 研制出带髓腔柄的金属人工股骨头假体，这种人工股骨头假体通过髓腔柄沿着股骨纵轴传递应力，髓腔周围的骨质能与柄紧压。因为具有明显的优势，所以这种人工股骨头沿用至今。

20 世纪 60 年代，人工全髋关节置换取得了重要进展，确定了金属 – 超高分子聚乙烯的配伍应用。20 世纪 70 年代，Charnley 开始做摩擦与润滑实验，其最初选用低摩擦、润滑性能好的聚四氟乙烯(polytetrafluoroethylene，PTFE)，虽然将股骨头的直径从42 mm 降至 22.5 mm，但是 PTFE 仍可很快产生磨损，由于磨损碎屑过多，这些碎屑聚在骨的周围可以造成骨溶解，在人体内应用 3 ~ 4 年后需要进行翻修。随后的研究中发现，采用直径 22.5 mm 的金属股骨头和超高分子聚乙烯的髋臼相配伍，可减轻磨损，并减少磨损的碎屑。

20 世纪 80 年代以后，生物力学和材料学的研究进一步深入，再次促进了人工关节的飞速发展。人工关节假体设计、手术操作技术、围手术期处理和术后康复治疗等均日趋完善和成熟，手术的成功率大大提高，术后 10 年的优良率达 95 % 以上，极大地提高了医生应用人工关节置换术治疗髋关节疾病和损伤的积极性，更多的患者对人工关节置换的优良效果充满了信心，也乐意接受人工关节置换。

人工全髋关节置换术成为 20 世纪最成功的外科手术之一，它不仅可以解除髋部疼痛，改善关节活动，而且可以维持髋关节的稳定性，并能够调整双下肢长度。但是因为术中需要切除部分骨质，术后并发症较多，假体寿命也有一定的限制，所以人工髋关节置换术需要考虑及解决的问题也很多。

第一节　人工关节置换术的适应证

人工关节置换的目的是通过手术缓解关节疼痛、改善关节活动与功能。人工关节置换术后是否能获得满意的疗效，患者及手术适应证的选择至关重要。随着关节外科的发展，既往视为相对禁忌证的疾病，如今也纳入了适应证，如肥胖以往是膝关节置换的相对禁忌证，最近的研究显示，肥胖患者接受膝关节置换也可以达到预期效果。

一、肩关节置换术的适应证

肩关节具有独特的解剖特点：①肱骨头大，关节盂小而浅，关节运动范围大；②稳定性相对较差，除骨性结构稳定外，很大程度上依赖于软组织稳定；③肩关节囊薄，软组织损伤常见。

早期肩关节假体多为限制型假体，以 Neer I 型肩关节假体为代表的第一代肩关节假体，因术后肩袖损伤和假体松动，使人工肩关节置换进入了一个低潮期；第二代肩关节假体由于颈部结构设计的缺陷，术后肱骨头在水平位、矢状位位置不良，肱盂关节匹配较差；第三代肩关节假体为解剖型假体，术后易发生肩袖损伤；第四代假体是三维假体。目前国内外使用的假体仍然以第二、第三代为主，术后可恢复肩关节解剖结构并缓解疼痛，但肱盂关节匹配较差，远期临床疗效仍有待提高。

肩关节置换术的适应证包括以下几点。

（1）严重的肩关节慢性关节炎，如类风湿关节炎、骨性关节炎、创伤性关节炎等。

（2）肱骨头坏死，伴有肩袖变性、挛缩或断裂者。

（3）严重的陈旧性骨折、脱位，伴有肩袖损伤、挛缩或止点缺损。

（4）关节囊功能不全，又难以通过软组织手术改善者，特别是伴有肩袖功能异常的老年人。

（5）肩关节不稳引起疼痛，伴有盂肱关节炎及继发关节功能丧失，可采用人工全肩关节置换术。

（6）肱骨近端肿瘤，瘤段切除术后有广泛的骨与软组织缺损。

（7）肩关节融合术、成形术或非制约式人工肩关节置换术失败。

（8）肩关节强直不伴疼痛是人工全肩关节置换术少见的适应证。

二、肘关节置换术的适应证

肘关节是全身最复杂的关节，对上肢及手的功能而言，肘关节的生物力学特性较肩关节和腕关节更关键，肘关节功能的丢失会明显减少上肢及手的活动。生物力学实验证明，60% 的应力通过肱桡关节传导。肘关节的稳定性不仅需要骨性结构来维系，而且需要周围的软组织进行加强，其中内侧副韧带前束、外侧副韧带对肘关节的稳定性来说至关重要。

肘关节置换术是终末期肘关节炎的有效治疗措施，最初应用于晚期类风湿关节炎，目前适应证已经扩大到包括骨性关节炎、创伤后关节炎、不可修复的肱骨远端骨折及创伤后遗症，也可应用于幼年特发性关节炎、血友病关节炎及原发性或转移性肿瘤切除后的肘关节重建。

肘关节置换术的目的是通过消除疼痛来恢复功能、活动度和稳定性。当进行肘关节置换术时，必须考虑两个因素，即患者的选择和假体的选择。

(一)患者的选择

肘关节置换术的首选适应证是关节疼痛、不稳定和双侧肘关节强直。

(1)严重的慢性关节炎，如类风湿关节炎、骨性关节炎、创伤性关节炎等，X线显示关节破坏，伴疼痛性不稳定和疼痛性僵硬造成活动受限。

(2)复杂的肘关节周围骨折、无法修复的肱骨远端骨折。

(3)骨折不愈合。

(4)肘关节骨性或纤维性强直，固定于功能极差的位置。

(4)血友病性关节炎及幼年特发性关节炎。

(5)原发性或转移性肿瘤切除后的肘关节重建。

(6)肘关节不稳导致的肌肉无力和不适可以作为手术的相对适应证，尤其是受创伤后的关节炎患者。

(7)不伴关节疼痛的关节畸形和功能丧失不是手术适应证。

(8)对稳定、无痛的肘关节，若存在功能范围的活动度则不需要关节置换。

(二)选择假体

选择假体时，可根据肘关节周围关节囊、韧带结构状态，肌肉组织的完整性和肘关节骨组织的骨量来综合判断。

(1)通常骨组织骨量越多、肘关节越稳定，肘关节就越适合采用表面假体或非限制型假体植入术。

(2)对稳定肘关节的韧带和关节囊组织有损伤、肌肉萎缩和骨组织缺失过多的患者，应采用限制型假体。

三、腕关节置换术的适应证

腕关节是一个非常灵活和复杂的关节，腕关节要完成非常精细的运动，就需要每一块肌肉和软组织的相互协调。腕关节置换术不像髋关节置换术那样应用广泛，应用及研究的进展比较缓慢。为了适应腕关节解剖、生物力学特征，避免腕关节置换术后并发症，腕关节疾病手术治疗的方式多倾向于腕关节融合术。近年来，随着假体设计的改进和外科技术的发展，新一代腕关节假体应用明显降低了假体断裂、假体松动及关节不稳定等并发症的发生率。

腕关节置换术的适应证主要是严重的类风湿关节炎、创伤后关节炎及骨肿瘤切除后的腕关节重建。

进行腕关节置换术的条件包括以下几点。

（1）X线片上腕骨广泛破坏。

（2）指间关节和掌指关节功能尚好。

（3）腕伸肌功能基本良好。

（4）有足够的骨质固定假体。

（5）无活动性感染性病变。

（6）术后不从事重体力劳动。

四、髋关节置换术的适应证

髋关节置换术作为发展最为成熟的关节置换术之一，随着人工假体及髋关节生物力学研究的进步，髋关节置换术的适应证也逐步扩展。

髋关节置换术的适应证包括以下几点。

（1）股骨颈骨折、髋臼骨折后出现的继发性骨性关节炎、骨坏死和关节畸形伴疼痛和功能障碍。

（2）股骨头缺血性坏死，包括外伤性、特发性及药物引起的股骨头缺血性坏死。

（3）退行性骨关节炎、类风湿关节炎、创伤性关节炎及髋关节强直。

（4）强直性脊柱炎患者多较年轻，由于不可耐受的髋部疼痛或强直而活动严重受限、出现髋关节畸形。虽然患者年纪较轻，但其生理年龄较实际年龄大，再加上社会因素的影响，因而对于这类患者，尤其是双髋关节及脊柱受累者，应放宽年龄限制，尽早行髋关节置换术。

（5）发育性髋关节发育不良、髋臼发育不良及创伤感染导致的陈旧性脱位伴逐步加重的疼痛。

（6）关节成形术失败需进行关节翻修术。

（7）对股骨头颈部或髋臼的低度恶性肿瘤，如巨细胞瘤、软骨肉瘤等，可考虑行人工全髋关节置换术。

五、膝关节置换术的适应证

膝关节是全身最大、结构最为复杂的关节，其运动要求比较高。

膝关节置换术能缓解疼痛，改善关节功能。

膝关节置换术的主要适应证包括以下几点。

（1）膝关节骨关节炎（osteoarthritis，OA）：膝关节OA接受膝关节置换术的比例最大。站立位X线片示膝关节间隙已明显狭窄和（或）伴有膝关节内翻、外翻、屈曲、挛缩或畸形，症状已明显影响患者生活，若经保守治疗不能改善症状，则可考虑施行膝关节置换术。对经胫骨高位截骨术后仍不能改善症状的单间室OA患者也可施行膝关节置换术。

（2）类风湿关节炎（rheumatoid arthritis，RA）和强直性脊柱炎（ankylosing spondylitis，AS）：常可累及双侧膝关节，出现畸形的患者，可有明显的关节疼痛症状。因为RA和AS患者的平均年龄较OA患者轻，所以选择膝关节置换术可以避免关节强直，明显改善关节功能，提高患者的生活质量，但由于患者关节周围结构的挛缩及多关节受累，对此类患者的疗效期望值不应过高。

（3）非感染性关节炎：非感染性关节炎引起的膝关节病损伴有疼痛和功能障碍，如大骨节病、血友病性关节炎等。

（4）治愈的感染性关节炎：包括关节结核。

（5）创伤性关节炎：严重的创伤性关节炎，如粉碎性胫骨平台骨折后关节面未能修复而严重影响功能的关节炎。

（6）患原发性或继发性骨软骨坏死性疾病、不能通过常规手术方法修复的患者。

（7）感染性关节炎关节破坏，若无活动性感染，则可作为膝关节置换术的相对适应证。

（8）累及关节面的膝关节肿瘤，切除后无法获得良好的关节功能重建的患者，此类患者需要定制假体。

六、踝关节置换术的适应证

踝关节置换术是终末期踝关节炎的有效治疗措施，虽然踝关节置换术长期以来一直是治疗踝关节终末期疾病的"金标准"，但其也有诸多并发症。随着人工假体及踝关节生物力学研究的进步，踝关节置换术的适应证逐步扩展，成为治疗部分踝关节疾病的有效措施。

踝关节置换术的适应证包括以下几点。

（1）类风湿关节炎所致的踝关节疼痛者、残留功能极差者。

（2）晚期创伤后关节炎。

（3）原发性或继发性踝关节骨关节炎，踝关节疼痛，活动严重受限。

（4）初次踝关节置换失败的翻修。

上述患者同时具备下列条件：①距骨骨质尚好，踝关节周围韧带稳定性完好者；②内、外翻畸形小于 10°者；③后足畸形可以矫正者。

退变性疾病、炎性关节病和创伤后关节炎是踝关节置换术的主要适应证；老年人、体型偏瘦者、个人要求不高者、畸形不重者、踝关节仍有一定活动度者是理想的进行踝关节置换术人群。

第二节　人工关节置换术的术前准备

人工关节置换术是骨科较为复杂的手术，术前准备工作不充分、处置不恰当，可能会导致手术并发症甚至手术失败。因此，重视人工关节置换术的术前准备，对保证手术效果有重要意义。

一、肩关节置换术的术前准备

术前病史采集及体格检查要注意：①患侧肩关节的活动范围（确定肩关节是挛缩

型, 还是不稳定型, 以决定软组织平衡重建的方式及预后); ②肩袖功能检查 (是行肩袖修补及全肩关节置换术, 还是因肩袖无法修补而行肱骨头置换术); ③三角肌功能检查 (三角肌失神经支配是肩关节置换术的禁忌证); ④腋神经、肌皮神经和臂丛功能检查 (作为对照, 以确定手术中神经是否受损)。

影像学检查要注意: ①重点在外旋位 X 线片上行模板测量, 选择肱骨假体型号; ②同时摄内旋、外旋及出口位 X 线片, 了解肱骨头各方向上有无骨赘、无撞击征和肩锁关节炎; ③摄腋位 X 线片, 了解肩盂的前、后倾方向, 以及有无骨缺损、骨赘; ④必要时行 CT 或 MRI 检查。

二、肘关节置换术的术前准备

行肘关节置换术前除需明确患者的全身情况外, 还应对患者的肘关节进行全面评估, 评估内容包括肘关节髓腔的大小、稳定性和肘关节周围肌肉的功能。

根据患者的具体情况选择合适的关节假体, 目前较为常见的假体包括铰链式假体和非铰链式假体两种。铰链式假体又可分为完全限制型假体和半限制型假体两种。非铰链式假体一般为非限制型假体。

三、腕关节置换术的术前准备

术前检查必须包括精确的主、被动活动范围, 用于确定是否存在半脱位或脱位以及 DRUJ 是否稳定; 同时必须评估屈肌肌腱和伸肌肌腱的状态。

影像学检查包括评价骨的质量、腕骨的侵蚀和破坏程度、尺骨的移位、掌骨半脱位和远端尺桡关节脱位等。假体的大小及其在骨髓腔内的位置都可以用影像学模板来进行预测。假体的选择原则是两个型号都适合时选择较小的型号。

当进行多关节置换时, 应在行腕关节置换术之前进行全膝、全髋置换手术; 在肩关节和肘关节手术之前和之后均可进行腕关节置换术, 但腕关节置换术一定要在手部手术之前进行, 以增加手部平衡和促进手指功能的恢复。

为了降低感染和创面延迟愈合的风险, 术前应暂停使用免疫抑制剂。为减少术中和术后的出血量, 术前 10 d 和术后 5 d 内应停用或减少对非甾体抗炎药 (nonsteroidal anti-inflammatory drug, NSAID) 的使用。

四、髋关节置换术的术前准备

术前病史采集及体格检查要注意: ①除常规体格检查外, 应注意脊柱有无畸形; ②髋关节周围软组织有无炎症; ③与健侧髋关节对比, 评估患侧下肢长度有无短缩, 患侧髋关节有无屈曲、内收或旋转畸形, 外展肌力如何等; ④如患侧膝关节有屈曲挛缩畸形, 则最好先进行膝关节矫形手术。

影像学检查要注意: ①X 线检查术前应拍摄包括双髋关节在内的骨盆正位片及髋关节侧位片, 以观察比较两侧髋关节, 必要时拍摄腰骶或膝关节 X 线片; ②观察髋关节 X 线片时, 应注意髋臼的深度及骨质是否有足够的厚度, 髋臼前、后壁有无缺损;

③注意股骨头颈的长度及髓腔的宽窄，以决定准备相应的人工假体；④在 X 线片上用模板测量，选用适合的假体；⑤对特殊患者需拍摄髋关节 CT 及三维 CT，以便于更加精确地评估髋关节病变。

五、膝关节置换术的术前准备

（一）术前评估

术前评估最重要的内容是确定患者是否有膝关节置换术的适应证。评估的具体内容如下。

（1）当患者有冠心病、轻度充血性心力衰竭、慢性阻塞性肺疾病等病史时，应由相关科室医师会诊评估。

（2）术前应评估手术肢体的血供，如果血供存在问题，则应行非侵袭性动脉检查，必要时需请血管外科医师会诊。

（3）评估股骨及胫骨应切除骨质的比例，以恢复膝关节力线（膝关节外翻 5°~7°）。

（4）评估胫骨平台截骨量。在胫骨中央画一纵轴线，由胫骨内侧平台软骨下骨面画胫骨纵轴的垂线，此线应通过胫骨外侧平台下方骨质。测量胫骨内、外侧平台软骨下骨面到胫骨纵轴垂线的距离，胫骨内、外侧平台软骨下骨到胫骨纵轴垂线的距离之比，即为切除胫骨平台时的比例。当膝关节严重内翻时，胫骨内侧平台明显塌陷，此时由胫骨外侧平台软骨下 0.5~1 cm 处做胫骨纵轴的垂线，此即为胫骨平台截骨线，胫骨内侧平台塌陷处所遗留的缺损需植骨以填充骨缺损。

（5）评估股骨截骨量。经股骨切迹做一股骨纵轴线，再在切迹处画第 2 条线，此线与股骨纵轴线成 5°角，垂直于第 2 条线做股骨外髁的切线，此线通过股骨内髁，股骨内髁关节软骨下骨到此线的距离即为应切除的骨质。

（6）评估膝关节假体的大小。根据膝关节侧位像上所测得的股骨髁的前、后径来选用相应的股骨髁假体。股骨髁与假体的前、后径基本一致。

（二）术前检查

必须进行全面、细致的术前检查，防止发生危及生命或肢体的潜在并发症。因为大多数行膝关节置换术的患者年龄都较高，所以必须考虑患者是否合并其他疾病。存在多项危险因素的患者需要更长的住院时间。

术前检查包括以下几点。

（1）术前 X 线片应包括膝关节站立负重前位、后位、侧位及髌骨轴位像。下肢全长前、后位 X 线片有助于明确肢体的轴线，尤其对继发于创伤或手术后残留畸形的患者，还有助于明确胫骨是否存在明显的弓形弯曲，判断能否使用胫骨髓内定位器。

（2）术前常规行心电图检查。

（3）术前实验室常规检查应包括全血细胞计数、电解质检查和尿液分析。

六、踝关节置换术的术前准备

（一）病史询问

完整且详细的病史询问是术前准备的一部分，应特别注意有吸烟史、糖尿病史、感染性关节炎史、血管疾病史、神经病变史、免疫功能低下史、神经系统疾病（如肌挛缩、肌麻痹）史、骨质疏松或营养不良史的患者。

与其他关节相比，踝关节前方的软组织覆盖相对较少，对影响伤口愈合的问题需要重视与评估。

年龄也是一个重要的影响踝关节置换术的因素。

（二）体格检查

踝关节周围软组织较少，软组织管理成为术后疗效最重要的影响因素。在术前评估中，需要检查既往手术和创伤所致的瘢痕。

术前应评估肌肉功能、肌腱活动范围及踝关节活动范围。需要检查踝关节和距下关节的活动度，对任何前足或后足的畸形均需要评估并处理，或者通过单独的手术，或者在术中一并完成。

术前还需要评估患者踝关节韧带的稳定性，从而决定术中是否加做一些软组织手术来稳定踝关节。

除此之外，应注意做距骨倾斜试验（检查踝关节内、外翻，做前抽屉试验测试距骨前移度），以确定踝关节的稳定性，测量距下关节的活动度。

（三）影像学检查

术前需要重点检查负重位 X 线片，以发现任何冠状面和矢状面的对位不良，制订术中调整计划。若存在对位不良，则需要做下肢全长 X 线片。评估膝关节及髋关节的力线也很重要，正确的力线能延长假体的使用寿命。

CT 检查有助于评估距骨或胫骨的囊性病变，以决定在关节置换中是否需要骨移植，还有助于评估邻近关节及其他畸形。

MRI 有助于评估距骨坏死的严重程度。

第三节　术后并发症及处理

人工关节置换术是骨科大型手术，术后可能会发生多种全身和局部并发症。有些并发症是外科手术共有的，如血管神经损伤、感染；有些是人工关节置换术特有的，如假体松动、假体断裂、假体周围骨折等。

一、肩关节置换术的并发症

肩关节是人体活动范围最大、最不稳定的关节，其稳定性除骨性结构稳定外，很大程度上依赖于周围软组织（特别是肩袖）的完整性。因此，手术中不但要将假体安放在合适位置，更重要的是要维持肩周软组织的平衡，否则将会发生症状性肩关节半脱位或脱位及肩峰下动力性撞击征。

自 1983 年法国医生 Paean 实施第 1 例肩关节置换术以来，术后并发症一直都是困扰临床医生和患者的主要问题，并直接决定着手术的成败和人工假体在体内寿命。

肩关节置换术常见的并发症主要有假体脱位、假体松动、肱盂关节不稳定、肩袖损伤、假体周围骨折、假体周围感染、神经损伤等。

（一）假体脱位

术后假体周围的韧带、肌肉等还未能完全修复，假体稳定性相对较差，固定位置不当或活动剧烈等均可造成肩关节假体脱位。

术后嘱患者取平卧位或半坐卧位，略升高床头，在患肢的后方垫软枕或毛巾，将前臂固定于肘关节屈曲90°中立位，并用三角巾悬吊于胸前。

（二）假体松动

假体松动是肩关节置换术后最常见的并发症，也是翻修的主要原因。

假体松动的诊断包括临床松动和影像学松动，临床松动的诊断主要根据疼痛和功能下降等症状，而影像学松动的诊断标准为假体周围透亮区完整且大于 2 mm。

（三）盂肱关节不稳定

正常盂肱关节的稳定不仅依赖于关节盂与肱骨头骨性结构，而且依赖于关节周围肌力的平衡，对这个平衡的任何破坏都将导致肩关节不稳定，表现为盂肱关节半脱位或脱位。

1. 肩关节前方不稳定

肩关节前方不稳定与以下因素有关：肩盂和肱骨假体的后倾角度之和小于45°、三角肌前部功能障碍、肩胛下肌撕裂或后方关节囊过紧。

因为三角肌前部功能障碍会引起难以纠正的显著性不稳定，所以手术中应竭力避免损伤三角肌。预防措施是经三角肌、胸大肌入路时不要切断三角肌起点，在显露过程中要时刻牢记腋神经的位置，以免发生损伤。

2. 肩关节后方不稳定

肩关节后方不稳定最常见的原因是假体过度后倾。

慢性骨关节炎患者外旋受限，若腋位 X 线片提示肱骨头半脱位，则表明后方肩盂有偏心性磨损。术前行双侧肩关节 CT 扫描能更清楚地显示磨损的程度，有助于正确定位肩盂的中心和锉磨方向。较小的肩盂后方缺损可通过锉低前方肩盂或缩小肱骨假体后倾角度来纠正；较大的缺损则需要选用较大的假体或植骨来填补。

3. 肩关节下方不稳定

肱骨假体放置位置过低会引起三角肌和肩袖松弛，继而导致肩关节下方不稳定和继发性撞击征。在正常肩关节，肱骨头可向下移动的距离是肩盂高度的一半；行肩关节置换术后，肱骨假体被安放于髓腔内，其下移的距离也不应超过这一范围，否则将不能维持正常的组织张力。

(四)肩袖损伤

肩袖损伤是肩关节置换术后常见的并发症，其发生率为 1% ~ 14%。

术后早期的外旋动作产生的牵拉力容易导致肩袖的撕裂。术后肱骨头假体不断上移提示冈上肌变薄、肩袖断裂或三角肌与肩袖间力偶失衡。

术后患者前臂紧贴胸壁，三角巾悬吊，严禁对患肢做外旋、上举、后伸等牵拉动作，以避免对肩袖造成不必要的损伤。

(五)假体周围骨折

肩关节置换术后假体周围骨折多由外伤引起，发生率约为 2%。

术后假体周围骨折多发生于高龄的骨质疏松患者，骨量的减少、患有类风湿关节炎及关节周围的软组织缺失是引发骨折的危险因素。

Worland 按骨折形态和假体的稳定性将肩关节骨折分为以下类型。A 型：肱骨结节处骨折。B 型：假体柄周围骨折。C 型：假体柄尖远端骨折。Coyd 认为肩关节骨折处理的基本原则包括：①骨折愈合；②维持盂肱关节运动；③恢复肩关节功能。

仔细显露和精确的假体植入技术是减少术中骨折的关键。术后应避免肩关节发生外伤，同时提高骨质的量，除常规治疗骨质疏松外，可多晒太阳，增加钙的摄入量，防止假体周围骨折的发生。

(六)假体周围感染

假体周围感染是肩关节置换术后最严重的并发症之一。伴有糖尿病、类风湿关节炎、系统性红斑狼疮等合并症及邻近部位的感染和有既往肩部手术史的患者，肩关节置换术后假体周围感染的发生率较高。除了手术切口被细菌污染外，关节假体和骨水泥等材料也是增加假体周围感染发生率的重要因素。

术前降低手术感染风险的措施包括：①充分了解患者的内科疾病，在得到有效的控制后行肩关节置换术；②告知患者注意休息，进食均衡的饮食，以提高机体的应激能力和免疫力；③注意排除牙龈炎、泌尿系统感染等原发感染灶的存在；④术日行术区备皮。

术后应密切观察切口有无红肿、渗出，保持切口敷料的干燥，关注体温、血常规及 C 反应蛋白的变化，如有异常，及时处理。

(七)神经损伤

肩关节置换术一般不会引发神经损伤，若术后出现神经损伤症状，则多为术中对神经的牵拉所致，术后恢复比较理想。

术后指导患者对未制动的关节进行功能锻炼，改善受损神经支配肌肉的血液循环，防止关节强直及肌肉萎缩，可给予甲钴胺等营养神经的药物及针灸康复治疗，密切观察神经损伤的恢复情况。

此外，肩关节功能障碍、三角肌失用、异位骨化等也是肩关节置换术后常见的并发症。术后肩关节活动范围受限往往由软组织松解不够或关节过度充填所致。神经损伤与异位骨化均较少见。

二、肘关节置换术的并发症

肘关节置换术后并发症总的发生率为43%，其中翻修率为18%，永久并发症率为15%。在所有的并发症中，需要采用肘关节翻修术处理的并发症包括假体松动、肘关节不稳定、假体周围感染及假体断裂等；需要采用手术处理的并发症包括假体周围骨折（如肱骨骨折、尺骨骨折）、神经卡压、肘关节僵硬及肱三头肌问题等；极少需要采用手术处理的并发症包括切口问题及神经麻痹等。

（一）假体松动

假体松动是肘关节置换术后常见的并发症之一，其中无菌性松动占7%~15%。

假体松动的诊断包括临床松动和影像学松动。临床松动的诊断主要根据疼痛和功能下降等症状，而影像学松动的诊断标准为假体周围透亮区完整且大于2 mm。

骨质疏松可增加假体松动的发生率。因为术中软组织过度松解及假体位置不理想，导致假体负荷过重，进而导致关节不稳定及假体松动，所以假体植入后应积极地重建软组织张力，确保关节的稳定性。

（二）假体周围骨折

假体周围骨折占5%~29%，既可以发生在术中，也可以发生在术后。

（三）假体周围感染

关节置换术后的假体周围感染是一种严重的并发症，不仅给患者带来巨大的痛苦，而且假体周围感染患者的治疗费用比普通住院患者的治疗费用高24倍。髋、膝及肩关节置换术后假体周围感染的发生率通常小于2%，但在肘关节的发生率明显增高，为3%~11%。一方面，这可能与肘关节周围所覆盖的软组织有限相关；另一方面，肘关节置换术的潜在并发症以类风湿关节炎和创伤后关节炎居多，与普通患者相比，更容易发生感染。肘关节假体周围感染的常见致病菌是金黄色葡萄球菌和凝固酶阴性葡萄球菌，大约占总体细菌感染的70%。

（四）尺神经病变

肘关节置换术后尺神经病变约占40%。围手术期对尺神经的过度牵拉、血肿、加压包扎、骨水泥聚合所致热烧伤及神经前置造成的失血供，均可诱发尺神经病变。

尺神经病变多为暂时性，一般在术后数天至1年内恢复，多可自行恢复。但当术后立即出现尺神经运动功能减退且不能确定神经的状态时，应立即进行神经探查。

（五）肘关节不稳

肘关节不稳包括关节脱位或半脱位，是非限制性肘关节置换术后最主要的需要翻修的并发症，发生率为9%~10%。非限制性肘关节置换术后发生完全脱位的比例＜5%，并且与手术方法有关。恰当的内、外侧韧带复合体平衡，保留前关节囊和三角肌可以防止发生脱位。

（六）假体磨损

聚乙烯衬垫磨损也会发生于肘关节置换术后，但仅占翻修原因的很少一部分。造成袖套磨损的因素包括患者年轻、男性、创伤后关节炎、术前肘关节畸形、髁上不愈合和高活动水平等。可见多种磨损形式，包括非对称性的肱骨假体与尺骨假体接触面磨损和金属－金属产生的磨损。

（七）死亡

围手术期患者的死亡率为 0.6%，死亡最常由心脏并发症所致。

其他肘关节置换术的并发症包括肱三头肌断裂或功能不全、骨溶解和伤口愈合问题等。

三、腕关节置换术的并发症

腕关节置换术在临床应用中不断进步和完善，限制型和半限制型腕关节假体均有明显的效果，但术后并发症是一个不可忽视的问题。

腕关节置换术常见的并发症主要有假体周围感染、假体脱位、神经损伤、肌腱断裂、假体周围骨折、假体断裂等。

（一）假体周围感染

假体周围感染是腕关节置换术最严重的并发症，虽然相比较其他关节置换术的发生率低，但其仍可导致腕关节置换术失败。

假体周围感染的预防措施包括：①术前要充分了解患者的基础疾病并得到有效的控制，以达到手术条件的标准；②术中严格执行无菌操作；③术后密切观察切口情况，保持切口敷料的干燥，监测体温等相关感染指标的变化，如有异常，及时处理。

（二）假体脱位

术后假体周围的韧带、肌肉等还未能完全修复，假体稳定性相对较差，固定位置不当、活动过于剧烈等均可造成假体脱位。

术后给予支具固定，将前臂固定于屈肘 90°中立位，并用三角巾悬吊于胸前，禁止负重。

（三）神经损伤

因为腕部神经较其他位置相对较多，所以进行腕关节置换术时发生神经损伤的概率较其他关节置换术明显增高，其中常见的是正中神经损伤。这种神经损伤多由术中对神经的牵拉所致，术后恢复比较理想。

给予相对应的营养神经、功能锻炼等对症治疗后，其神经症状多于数月后消失。

（四）肌腱断裂

肌腱断裂是腕关节置换术后常见的并发症，其发生率为 6%。术后早期腕部大范围的功能活动是根本原因，假体选择较大及假体植入角度不佳也是常见原因。

术后对腕关节用支具固定、三角巾悬吊，严禁过度活动腕关节，以减少对肌腱造成不必要的损伤。

（五）假体周围骨折

术后假体周围骨折多发生于高龄的骨质疏松患者，引发骨折的危险因素有骨量减少、类风湿关节炎及关节周围软组织缺失。

若存在此类危险因素，必须积极监督其术后关节的康复功能锻炼，提醒患者及家属消除再次发生外伤的隐患，同时提高骨质量。

（六）假体断裂

术后假体断裂多因术后患者外伤致手部着地导致，发生率较低，但后果严重，处理方法比较单一，只能再次行翻修手术或关节融合术。

四、髋关节置换术的并发症

髋关节置换术后常见的并发症包括全身并发症和局部并发症，主要有假体脱位、假体松动、假体周围骨折、假体周围感染、异位骨化、神经损伤、血管损伤、DVT、下肢不等长、粗隆截骨不愈合、骨溶解、血肿形成甚至死亡等。

（一）假体脱位

髋关节置换术后脱位的发生率为 0.2% ~ 6.2%，大多数脱位发生于术后 3 个月内。

发生假体脱位的主要原因包括解剖因素、手术因素和流行病学因素。解剖因素主要有大粗隆不愈合、外展肌无力和术前活动度过大；手术因素主要有人工关节假体安放位置失当及手术入路选择；既往有髋关节手术（包括髋关节置换翻修手术）史、女性高龄、既往髋部骨折病史和术前诊断为骨坏死或炎性髋关节炎等是影响假体脱位的流行病学因素。

常见的人工关节假体安放位置失当通常是指髋臼假体过于前倾或垂直，股骨假体过度前倾或后倾。

手术入路的选择也会影响术后脱位的发生率。髋关节置换常用的手术入路有 3 种，即前侧入路、后外侧入路和外侧入路。前侧入路易引起前脱位，后外侧入路易引起后脱位，外侧入路的脱位率较低。

髋关节活动后过度疼痛、髋关节向内或向外的任何异常姿势伴主动活动受限和被动活动受限或肢体短缩提示为假体脱位，髋关节 X 线片可明确诊断。

对即刻发现的假体脱位来说，通常复位并不难。如果延误数小时复位，则可能更困难，通常静脉镇静、镇痛能满足复位要求，但有时需行全身麻醉；复位时应始终轻柔操作，以减轻关节面的损伤。当股骨头假体位于髋臼水平时，行纵向牵引和轻度外展即可复位，也可采用 Allis 或 Stimson 法；复查 X 线片，以确定是否复位成功。若聚乙烯内衬分离或手法复位失败，则需要切开复位，更换内衬或行髋关节翻修术。

（二）假体松动

假体松动是髋关节置换术最常见的远期并发症之一，也是最常见的髋关节翻修术的适应证。

假体松动的发生率根据假体材料、假体类型以及随访时间的不同而有很大差异。金属假体摩擦系数大、松动率高、脱出率高；金属 - 聚乙烯假体摩擦系数小、松动率低、脱出率低。

假体松动的根本原因是人工关节假体材料，不论是金属材料还是聚乙烯材料，都不能和骨组织有机地融成一体，缺乏真正的稳定性。

假体松动多发生在手术完成 2 年以后，临床表现主要是髋部疼痛，并向臀部或腿部放射，且进行性加重，时有"交锁现象"发生。

目前对股骨或髋臼假体松动的诊断还没有统一标准。假体松动的诊断包括临床松动和影像学松动。临床松动的诊断主要依据疼痛和功能下降等症状，而影像学松动的诊断标准为假体周围透亮区完整且大于 2 mm。目前对于假体松动比较公认的标准是影像学检查显示在一个或多个假体周围出现 2 mm 甚至更宽的透亮线，且患者在负重或活动后疼痛，休息后疼痛缓解。

每次检查都应常规检查 X 线片，观察假体、骨质和骨水泥及两者之间的界面。患者复查 X 线时应拍摄髋关节正侧位片，并包括股骨全长，仔细与之前拍摄的片子对比，检查是否有假体松动、失效、感染等情况。这样有助于医生发现股骨或髋臼假体周围病变进展的变化。如果临床表现与放射学检查结果不相符，那么就需要进行其他辅助检查，如关节造影或核医学检查等。

如果出现进行性骨破坏，即使患者无症状，也是进行翻修手术的指征，这是因为拖延会导致更多的骨量丢失，而且会增加翻修手术的难度，使预后更差。

（三）假体周围骨折

股骨骨折或髋臼骨折可发生在髋关节置换术的术中和术后。股骨骨折最常见并且常常需要处理；髋臼骨折的发生率比发现的要高，但临床表现常常不明显。相关研究结果表明，初次全髋关节置换术中的骨折发生率为1%，翻修手术中的骨折发生率为4%。

假体周围骨折的高危因素包括女性、高龄、炎性髋关节炎、畸形、骨质疏松、骨量减少或其他代谢性骨病。

股骨骨折在手术的任何阶段都可能发生。

（1）手术中由于髋关节暴露不充分，尤其是当股骨颈及粗隆部尚未暴露时，就使用暴力扭转股骨，强行使股骨头脱位，易造成股骨上端骨折。老年、类风湿关节炎或者失用性骨质疏松患者的骨质都很脆弱，任何中等强度的旋转力量都会使其骨折；既往手术或内固定物造成骨皮质缺损会进一步增加骨折的风险。如果这类患者髋关节脱位时遇到阻力，那么就需要松解更多的软组织；对有疼痛性假体、骨盆内陷或肥大性骨关节炎的患者，关节脱位前应切除髋臼边缘的增生骨赘，否则，可能导致股骨或髋臼后壁骨折；对髋臼内陷的患者，应先将股骨颈截断，然后将股骨头从髋臼中取出。股骨近端复杂畸形也会增加骨折的风险，尤其是当股骨髓腔狭窄时。关节假体松动及骨溶解导致骨皮质变薄，使得翻修手术比初次置换手术发生骨折的风险更高。

（2）股骨骨折可能发生在扩髓或安装股骨假体的阶段。

（四）假体周围感染

假体周围感染是人工全髋关节置换术后严重的并发症，是造成人工全髋关节置换失败的主要原因之一。人工全髋置换术后感染的发生率为 1% ~ 2%。

糖尿病、类风湿关节炎、银屑病、镰状细胞贫血等疾病可增加患者术后感染的风险；如患者术前曾行肝/肾移植、透析或接受免疫抑制药、类固醇等药物治疗，同样可增加感染的风险；手术时间延长、既往髋部手术史、泌尿系感染等可增加术后感染的风险；伤口愈合问题，如皮肤坏死、血肿，也会增加感染的风险。

人工全髋关节置换术后假体周围感染的表现为疼痛、功能丧失、治疗花费增加等，经常需要将所有假体取出。

通过加强对患者的选择、手术室环境的改善、手术技术的完善、预防性抗生素的应用，可以大大降低术后感染的风险。

严格遵循无菌原则和提高手术室的无菌条件，可有效地预防直接污染，推荐使用防水手术衣及无菌单，戴双层手套；操作轻柔，尽可能地减少无效腔及血肿的发生率；通过限制手术室中空气流动、使用层流设备，可减少空气中的细菌。

常规应用预防性抗生素可减少术后感染。大部分人工全髋置换术后出现的感染由革兰氏阳性菌引起，特别是血浆凝固酶阴性葡萄球菌和金黄色葡萄球菌，目前认为葡萄球菌和假单胞菌的胞外糖可作为高毒性的标志；革兰氏阴性菌更多地出现在血源性感染中，特别是泌尿系感染中；多重感染是由一种或多种病原菌引起，一般出现在引流窦道形成后。细菌感染的机制有 4 种：①术中经伤口直接污染；②术后早期表面感染局部扩散；③远处细菌血源性感染或由某个单独的感染灶引起；④潜伏感染再发。

合理使用预防性静脉抗生素可减少术后感染的风险：①应谨慎使用预防性抗生素，使用时应参考当前的用药指南，并综合耐药性及患者过敏史等因素选择用药。目前推荐术前首选头孢唑林或头孢呋辛，如果确定患者对 β - 内酰胺类药物过敏，那么就可以使用克林霉素和万古霉素。对于明确感染耐甲氧西林金黄色葡萄球菌或最近感染过耐甲氧西林金黄色葡萄球菌的患者可以使用万古霉素，万古霉素应保留给那些对 β - 内酰胺类药物耐药或对 β - 内酰胺类药物过敏的严重感染患者；②应注意抗生素的使用时间与剂量以使治疗达到最好效果。预防性抗生素应在手术切开皮肤前 0.5 ~ 1 h 内应用。为了延长药物弥散时间，应在切开皮肤前 2 h 内使用万古霉素。如果术中使用止血带，应保证在止血带打气前使抗生素完全弥散。如出现以下情况应增加静脉抗生素剂量：①手术操作时间超过 1 倍或 2 倍抗生素半衰期；②手术过程中出血量过大；③预防性抗生素使用不要超过术后 24 h，应在术后 24 h 内停药。

对治疗人工全髋关节置换术后假体周围感染，需要根据致病因素、伤口情况、患者的一般情况等采取合适的治疗措施。

（五）异位骨化

人工全髋关节置换术后在关节周围软组织内出现异位骨化，绝大多数异位骨化发生于术后 6 周。异位骨化的原因目前尚不清楚。

男性伴肥大性骨关节炎、异位骨化史或创伤性关节炎伴增生性骨赘等为异位骨化的高危因素。异位骨化的中危因素包括强直性脊柱炎、弥漫性特发性骨质增生、Paget 病和单侧肥大性骨关节炎。手术方法在异位骨化的发展中可起一定作用，髋关节前侧入路和前外侧入路较经粗隆入路和后侧入路发生异位骨化的风险大。

异位骨化程度不一，在影像学上表现不同，可为外展肌和髂腰肌区模糊不明显的放射性高密度影，也可为髋关节骨性强直。

（六）神经损伤

神经损伤是人工髋关节置换术后较少见的并发症，全髋关节置换术后神经麻痹并发症的发生率在关节炎患者中为 0.5%，在髋关节发育不良患者中为 2.3%，在接受翻修手术的患者中为 3.5%。

人工髋关节置换术后神经损伤的风险包括髋关节发育不良、创伤后关节炎、后侧入路和肢体的明显延长。

坐骨神经、股神经、闭孔神经、臀上神经可发生直接损伤，或源于牵拉伤、牵引器或假体压迫、肢体体位、下肢延长和骨水泥热损伤等。坐骨神经在翻修手术中更易损伤，其原因为坐骨神经可能与后方瘢痕组织粘连，从而使显露过程中受损的风险增高。随意牵拉髋臼后缘坚硬、固定的软组织可引起神经牵拉伤或直接挫伤。

（七）血管损伤

血管损伤是人工全髋关节置换术后较少见的并发症，其发生率在初次手术为 0.04%，在翻修术中为 0.2%，然而，它会影响下肢和患者能否存活，血管损伤后的死亡率为 7%～9%，截肢率为 15%，永久性残疾率为 17%。

血管损伤的风险包括人工全髋关节置换翻修术和假体在骨盆内移位。

血管撕裂、下肢牵引或血管周围软组织回缩等直接损伤或螺钉、骨水泥、钢丝、带螺纹髋臼假体或结构性异体骨压迫均可引起血管损伤。

一般来说，避免股神经损伤的措施也可保护股动脉和静脉。前方牵引器应为钝头，将其小心置于前缘，不允许将其滑移至髂腰肌前内侧。松解前方关节囊时要小心，尤其是存在广泛的瘢痕组织并分离这些软组织矫正屈曲挛缩畸形时。去除髋臼下缘的软组织和骨赘可引起闭孔血管出血。磨钻穿透髋臼内壁或骨水泥漏入骨盆可引起髂血管损伤。

用髋臼螺钉固定髋臼时有损伤骨盆血管的风险。利用髋臼象限系统指导打入髋臼螺钉，有利于避免损伤骨盆血管。第 1 条线从髂前上棘经髋臼中心，第 2 条线垂直于髂前上棘，将髋臼分为 4 个象限。髂外静脉与前上方象限骨面相邻，闭孔血管和神经紧邻前下象限近端。任何时候在前方象限打入螺钉时一定要使用短钻头并小心操作。在可能的情况下，应将螺钉置于后下象限。后下象限需应用短钉。因为在后上象限打入螺钉时有损伤臀上血管和坐骨神经的风险，所以可将钻头和螺钉尖置于坐骨切迹，以保护这些结构避免损伤。

当放置髋臼假体或打入螺钉发生大出血时，可能需要从腹膜后显露髂血管并临时夹住髂血管，以防止进一步失血和保存患者的生命、肢体。采用动脉造影和经导管栓塞可以控制术后盆腔大出血。

（八）DVT

DVT 是人工全髋关节置换术最常见的严重并发症之一。

DVT 可发生于骨盆、大腿和小腿的血管中。在所有血栓中，80%～90% 发生于术侧。

DVT 可表现为小腿和大腿疼痛及压痛、Homans 征阳性、单侧下肢红肿、低热和脉搏增快；PE 的临床表现不典型。

目前，静脉造影仍然是诊断小腿和大腿血栓最敏感和最特异的检查方法，但诊断骨盆静脉血栓时不可靠。B 超或多普勒超声诊断股部血栓的准确性与静脉造影的准确性相当，但诊断小腿和骨盆血栓时的准确性不如静脉造影。

预防 DVT 多采取物理和药物的方法。非药物预防的方法有很多种，包括使用踝泵、抬高患肢、加压小腿等。术后多采用药物预防，最常用的药物为华法林、低分子肝素、戊聚糖和阿司匹林。

（九）下肢不等长

全髋关节置换术肢体后不等长包括肢体延长和肢体短缩，肢体延长较肢体短缩更常见，而且肢体延长更难以被接受。

肢体延长可由股骨颈截骨不够、假体颈太长或髋臼旋转中心偏下引起。

肢体延长大于 1 cm 常是患者不满意的主要方面，尽管手术其他方面都很好；如果延长大于 2.5 cm，则可引起坐骨神经麻痹和跛行伴跨越步态。

全髋关节置换术的主要目标顺序分别为缓解疼痛、稳定性、活动度和肢体等长。术前应告知患者不能保证肢体长度一定相等。如果肢体延长后髋关节更稳定，那么宁可肢体延长也不要发生复发性脱位。肢体延长小于 1 cm 的双下肢不等长通常能耐受，而且随着时间的延长，这种不等长的感觉会逐渐减轻。

如果手术是成功的，在患者出现不能接受的肢体不等长时要分析其原因，拍骨盆正位片观察假体位置，判断有无引起肢体不等长的因素，如髋臼假体低于泪滴或股骨颈截骨不够等。

（十）粗隆截骨不愈合

临床中很少在初次全髋关节置换时采用粗隆截骨，例外情况包括一些先天性髋关节发育不良的患者、髋臼内陷或改行髋关节融合术。如果股骨已经短缩，则可能需要将粗隆向远端移位，以恢复外展装置合适的肌筋膜张力。当翻修手术需广泛显露髋臼和股骨时，常需要粗隆截骨。

防止粗隆不愈合需要注意截骨时的细节及截骨块间重新连接。引起粗隆不愈合的因素包括粗隆截骨块小或骨质差、早期固定不牢固、截骨块重新连接时张力过大、髋关节放疗史和患者术后依从性差等。

（十一）骨溶解

骨溶解在骨水泥型或非骨水泥型固定的人工全髋关节置换术后出现。目前发现，金属、骨水泥、聚乙烯颗粒单一或混合均可引起骨溶解，其中，聚乙烯颗粒被认为是导致骨溶解的最主要因素。

骨溶解形成机制主要有以下 3 个方面：①磨损颗粒的产生；②假体周围骨质与颗

粒接触；③碎屑颗粒引起的细胞反应。大多数聚乙烯颗粒都是由于磨损、黏附、微疲劳、第三方磨损等机制产生。磨损颗粒首先激活巨噬细胞反应，巨噬细胞与磨损颗粒表面可以发生炎症反应，产生多种细胞因子和趋化因子，最终介导破骨细胞激活和成骨细胞抑制造成骨量丢失。

（十二）血肿形成

术前仔细检查患者有无引起出血增多的危险因素，如抗血小板药物、抗炎药或抗凝治疗，恶病质及凝血系统疾病，家族史或既往史中存在手术时出血增多。

常见的出血来源有：①切除圆韧带、横韧带和骨赘时可能切断闭孔血管；②分支至臀大肌的股深动脉第一穿支；③前关节囊附近股血管分支；④臀下及臀上血管分支。晚期出血（手术完成 1 周以后）可能来自于假性动脉瘤或髂腰肌撞击。

出血增多引起血肿者很少需要手术处理。多数患者通过换药、停止抗凝、治疗凝血性疾病、观察伤口可得到处理。手术治疗血肿的指征为伤口裂开、边缘坏死、相关的神经麻痹及血肿感染。此时应吸除血肿并仔细止血，同时进行血肿培养以判断是否存在细菌污染，持续使用抗生素直至得到明确的培养结果；必要时可清除坏死组织并严密缝合伤口，放置闭合引流装置以预防复发。

（十三）死亡

全髋关节置换术后报道的死亡率很大程度上取决于手术时间、观察终点及选择的人群。美国一项对 1700 万名出院患者的调查显示，住院期间初次全髋关节置换术患者的死亡率为 0.33%，翻修患者的死亡率为 0.84%。初次全髋关节置换术后 90 d 的死亡率约为 1%，翻修术后 90 d 的死亡率约为 2.6%。男性、年龄大于 70 岁及有心血管疾病者死亡率较高。

五、膝关节置换术的并发症

人工膝关节置换术后常见的并发症包括全身并发症和局部并发症，主要有假体松动、假体周围骨折、假体周围感染、神经损伤、切口并发症、静脉血栓形成等。

（一）假体松动

假体松动是膝关节翻修术的主要原因之一。

全膝关节置换术后 2 年，胫骨假体的松动率约为 10%，而股骨假体很少松动。胫骨假体松动的发生与肢体对线不佳、假体位置不当、假体关节不稳及胫骨平面截骨平面过低有明显的关系。

引起假体松动的原因包括感染、肢体对线不良、假体位置不当等，另外，假体固定不当、骨质疏松、骨吸收及骨缺损均可造成假体远期松动。非限制型或半限制型假体，胫骨和髌骨假体无菌性松动较常见，股骨假体很少发生松动；限制型假体，胫骨和股骨假体的松动率大致相似。

假体松动的诊断包括临床松动和影像学松动。临床松动主要根据疼痛和功能障碍等症状进行诊断，而影像学松动的诊断标准为假体周围透亮区完整且大于 2 mm，核素扫描可显示松动假体周围核素的浓聚。

(二)假体周围骨折

膝关节置换术后可发生胫骨干、股骨干、胫骨髁或股骨髁骨折，这些骨折多发生在股骨或胫骨假体柄端部。膝关节置换术后假体周围骨折的发生率为 0.3%~2.5%，大部分骨折出现在术后平均 3 年左右。

外伤是骨折的常见原因。引起假体周围骨折的危险因素包括：①骨质疏松，如类风湿关节炎、长期服用激素、假体植入位置不当引起局部应力集中等；②手术操作不当，如股骨髁前方皮质切除过多造成切迹，股骨假体偏小或假体后倾植入，假体前翼上缘嵌入股骨皮质内，均可减弱该部位骨皮质的强度；③神经源性关节病造成膝关节不稳；④术后关节纤维性粘连，活动时应力集中在股骨髁，尤其当采用按摩或手法松解粘连时，用力不当可造成股骨骨折。

骨折发生的部位与假体的类型有关。带延长杆的股骨假体，骨折多发生在假体柄的尖端附近；不带延长杆的股骨假体，骨折多发生在股骨髁部。

对膝关节置换术后股骨假体周围骨折多采取手术治疗。对膝关节置换术后胫骨骨折无移位的应力骨折可采取制动或限制负重来治疗，移位骨折则需使用带延长杆的假体进行翻修。

(三)假体周围感染

假体周围感染是人工膝关节置换术后最严重的并发症之一，其发生率为 1%~2%。

感染一般发生在骨水泥与骨组织的交界面处，感染的来源可来自血源性或手术污染。其致病菌大多数为金黄色葡萄球菌，其次为链球菌、革兰氏阴性杆菌。

膝关节置换术后感染的潜在因素包括类风湿关节炎、伤口引流时间延长(超过 6 d)、膝关节手术史、铰链型假体使用、肥胖、合并泌尿系感染、激素使用、肾衰、糖尿病、恶性肿瘤及牛皮癣等。

膝关节置换术后假体周围感染的表现为患膝关节红、肿、热、痛，活动受限，关节部疼痛拒按，浮髌试验(＋)；实验室检查(血沉、C 反应蛋白、白细胞总数、白介素－6、白介素－8、血管内皮生长因子、α－2 巨球蛋白、关节穿刺检查等)及影像学检查(X 线片、CT、MRI 等)可辅助鉴别诊断。

感染的预防应从手术室开始。手术室应严格遵循无菌技术原则，手术室内人员应控制在最少数量，并严格控制手术室的人员流动。引起术后感染的最常见致病菌为金黄色葡萄球菌、表皮葡萄球菌及链球菌，因此，预防性抗生素应选择头孢菌素，对有青霉素过敏史的患者，可使用万古霉素。

假体周围感染的治疗包括大剂量抗生素抑菌疗法、保留假体的清创术、关节融合术、一期或二期翻修术及截肢术。

(四)髌股关节并发症

髌股关节并发症是膝关节置换术后再次手术的最常见原因，包括髌股关节不稳、髌骨骨折、髌骨假体松动、髌骨假体断裂、髌骨撞击综合征和伸膝装置断裂。因此，有些研究人员提议对髌骨软骨面良好的骨性关节炎患者不必行髌骨表面置换。

（五）膝关节屈曲受限

一般认为，若行 TKA 后膝关节的活动度小于 90°，即可认为明显受限，关节活动范围在 50°以内，即被称为僵直膝，其发生率为 2%～13%。

术前膝关节的僵直状态是术后僵直的重要危险因素，糖尿病、神经系统疾病、心脏疾病等基础疾病也是术后膝关节屈曲受限的高危风险因素。

行 TKA 后膝关节屈曲受限一方面是源于伸膝装置本身的挛缩，另一方面在于暴露这类膝关节会更多地损伤伸膝装置及周围软组织，导致术后瘢痕形成。

为避免术后膝关节屈曲受限的发生，术中应注意软组织松解适当及假体位置放置正确，术后围手术期应予以良好的镇痛，并行积极的屈伸康复锻炼，避免术后的组织粘连造成屈曲受限。

（六）神经损伤

行 TKA 后的神经损伤多见于腓总神经损伤，发生率约为 5%，多由在纠正膝关节固定外翻和屈曲畸形时牵拉所致，多见于类风湿关节炎患者；当术后发现有腓总神经麻痹时，应检查绷带是否压迫神经，并将膝关节屈曲，以松弛神经。多数神经损伤可经非手术治疗逐步恢复。

（七）血管损伤

人工膝关节置换术造成的血管损伤很少见，只要注意手术操作，熟悉膝关节周围血管解剖，血管损伤就可以避免。

腘静脉位于膝关节中线，紧贴后关节囊，外侧为腘动脉，内侧为胫神经；外侧半月板与动脉之间有腘肌肌腹相隔，同时外侧半月板活动性好，容易被拉向前方，因此腘动脉损伤的概率较腘静脉损伤的概率相对要小。

血管损伤多发生在松解后关节囊，切除后交叉韧带，切除内、外侧半月板或用长螺钉固定胫骨平台时。后关节囊松解过程中容易损伤血管，特别是需要横行切断挛缩的后关节囊，纠正高度固定性屈膝畸形时，务必要小心；切除后交叉韧带时，为避免伤及血管神经，可适当保留韧带附着处的部分骨残端，切除半月板时应将其向前牵拉，使之与后方主要的血管、神经分离，并尽可能保持手术刀刃方向与胫骨后缘平行。

假体植入前应检查血管，如有怀疑，放松止血带进一步观察，如果出现迅速增大的肿块，局部持续性大量出血，足背动脉搏动明显减弱或消失，应考虑血管损伤并采取紧急措施。对小的血管穿透损伤只需直接修补缝合即可；对血管横断伤，可直接吻合或行血管移植修补。

（八）金属过敏

TKA 后的患者，对金属成分斑贴试验结果呈阳性的有 20%～25%，但仅有 1% 的患者出现典型的过敏症状。

TKA 后由假体释放的金属成分是潜在的致敏原，金属成分所致的皮肤过敏的发病率为 10%～15%。

TKA 后金属过敏常表现为过敏性皮炎，以及关节假体周围皮肤的湿疹、水疱、红斑、荨麻疹等，严重者可导致滑膜增生及假体松动，需引起关注。

建议对 TKA 后金属过敏采取保守治疗，即外用抗组胺药物等控制皮炎，必要时可使用糖皮质激素、氯丙嗪等治疗。过敏严重或出现假体松动者，可取出假体，一期进行翻修手术，将假体换成患者不过敏的金属假体。

（九）切口并发症

TKA 后切口的并发症相当高，为 10% ~ 15%，切口愈合不良包括切口边缘坏死、皮肤坏死、窦道形成、伤口裂开和血肿形成，如果处理不当可能造成深部感染，以及皮肤全层坏死、假体外露。

引起术后切口愈合不良的因素主要有两类。

（1）患者因素。如肥胖，皮下脂肪过多，术中暴露困难，造成组织过度剥离和牵拉，从而造成皮肤营养血管分支断裂；长期服用 NSAID 或激素，在抑制炎症反应的同时，也影响了伤口的早期愈合；其他高危因素还有营养不良、糖尿病、类风湿关节炎和吸烟等。

（2）医源性因素。手术时间长、切口周围软组织损伤及手术器械牵拉过度等造成手术切口边缘损伤；TKA 术中长时间使用止血带，使切口边缘处于缺血缺氧状态，进而增加术后切口愈合不良的发生率；相关文献报道，如果术后 3 d 内持续被动训练超 40°，会引起伤口氧张力降低，影响组织愈合，因此，对皮肤条件较差者（如患类风湿关节炎），应延迟功能锻炼时间或减慢康复进程。

一旦发生伤口持续渗液、伤口红肿等愈合不良迹象时，应迅速及时处理，否则有可能引起深部感染。对伤口边缘坏死、窦道形成，特别是伤口裂开者，要及时进行清创、闭合伤口，必要时采用皮瓣转移覆盖术。对于较小的血肿，可进行保守治疗，如穿刺、冷敷或加压包扎；对于较大的血肿，需在无菌手术条件下进行清理。对于直径 3 cm 以内的小范围表浅皮肤坏死，通过清创换药，多能自行愈合；对大范围的表浅皮肤坏死，需行二期皮肤移植；对膝前软组织全层坏死露出假体者，需通过皮肤筋膜瓣或皮肤肌肉瓣转移重建，其中以腓肠肌内侧皮瓣较为常用，其优点是体积大、旋转余地较大等，可很好地覆盖髌韧带及胫骨结节处的皮肤和软组织缺损。

（十）DVT

DVT 是人工膝关节置换术后最严重的并发症之一，并可继发危及生命的肺栓塞（pulmonary embolism，PE）。

国内 TKA 后未行预防性抗凝治疗的患者的 DVT 发生率为 30.8% ~ 58.2%；但接受了规律的预防治疗后，TKA 后 DVT 的发生率可降至 3.19%，PE 的发生率约为 0.17%。

TKA 后 DVT 和 PE 的发生率与下列因素有关：①应用止血带、长时间屈膝位操作、术后局部肿胀及肢体活动减少等，引起下肢静脉血流淤滞；使用止血带和屈膝位操作使得人工膝关节置换术后 DVT 和 PE 的发生率明显高于人工髋关节置换术；②骨水泥热聚合反应、手术操作损伤局部血管内皮，激活多种与凝血机制有关的组织因子；

③术后抗凝血酶原降低，内源性纤维蛋白溶解系统受到抑制。年龄超过40岁的女性患者、肥胖、静脉曲张、有吸烟史及糖尿病、冠心病的患者更易于发生DVT。

DVT和PE常表现为下肢肢体肿胀、疼痛、浅表静脉曲张，当发生肺动脉栓塞时，会出现突发性呼吸困难、咯血、胸闷、胸痛及低氧血症等，严重时可致命，需紧急处理。

为预防DVT和PE的发生，必须从基本预防、物理预防及药物预防方面控制。首先，术中操作轻柔，减少使用止血带的时间；术后抬高患肢，注意围手术期补液等都可以降低DVT和PE的发生率。术后采用足底静脉泵、间歇充气加压装置及梯度压力弹力袜等，利用压力促使下肢静脉血流加速，减少血液淤滞。在药物预防方面的建议包括：①术前停用阿司匹林、氯吡格雷等抗血小板聚集的药物；②手术前12 h使用低分子肝素钠，出血风险增大，不推荐常规使用，术后12 h可皮下注射预防剂量的低分子肝素钠；③其他预防DVT和PE的药物还有磺达肝癸钠、阿哌沙班、达比加群酯、利伐沙班及阿司匹林等；④对高出血风险的患者，推荐采用足底静脉泵、间歇充气加压装置及梯度压力弹力袜预防，不推荐常规行药物预防；⑤药物预防的时间为10～14 d。近年来，建议髋关节置换术后应用抗凝药物28～35 d。

六、踝关节置换术的并发症

目前对于踝关节骨性关节炎选择踝关节置换与踝关节融合术仍有争议，主要原因是踝关节置换术后并发症较多、假体技术仍不够成熟等。

踝关节置换的主要并发症有假体松动及下沉、僵硬性疼痛、力线异常、假体周围骨折、假体周围感染等。

(一)假体松动及下沉

假体无菌性松动及下沉是踝关节置换术后翻修的最主要原因。无菌性松动和下沉的原因主要包括骨质长入不足、骨质量的下降、关节置换后的负重异常及关节内剪切力的增加等。某些假体在最初制造的时候仅在光滑的底层上使用单层的羟基磷灰石涂层，被认为是可能导致假体无菌性松动的危险因素。

在制订翻修手术方案时，首先要拍摄标准的三平面的负重位平片和Saltzman后足力线位平片来评估后足力线。对骨缺损常规行CT或者SPECT来进行有效的评估。踝关节置换术后的翻修手术有2个方式：一期治疗和分期治疗。对移除松动的假体部件和彻底清理之后剩余骨量较充分的患者，应进行一期翻修治疗，对胫骨假体进行翻修(增厚的胫骨部件可以恢复到正常关节间隙水平)和/或对距骨假体进行翻修。对于距骨上植骨较为困难且距下关节存在明显的退行性变的患者，可行结合植骨的分期治疗，同期行距下关节融合，对植骨块可用较长的、能同时固定至跟骨的螺钉来固定。

(二)进展性畸形

对于踝关节置换术后有进展性畸形的患者，建议行踝上和/或踝下水平适当的截骨。当存在进展性外翻畸形时，应当进行内侧踝上闭合楔形截骨，截骨时建议过度纠正 2°~4°，必要时可进行腓骨的纠正性截骨；踝下水平的外翻畸形可以通过跟骨的内移截骨来纠正。当存在前足和中足外展畸形时，可行跟骨外侧柱延长截骨来纠正。当存在进展性内翻畸形时，可行内侧踝上开放楔形截骨或者外侧闭合楔形截骨。当畸形角度大于 10°时，外侧入路是首选。踝下水平内翻畸形可以通过跟骨 Dwyer 截骨或者"Z"形截骨来纠正。

当临床表现及影像学表现均提示假体松动且同时存在无法处理的畸形和/或韧带不稳定时，踝关节融合术是最为可靠的替代治疗方案。

（三）聚乙烯衬垫磨损

对于两部件及三部件踝关节置换，聚乙烯衬垫过度磨损或者失效均需手术翻修。踝关节假体产生的磨损颗粒和髋关节、膝关节假体产生的磨损颗粒相同，磨损颗粒产生异物反应可导致假体周围骨质溶解。

力线正常的踝关节翻修手术，包括替换受损或者断裂的衬垫、清理囊性病变、必要时进行自体或者异体植骨；当存在显著的假体周围骨溶解时，术中应该检查假体稳定性，必要时行翻修手术。如果由于力线异常造成假体部件之间应力的不平衡，最终导致衬垫过度磨损和失效，那么纠正力线的手术就是必需的。

（四）假体周围感染

踝关节置换术后切口愈合和感染发病率的报道较少，深部感染的发病率为 0~7.1%。总体来说，踝关节假体周围感染的治疗与全髋、全膝关节置换术后假体周围感染的治疗相似。对于早期浅表伤口问题，局部的处理措施包括常规的更换敷料、给予预防性抗生素。对于持续性伤口流脓者，必须进行手术切开及彻底清创，若需要进行术中组织活检，则术前和术中应该避免使用抗生素。对于接受三部件假体踝关节置换的患者，应进行衬垫更换，同时使用声波降解法处理生物膜。如果一期由于软组织或者皮肤缺损无法关闭窗口，局部皮瓣覆盖是一个很好的选择。对晚期深部感染的患者，应该进行分期治疗，首先移除所有的假体部件，对感染的组织进行彻底清创，之后植入抗生素骨水泥，进行抗生素治疗，直到假体周围感染得到根治；二期进行踝关节融合术，可以应用髓内针、前方双钢板系统、后方钢板、外固定架或者多种固定方式组合应用。

（五）假体周围骨折

踝关节置换术后假体周围骨折的报道较少，大多数关于踝关节置换后假体周围骨折的治疗仍是个案报道，或者在大宗病例踝关节置换报道中缺乏假体周围骨折的具体注释说明。

踝关节假体周围骨折包括以下几个方面。

（1）骨折时间：术中、术后早期、术后远期发生骨折。

（2）骨折原因：医源性（术中）、应力性骨折，或者创伤性骨折（少见）。

（3）骨折位置：内踝、外踝，或者胫骨远端骨折。

（4）假体稳定性：假体稳定、假体不稳定，包括（或不包括）假体脱位或者下沉。

术中踝关节假体周围骨折的发病率为 10% ~ 38% 。最常见的原因包括暴露不足时截骨锯的不精确使用、器械不匹配、假体部件的规格不匹配。术中假体周围骨折一期行解剖复位内固定术。对术中内踝骨折可使用空心钉或者钢板进行固定，对外踝骨折可使用钢板固定。对部分无移位应力性骨折可以进行非手术治疗，其对于远期疗效无明显影响。建议术中预防性使用克氏针临时固定来预防骨折，但是往往预防性使用克氏针固定后仍然会出现假体周围骨折。

术后早期踝关节假体周围骨折主要是内踝骨折。术中内侧不精确的截骨会明显减弱内踝的稳定性，从而导致内踝骨折。当内踝骨折无明显的移位时，通过助行器延长制动时间进行非手术治疗为首选；当内踝骨折明显移位时，解剖复位内固定术为首选。

术后晚期踝关节假体周围骨折主要由于应力性原因发生骨折，需要临床和影像学两方面详细分析后足力线，同时评估假体的稳定性。若后足力线异常，单纯假体翻修手术和骨折固定术远期临床疗效不佳，需要同时进行跟骨和/或踝上截骨来纠正。创伤性假体周围骨折较少见，首先通过临床和影像学评估假体的稳定性及是否存在感染；对于不合并假体松动及不稳定的患者，遵循骨折内固定接骨的骨折治疗原则对骨折进行复位和固定。

（六）力线异常

对于部分踝关节置换的患者，术前下肢力线异常，如果不能很好地纠正，术后假体的失败率会相对较高。

（七）其他并发症

其他并发症包括浅表伤口并发症，深部感染，僵硬性疼痛，残余疼痛，邻近关节炎，如距舟关节炎、距下关节炎等。

参考文献

［1］BARG A，WIMMER M D，WIEWIORSKI M，et al. Total ankle replacement［J］. Dtsch Arztebl Int，2015，112(11)：177 - 184.

［2］CARR A J，ROBERTSSON O，GRAVES S，et al. Knee replacement［J］. The Lancet，2012，379(9823)：1331 - 1340.

［3］DAMERT H G. Total wrist arthroplasty - a review［J］. Orthopade，2019，48(05)：402 - 412.

［4］DAMERT H G，KOBER M，Mehling I. Revision surgery after total wrist arthroplasty［J］. Orthopade，2020，49(09)：797 - 807.

［5］FOSSATI C，VITALE M，FORIN V T，et al. Management of painful shoulder arthroplasty：A narrative review［J］. Pain Ther，2020，9(02)：427 - 439.

［6］LORBACH O. Anatomical total shoulder replacement in glenohumeral osteoarthritis：Indications，current implants，and clinical results［J］. Orthopade，2018，47(05)：383 - 389.

［7］MA J X, XU Y Q. The instability of wrist joint and total wrist replacement［J］. Chin J Traumatol, 2016, 19（01）: 49 – 51.

［8］MC BEATH R, OSTERMAN A L. Total wrist arthroplasty［J］. Hand Clin, 2012, 28（04）: 595 – 609.

［9］PANDYA J, JOHNSON T, LOW A K. Shoulder replacement for osteoarthritis: A review of surgical management［J］. Maturitas, 2018, 108: 71 – 76.

［10］PRICE A J, ALVAND A, TROELSEN A, et al. Knee replacement［J］. The Lancet, 2018, 392（10158）: 1672 – 1682.

［11］SHANE A, SAHLI H. Total Ankle Replacement Options［J］. Clin Podiatr Med Surg, 2019, 36（04）: 597 – 607.

［12］TAUBER M, MARTETSCHLAGER F. Shoulder Osteoarthritis-pathogenesis, classification, diagnostics and treatment［J］. Orthopade, 2019, 48（09）: 795 – 808.

［13］WASSENAAR D, BUSCH A, WEGNER A, et al. Shoulder arthroplasty［J］. Orthopade, 2021, 50（03）: 245 – 256.

［14］WEISS A P, KAMAL R N, SHULTZ P. Total wrist arthroplasty［J］. J Am Acad Orthop Surg, 2013, 21（03）: 140 – 148.

［15］ZHANG D, CHEN N. Total Elbow Arthroplasty［J］. J Hand Surg Am, 2019, 44（06）: 487 – 495.

（梁文强　王勇平　赵　辉）

第六章　人工关节置换术围手术期康复

人工关节置换术围手术期康复指通过康复评估制订系统化、个体化的康复方案，运用物理疗法、作业治疗、矫形器以及康复训练等综合手段，改善关节功能，加速患者术后康复，提高生活质量，同时缩短住院周期，降低住院费用，减少社会负担。

康复贯穿整个人工关节置换术围手术期。术前合理的康复评估、个体化康复训练，如运动疗法、心肺训练、肌肉力量训练、术前教育、营养干预、心理康复治疗等，不仅可以为手术创造良好的条件，而且将会为术后的快速康复打下坚实的基础。关节置换术后运用物理治疗、作业治疗、辅助器具等康复措施，以最大程度地提高关节置换患者术后的运动功能和日常生活能力，最大程度地降低残疾和残障的程度，提高生活质量。

第一节　人工关节置换术术前康复

大量的临床研究证明，进行手术前预康复的患者，关节置换术后的活动度、功能评分及疼痛评分都明显优于未进行术前康复的患者。因此，术前预康复不仅没有推迟患者的手术时间，延长患者的住院周期，反而可以极大地提高手术的成功率，缩短患者的康复过程与恢复时间。

人工关节置换术术前康复主要包括康复评估、运动治疗、心肺功能训练、作业治疗、营养干预、睡眠管理、心理康复等。

一、康复评估

康复评估又称康复评价，有别于疾病诊断。康复评估不是寻找疾病的病因和诊断，而是客观地评价功能障碍的性质、部位、严重程度、发展趋势、预后和转归。康复评估是康复治疗的基础，没有评估就无法规划治疗，无法评价治疗效果。

康复评估一般分为初期、中期、末期评估。术前康复评估的主要目的：①对患者的身体功能、家庭状况、社会环境等进行收集，掌握患者功能障碍的内容；②对患者的身体功能及残存能力进行量化；③分析患者功能障碍的程度与正常标准的差别；④为制订康复治疗方案提供依据；⑤为判定康复治疗的效果提供客观指标；⑥为残疾等级的划分和复归社会目标的实现提供依据。术前康复评估的主要内容包括肌力评估、关节活动度评估、疼痛评估、协调与平衡功能评估、日常生活活动能力评估、步态分析、心肺功能评估、情绪评估、社会生活能力评估、生活质量评估及就业能力评估等。

二、运动治疗

进行人工关节置换术前的运动治疗主要包括肌肉力量训练、平衡训练及关节活动度训练等。

(一)肌肉力量训练

肌肉力量是关节平衡及稳定的基础。肌肉力量训练应从手术前开始，并一直持续到手术后功能康复。术前肌肉力量训练主要是增强神经对肌肉的控制能力，为术后力量训练打下基础。术前肌肉力量训练一般不会增加关节疾病所导致的疼痛，反而可以减轻术后肌肉萎缩，从而加快患者的康复进程，同时，术前肌肉力量训练可以有效促进术后肌肉力量训练。

(二)平衡训练

人在日常活动中要靠前庭系统、视觉系统和本体感觉系统(即"平衡三联")来维持身体平衡。而对于进行人工关节置换术的患者(尤其是行下肢关节置换的患者)，因为手术本身会不可避免地使患者置换关节的本体感觉系统受到破坏，必定会引起患者不同程度的平衡能力的下降，所以有必要将患者的平衡训练贯穿始终。

(三)关节活动度训练

关节的基本功能就是运动，因此关节活动度训练是人工关节置换的重要内容之一。关节活动度训练也应当从术前开始，牵张关节周围软组织，以减少手术中的松解量，减少手术中不可避免的损伤，降低手术中血管神经损伤并发症的发生，为术后的康复训练提供良好的条件。

三、心肺功能训练

进行人工关节置换术前，呼吸系统控制的总体目标是控制原发病、排除和预防肺部感染、实现有效的血气交换及保障重要器官的功能。其具体目标为：①体温正常；②无急性上呼吸道感染症状；③无或偶有咳嗽，无痰或有少量白色黏液痰；④在吸空气状态下的氧分压(PaO_2)≥70 mmHg、二氧化碳分压(PCO_2)<50 mmHg、氧饱和度(SO_2)>90%。术前最重要的评估是判断并存疾病处于何种状态及是否能够耐受手术，并根据患者的病情评估围手术期的风险与效益比，制订必须准备的措施，确定最佳的手术时机。

(一)康复评估

1. 肺功能检查

对于合并慢性阻塞性肺疾病、哮喘等肺部疾病的患者，或者有吸烟史和颗粒暴露史且存在相关呼吸道症状的35岁以上人群，可通过肺功能检查辅助诊断、进行病情监测和评估严重程度，FEV_1/FVC 和呼气峰值流量(peak expiratory flow rate，PEF)是常用的核心项目。若检查提示肺功能减弱，则预示患者存在术后通气不足或咳痰困难等风险，提示有严重的术后肺部并发症(如术后坠积性肺炎、肺不张及呼吸衰竭)的风险。

2. 呼吸功能评价量表

相较于肺功能检查，一些关于呼吸困难的评分方法，如改良英国医学研究委员会呼吸问卷(modified medical research council，mMRC)中的呼吸困难指数在临床上更简单易行，且研究表明它们与肺功能检查的结果有相关性。mMRC 根据患者出现气短时的活动程度将呼吸困难分为 0～4 级：0 级为轻度呼吸困难；1 级为中度呼吸困难；2 级为重度呼吸困难；3、4 级为极重度呼吸困难(表 6-1)。一般 0、1 级呼吸困难可按期手术，2 级呼吸困难围手术期需强化呼吸功能锻炼，持续吸氧，以预防肺部并发症发生。3、4 级呼吸困难预示术后可能出现严重的呼吸系统并发症，应待患者呼吸状况改善后再择期进行手术。

表 6-1 mMRC 呼吸困难指数

分级	表现
0 级	仅在费力运动时出现呼吸困难
1 级	平地快步行走或步行爬小坡时出现气短
2 级	由于气短，平地行走时比同龄人慢或者需要停下来休息
3 级	在平地行走 100 m 左右或数分钟后需要停下来喘气
4 级	严重呼吸困难以至于不能离家，或在穿、脱衣服时出现呼吸困难

3. 六分钟步行试验(6 minute walking test，6MWT)

6MWT 用于评定慢性心力衰竭患者的运动耐力。测量时要求患者在平直走廊里尽可能快地行走，测定 6 min 的步行距离。若 6 min 的步行距离 <150 m，则表明为重度心功能不全；若 6 min 的步行距离为 150～425 m，则表明为中度心功能不全；若 6 min 的步行距离为 426～550 m，则表明为轻度心功能不全。

(二)康复治疗

1. 术前宣教

术前对患者进行集体或个体宣传教育，告知呼吸系统疾病和肺功能障碍对围手术期的危害，告知可能出现并存疾病加重或肺部并发症的处理预案，缓解其焦虑、紧张情绪，增强其依从性，实现加速康复。

2. 戒烟

吸烟可导致呼吸道分泌物增多，易引发呼吸道感染。术前吸烟者感染、血肿及伤口并发症的发生率都显著增加。建议患者术前戒烟 2～4 周。

3. 体位和咳嗽、排痰训练

术前教会患者保持站立或静坐，行遮面咳嗽、排痰训练。通过站立或静坐，可使膈肌下移，胸腔容积增大，通气功能改善；通过遮面咳嗽、排痰训练，可将呼吸道内的分泌物排出体外，防止因分泌物淤积而滋养细菌和阻塞气道，同时进行痰培养，以排除肺部感染。

4. 肺康复训练

通过术前呼吸训练可改善患者的通气功能，促进肺部清洁，提高患者的呼吸功能和心肺耐力，降低肺部并发症的发生率，实现加速康复。

对于年龄大于 75 岁的老年人，或患有慢性呼吸道疾病（如慢性阻塞性肺疾病、哮喘、慢性支气管炎和支气管扩张症等）及影响胸廓运动疾病（如强直性脊柱炎、类风湿关节炎、胸廓严重畸形和肥胖等）的患者，均建议进行术前个体化肺康复训练。常用的方法有：①吹笛式呼吸（吹气球）；②缩唇呼吸，增强肺内气体排出，减少肺内残气量，吸/呼值为 1:2 或 1:3；③爬楼训练或 6MWT，既可作为肺康复训练的方法，也可作为患者肺部功能评价的指标，临床应用简单广泛。

四、作业治疗

作业治疗是根据患者的功能障碍和康复目标，采取有针对性的日常生活活动、娱乐活动、职业劳动、认知活动，对患者进行反复训练，以缓解症状，改善躯体功能和心理状态，提高生活质量，最大程度地恢复正常的家庭生活和社会生活。

对于接受关节置换的患者来说，人体内的每个关节的功能是不同的。膝关节置换术、髋关节置换术的主要目的是恢复无痛的步行能力，因此在术前条件允许时，应根据患者的日常生活及工作中的步行状态，制订个性化的合理的康复目标及作业治疗方案；上肢各个关节都是为发挥手的功能而存在，因此行上肢各个关节置换术前，除进行相应关节的训练外，还要将恢复手功能放在首要的位置。

五、营养干预

良好的营养状态是维持人体正常生命活动的保障。当人体经历手术、创伤和感染后会发生一系列的反应，对营养的需求量会增加；同时，因疾病或治疗的原因，部分患者无法正常进食或需要禁食，导致了营养的摄入不足，均会造成机体营养缺乏，甚至发生营养不良，会严重影响患者围手术期的康复。

及时有效的营养支持能够提供人体所需的各种营养素，改善围手术期的营养状态。

术前营养干预的基本原则有以下几点。①高蛋白饮食：外科患者必须摄取足够的蛋白质。如果饮食中缺乏蛋白质，就会引起营养不良性水肿，对术后的伤口愈合及病情的恢复不利。高蛋白饮食可以纠正因某些疾病引起的蛋白质过度消耗，减少术后并发症，使患者尽快康复。②高碳水化合物饮食：高碳水化合物饮食可供给足够的热能，减少蛋白质的消耗，防止低血糖的发生，保护肝细胞免受麻醉剂的损害，增加机体抵抗力，弥补术后进食不足时对热能的消耗。③补充足够的维生素：维生素 C 可降低毛细血管的通透性，减少出血，促进组织再生及伤口愈合；维生素 K 主要参与凝血过程，可减少术中及术后出血；当 B 族维生素缺乏时，会引起代谢障碍，影响伤口愈合和耐受力；维生素 A 可促进组织再生，加速伤口愈合，因此术前一定要多吃富含维生素 A 的水果、蔬菜。

六、睡眠管理

失眠症状的改善可明显缓解术后疼痛，促进早期下地活动及功能锻炼，提高患者的舒适度及满意度。

七、心理康复

心理康复的重要性在于通过语言治疗等方法，缓解患者对手术的焦虑与恐惧，增强患者对治疗的信心，通过与家属的共同努力，使患者重新恢复正常的生活和工作。

第二节　人工关节置换术术后康复

人工关节置换术术后的康复措施包括物理治疗（如运动疗法和物理因子疗法）、作业疗法及呼吸训练等，这些康复措施的综合使用可最大程度地提高关节置换患者术后的运动功能和日常生活能力，提高生活质量，最大程度地降低残疾、残障的程度。

一、物理治疗

物理治疗包括运动疗法和物理因子疗法，是通过治疗以恢复或重建躯体功能的一种治疗技术。运动疗法指借助手法操作或相应的器械治疗，采用主动运动或被动运动手段来改善相应部位的功能或关节的功能。常用的运动疗法包括关节活动度训练、关节松动技术、肌力训练、牵伸训练、平衡训练、呼吸训练等。物理因子治疗是指利用电、光、声、磁、冷、热、水、力等物理因子来预防和治疗疾病的方法。

（一）运动疗法

在生物力学和神经发育学理论的基础上，借助手法操作或相应的器械治疗，重点强调在患者全康复周期的主动参与。依据患者临床状况和功能状况的评估结果，个体化制订运动处方、运动治疗项目、运动量及注意事项。

运动疗法根据患者的各个阶段的具体功能状况和治疗目的可分为以下几类。①耐力性项目：是以提高患者全身耐力、改善心肺功能为目的的训练方法，如健身跑、游泳、登山、爬楼梯等。②力量性项目：是以通过力量性训练来增加肌肉力量为目的的训练方法，如各种抗阻力训练（弹力带、沙袋、哑铃、拉力器等），主要适用于在关节置换术后增强弱化肌肌肉力量训练。③放松性项目：是以放松肌肉和调节神经为主要目的的训练方法，如医疗步行、医疗体操、气功等，多适用于接受置换术后伴有老年性骨质疏松、心血管和呼吸系统疾患的患者。④矫正性项目：是以纠正恢复关节解剖结构、减少代偿为目的的训练方法，如长期膝骨性关节炎导致下肢乃至脊柱力线发生改变等。

1. 关节活动度训练

关节活动度训练根据是否借助外力可分为主动运动、主动助力运动和被动运动3种；根据是否使用器械可分为徒手运动和器械运动2种。

被动关节活动度训练：当接受关节置换术后患者不能通过主动运动来活动肢体时，为避免和预防关节挛缩、肌肉萎缩、骨质疏松、心肺功能降低等并发症，需进行被动关节活动度训练。

主动助力关节活动度训练是指患者能够主动收缩肌肉，完成关节运动弧。患者术后为恢复关节活动的范围及肌力可选择适当体位进行关节主动运动训练；对于肌力较弱(低于3级)者采用主动助力关节活动度训练或减重体位下的主动助力关节活动度训练，如关节置换术后关节部位处于制动阶段，为保持其相邻关节的功能，可进行临近关节的主动训练，防止相邻关节挛缩和肌肉萎缩。

(1)徒手运动：患者自身或在治疗师帮助下完成关节运动，以维持和增大关节活动范围的训练方法。

1)适应证：①力学因素所致的软组织挛缩与粘连、疼痛及肌痉挛；②神经性疾病所致的关节活动范围减小和受限；③不能主动活动(如昏迷、完全卧床等)者

2)禁忌证：①各种原因所致的关节不稳定、关节内未完全愈合的骨折、关节急性炎症；②外伤所致的肿胀；③骨关节结核；④骨肿瘤。

3)操作方法与步骤：①患者取舒适、放松的体位，充分放松肢体；②按病情确定运动顺序，由近端到远端(如由肩到肘或由髋到膝)的顺序有利于瘫痪肌的恢复，由远端到近端(如由手到肘或由足到膝)的顺序有利于促进肢体血液和淋巴回流；③固定肢体近端，托住肢体远端，避免替代运动；④动作缓慢、柔和、平稳、有节律，避免冲击性运动和暴力；⑤操作应在无痛范围内进行，活动范围逐渐增大，以免导致损伤；⑥用于增大关节活动范围的被动运动可出现酸痛或轻微的疼痛，但可耐受，不应引起肌肉明显的反射性痉挛或训练后持续疼痛；⑦从单关节开始，逐渐过渡到多关节，不仅有单方向，而且有多方向的被动活动；⑧当患者感觉功能不正常时，应在有经验的治疗师的指导下完成被动运动；⑨每一动作重复10~30次，2~3次/天。

4)注意事项：①患者应在舒适体位下进行徒手运动，并尽量放松，必要时脱去妨碍治疗的衣物或固定物；②应在无痛或轻微疼痛、患者能忍受的范围内进行训练，避免使用暴力，以免发生组织损伤；③当有感觉功能障碍者进行关节活动范围训练时，应在有经验的治疗师的指导下进行；④当进行多个关节活动范围训练时，可按照从远端向近端的顺序，对每个关节进行训练，或对数个关节一起进行训练。

(2)器械运动：指利用专用器械使关节进行持续较长时间缓慢被动运动的训练方法。

1)适应证：①四肢骨折切开复位内固定术后；②关节成形术、人工关节置换术、关节韧带重建术后；③滑膜切除术后；④各类关节炎、关节挛缩粘连松解术后等。

2)禁忌证：对正在愈合的组织，不宜使用或谨慎使用器械运动。

3)设备与用具：对不同关节进行持续被动运动训练，可选用各关节专用的持续被动运动训练器械，包括针对下肢、上肢甚至手指的专门训练器械。

4)操作方法与步骤：①从开始训练的时间的角度来看，可在术后即刻进行，即便当手术部位敷料较厚时，也应在术后3d内开始；②将要训练的肢体放置在训练器械的托架上并固定；③开机，选择活动范围、运动速度和训练时间；④从关节活动范围的角度来看，通常术后即刻在20°~30°的短弧范围内训练，关节活动范围可根据患者的耐受程度逐日渐增，直至最大的关节活动范围；⑤从运动速度的角度来看，开始时的

运动速度为每 1~2 min 一个运动周期;⑥从训练时间的角度来看,根据不同的程序,使用的训练时间不同,每次训练 1~2 h,也可连续训练更长时间,根据患者的耐受程度选定,1~3 次/天;⑦训练中密切观察患者的反应及持续被动运动训练器械的运转情况;⑧训练结束后,关机,将肢体从训练器械的托架上放下。

5)注意事项:①术后伤口内如有引流管,要注意运动时不要影响引流管;②手术切口如与肢体长轴垂直,则早期不宜采用器械被动关节活动训练,以免影响伤口愈合;③训练中如同时使用抗凝治疗,则应适当减少训练时间,以免出现局部血肿;④训练程序的设定应根据外科手术方式、患者反应及身体情况加以调整。

2. 关节松动术

关节松动术是指治疗者在患者关节活动允许的范围内完成的手法操作技术,以治疗关节功能障碍,如僵硬、可逆的关节活动度受限和疼痛,就属于被动运动范畴。

将关节的生理运动和附属运动作为治疗手段,在关节活动允许的范围内完成。关节的生理运动是指关节在自身生理允许的范围内的运动,如屈、伸、内收、外展、旋转等,通常为主动运动。关节的生理运动范围体现了关节的特性和运动功能。当用生理运动做关节松动治疗时,关节活动的范围要达到正常的 60% 才可以应用。关节的附属运动是关节在生理范围之外、解剖结构范围之内进行的运动,它不能主动完成,需通过他人或对侧肢体的帮助才能完成。

关节松动手法根据澳大利亚的麦特兰德分级可分为 4 级。Ⅰ级治疗者在关节活动的起始端,小范围、节律性地来回推动关节;Ⅱ级治疗者在关节活动允许的范围内,大范围、节律性地来回推动关节,但不接触关节活动的起始端和终末端;Ⅲ级治疗者在关节活动允许的范围内,大范围、节律性地来回推动关节,每次均接触到关节活动的终末端,并能感觉到关节周围软组织的紧张;Ⅳ级治疗者在关节活动的终末端,小范围、节律性地来回推动关节,每次均接触到关节活动的终末端,并能感觉到关节周围软组织的紧张。Ⅰ、Ⅱ级用于治疗因疼痛引起的关节活动受限;Ⅲ级用于治疗关节疼痛并伴有僵硬的关节活动受限;Ⅳ级用于治疗因周围组织粘连、挛缩而引起的关节活动受限。分级手法应随着关节可活动范围的大小与变化加以选择应用。

(1)适应证:包括以下几点。

1)力学因素(非神经疾患)引起的关节疼痛、肌肉紧张及痉挛。

2)可逆性关节活动降低。

3)进行性关节活动受限

4)功能性关节制动。

(2)禁忌证:包括以下几点。

1)关节松弛或习惯性脱位。

2)关节因外伤或疾病引起肿胀(渗出增加)。

3)关节的急性炎症。

4)关节部位的恶性肿瘤或结核。

5)未愈合的关节内骨折。

（3）操作方法与步骤：包括以下几点。

1）患者体位：应处于舒适、放松、无痛的体位。治疗肩关节多取卧位，治疗肘、前臂、腕及手部关节多取坐位。

2）治疗师体位：尽可能地靠近接受治疗的关节，便于操作；尽量暴露所治疗的关节并使其放松，以达到关节最大范围松动的目的。

3）治疗前评估：进行手法操作前，先评估存在的问题（如疼痛、僵硬），根据问题主次选择有针对性的手法。当疼痛和僵硬同时存在时，一般先用小级别手法（Ⅰ、Ⅱ级）缓解疼痛，再用大级别手法（Ⅲ、Ⅳ级）改善活动。

（4）注意事项：包括以下几点。

1）操作时与其他改善关节活动的技术（如肌肉牵拉技术及肌力训练技术）结合使用，才能提高整体治疗的效果。

2）治疗中应不断询问患者的感觉，根据患者的反馈来调节手法强度。

3）治疗后轻微的疼痛，多为正常的治疗反应，其通常在 4～6 h 后消失；如第 2 天仍未消失或较之前加重，则提示手法强度太大，应调整强度或暂停治疗 1 d；如果经 3～5 次的正规治疗后症状仍无缓解或反而加重，则应重新评估，调整治疗方案。

3. 肌肉力量训练

肌力弱化、肌肉萎缩是关节置换患者最常见的问题之一。肌力恢复也是关节置换患者术后上、下肢各关节进行平衡稳定性、负重、步行及日常生活等能力恢复的基础。根据关节置换不同部位、肌肉弱化的不同程度及手术创伤入路方式等特点，术后对患者肌力的恢复也采取不同的方式。

肌力训练主要是根据超量负荷的原理，通过肌肉的主动收缩来改善或增强肌力。增强肌力的方法很多，根据肌肉的收缩方式可以分为等长运动和等张运动；根据是否施加阻力可以分为非抗阻力运动和抗阻力运动。非抗阻力运动包括主动运动和主动助力运动；抗阻力运动包括等张性（向心性、离心性）、等长性、等速性抗阻力运动。

肌力训练的原则具体包括以下几点。①阻力原则：为使肌力增强，进行肌肉活动训练时必须达到一定的阻力。②超常负荷原则：在训练中，应使肌肉的负荷超过日常的活动，否则将不能改善肌力。③训练次数宜多的原则：为达到增强肌力的目的，一次的收缩训练往往是不够的，若患者无明显不适，则训练的次数宜多不宜少。④训练至疲劳但不过度疲劳的原则：如训练有充分时间且出于高度自愿，则训练应一直进行到出现疲劳感为止。

（1）徒手肌力训练：是由治疗师施加阻力或患者利用自身重力提供阻力的动态或静态主动抗阻训练。

1）适应证：肌力较弱（4 级或更低）的患者。

2）禁忌证：①关节不稳；②新发骨折或骨折未完全愈合；③急性炎症或感染（红肿）；④关节活动或肌肉延展时有剧痛、血肿；⑤骨关节肿瘤；⑥全身情况较差、病情不稳定者。

3）操作方法与步骤：①根据患者功能受限的程度，确定适宜的抗阻运动形式和运动量；②患者取舒适体位，尽最大努力在无痛范围内完成训练；③将阻力置于肢体远端，避免替代运动；④逐渐增加运动强度或抗阻力；⑤训练中应给予有力的语言指令，增加训练效果；⑥每一运动可重复8~10次，间隔适当休息，逐渐增加训练次数。

4）注意事项：①注意正确的阻力方向，固定相关肢体；②训练时应避免用力憋气，尽量选择准确、适宜的阻力负荷，在无痛和轻度疼痛的范围内进行训练；③训练前使患者了解训练的作用和意义，调动患者的主观努力程度，训练中经常给予语言鼓励并显示训练的效果，以提高患者的信心和积极性；④神经系统疾病的早期可进行肌力训练，需严格控制总的运动量；⑤恢复期或后遗症期，可继续进行肌力训练，以特定肌肉肌力训练或闭链运动的方式进行。

（2）等长肌力训练：当肌肉收缩时，肌肉张力改变，而肌肉长度不产生明显变化或关节运动的静态抗阻运动。

1）适应证：肌力较弱（3级或更低）的患者。

2）禁忌证：①急性炎症或感染（红肿）；②关节活动或肌肉延展时有剧痛、血肿；③骨关节肿瘤；④心血管疾病不稳定期；⑤全身情况较差、病情不稳定者。

3）设备与用具：沙袋、哑铃、实心球、弹性阻力装置、等长训练装置等。

4）操作方法与步骤：具体如下。①患者处于适宜体位，选择适当的阻力装置。②确定肌力训练的目标，设定运动强度。若以增强肌力为目的，则取60%~80%的最大收缩力量，或相同的阻力负荷进行6~10 s的收缩，每次动作间休息2 s；若以增强肌肉耐力为目的，则取20%~30%的最大等长收缩阻力，进行逐渐延长时间的等长收缩练习，直至出现肌肉疲劳为止，1次/日，每周练习3~5 d。

5）注意事项：①选择多个不诱发疼痛的关节角度作为训练点，以避开诱发疼痛的关节角度；②逐渐收缩或放松肌肉，防止诱发损伤。

（3）等张肌力训练：进行等张肌力训练时，作用于肌肉上的阻力负荷恒定，产生关节运动，借以提高动态肌力或肌肉耐力。等张肌力训练包括向心性肌力训练和离心性肌力训练。肌肉主动缩短，使两端相互靠近为向心性肌力训练；肌肉在收缩时逐渐延长，致使其两端相互分离为离心性肌力训练。

1）适应证：由制动、运动减少或其他原因引起的肌肉失用性肌萎缩；由肌肉病变引起的肌萎缩；由神经病变引起的肌肉功能障碍；由关节疾病或损伤引起的肌力减弱、肌肉功能障碍；健康者或运动员的肌力训练。

2）禁忌证：①关节不稳；②新发骨折或骨折未完全愈合；③急性炎症或感染（红肿）；④关节活动或肌肉延展时有剧痛、血肿；⑤骨关节肿瘤；⑥全身情况较差、病情不稳定者。

3）设备与用具：沙袋、哑铃、弹性阻力装置、墙壁拉力器、滑轮系统、等张力矩臂组件（如股四头肌训练器等）、可变阻力装置或专用的肌力训练器等。

4）操作方法与步骤：①患者处于适宜体位，选择适当的阻力装置，固定体位和阻力装置，嘱患者完成相应的运动动作。②确定肌力训练目标，选择适宜的运动强度。若以增强肌力为目的，则以渐进抗阻训练法为例，先测定重复10次运动的最大负荷，称为 10 RM 值。用 10 RM 的 1/2 运动强度训练，重复 10 次，间歇 30 s；再以 10 RM 的 75% 运动强度重复训练 10 次，间歇 30 s；再进行 10 RM 的 100% 运动强度，重复尽可能多次，2 或 3 周后根据患者的情况适当调整 10 RM 的量。训练频率：1 次／日，每周训练 3 或 4 次，持续数周。若以增强肌肉耐力为目的，则用 10 RM 的 50% 量作为训练强度，每组练习 10~20 次，重复 3 组，每组间隔 1 min。

5）注意事项：①对于关节损伤、骨质疏松或严重心血管疾病患者，不宜进行10 RM测试和最大抗阻训练；②注意鉴别增强肌肉力量或肌肉耐力的运动量控制，当增强肌肉耐力时，增加运动负荷，应选择延长运动时间，增加运动次数的轻阻力运动；③严密观察进行等张肌力训练时的心血管反应，尤其是离心运动时。

（4）等速肌力训练：指在专门的等速训练器上获得恒定的角速度，即训练中运动速度不变，但遇到的阻力随用力程度的不同而变化，以使运动肢体的肌张力保持最佳状态的肌力训练方法。

1）适应证：由制动、运动减少或其他原因引起的肌肉失用性萎缩；由肌肉病变引起的肌萎缩；由神经病变引起的肌肉功能障碍；由关节疾病或损伤引起的肌力减弱、肌肉功能障碍；健康者或运动员的肌力训练。

2）禁忌证：①关节不稳；②新发骨折或骨折未完全愈合；③急性炎症或感染（红肿）；④关节活动或肌肉延展时有剧痛、血肿；⑤骨关节肿瘤；⑥全身情况较差、病情不稳定者。

3）设备与用具：等速训练仪。

4）操作方法与步骤：具体如下。①训练前根据训练要求，安装相应的训练器械；②摆放患者体位，对患者进行良好固定；③在关节活动角度设定方面，通常可设定全关节活动角度，对于肌肉、肌腱、韧带愈合早期，关节术后或关节病变时则宜选择限定关节的活动范围；④训练分为等速向心训练和等速离心训练，运动速度通常包括 60°/s、120°/s、180°/s、240°/s，可根据训练的需要将最高速度增加至 720°/s，也可将训练程序设为 8~10 个速度进行，以 20°/s 或 30°/s 的速度递增或递减来设定；⑤每个运动速度状态下采用重复 10 次的运动方式，也可根据增强肌肉力量或肌肉耐力来确定运动强度、间歇时间和训练频率等。

5）注意事项：①开展最大负荷等速练习前，应进行低、中等负荷的运动；②开展全角度范围运动前，要先进行小角度活动；③开展离心等速训练前，应先进行向心等速运动，以让患者更好地掌握用力的技巧，因为进行离心运动时，运动的速度往往来源于机械臂而不是患者本人。

4. 牵伸技术

牵伸技术是针对挛缩或短缩软组织的治疗方法，有助于改善或重新获得关节置换术后周围软组织的伸展性，降低肌张力，增加或恢复置换关节的活动范围，预防或纠正关节软组织的挛缩。根据牵伸力量来源、牵伸方式和持续时间的不同，可将牵伸方法分为手法牵伸、器械牵伸和自我牵伸。

（1）适应证：包括以下几点。

1）因软组织粘连、挛缩或疤痕导致软组织失去延展性、关节活动度受限、功能障碍。

2）肌张力增高、软组织短缩。

3）作为整体运动程序的一部分用于预防骨骼肌肉系统损伤。

4）用于激烈运动前后，特别用于减轻运动后的肌肉酸痛。

（2）禁忌证：包括以下几点。

1）骨性的关节活动受限。

2）新发骨折或骨折未完全愈合。

3）急性炎症或感染（红肿）。

4）关节活动或肌肉延展时有剧痛、血肿。

5）继发性的关节过伸或过屈。

（3）设备与用具：沙袋、牵伸带、牵伸支架、滑轮等。

（4）操作方法与步骤：包括以下几点。

1）被动牵伸或助力牵伸：利用徒手或机械器具提供持续或间断的外力，活动幅度超过受限的关节范围，牵伸短缩的肌肉、肌腱（特别是结缔组织）。如果患者感到放松且舒适，则称为被动牵伸；如果患者关节运动超过更大的角度，则称为助力牵伸。

2）自我牵伸：在治疗师的监督和指导下，由患者自己完成牵伸动作，自我牵伸分为静态牵伸和动态牵伸。

（5）注意事项：包括以下几点。

1）低强度、长时间的牵伸能提高组织的耐受性，有利于维持在牵伸后的位置。

2）低强度、长时间的徒手牵伸对患者来说较舒服，能够达到最佳效果。

3）高强度、长间隔的牵伸有利于组织修复和肌肉酸痛的消除。

4）徒手牵伸和自我静态牵伸可选择 15 ~ 30 s，重复 8 次，每天 2 组。

5）避免使用弹跳式牵伸，以免引起张力反弹性增高或拉伤组织。

6）利用器械牵伸，每次可维持 20 ~ 30 min。

5. 平衡训练

行关节置换术后的患者均需要良好的平衡功能来稳定肢体。平衡训练主要是恢复或改善机体平衡的各种练习，术后早期即可开始平衡训练。平衡训练分为肌肉等长收缩时的静态平衡、肌肉等张收缩时的动态平衡。

关节置换术后的平衡训练应遵循平衡训练的基本原则，改善患者术后上、下肢运动的稳定性及协调性，同时预防再次发生跌倒的风险。通过改善患者的平衡功能，有助于运动能力和日常生活能力的提高。

（1）适应证：需要进行平衡训练的患者。

（2）禁忌证：包括以下几点。

1）骨折、关节脱位未愈者。

2）严重的认知损害。

3）严重的疼痛或肌力、肌张力异常而不能维持平衡者。

（3）设备与用具：体操垫、治疗球、泡沫筒、座椅、治疗台、平行杠、平衡板、体重秤、镜子、滑板、踩踏板、平衡仪等。

（4）操作方法与步骤：包括以下几点。

1）坐位平衡训练：具体做法如下。

Ⅰ级平衡：在无外力和身体移动的前提下保持坐姿稳定。

Ⅱ级平衡：患者独立完成身体重心转移，躯干做屈曲、伸展、左右倾斜及旋转运动，并保持坐位平衡。

Ⅲ级平衡：患者抵抗外力以保持身体平衡，当患者双胸抱肘时，治疗者从不同方向推患者，以诱发头部及躯干向正中线的调正反应。

2）立位平衡训练：具体做法如下。

Ⅰ级平衡：在无外力和身体移动的前提下保持站立稳定，开始时两足分开站立，逐步缩小两足间距，以减小支撑面，增加难度。

Ⅱ级平衡：患者在站立姿势下独立完成身体重心转移，躯干做屈曲、伸展、左右倾斜及旋转运动，并保持平衡。

Ⅲ级平衡：在站立姿势下抵抗外力并保持身体平衡，患者可以借助于平衡板或在站立位完成作业训练。

（5）注意事项：包括以下几点。

1）训练难度由易到难；支撑面从稳定到不稳定，逐步缩减支撑面积；训练体位从卧位、坐位到立位，逐渐提高重心；动作从简单到复杂，在保持稳定性的前提下逐步增加头颈运动和躯干运动；从睁眼训练过渡到闭眼训练。

2）训练强度由低到高；训练时间开始较短，逐渐延长，并根据患者的疲劳程度进行调节；训练频率由小到大。

3）从静态平衡训练到动态平衡训练：从静态平衡（Ⅰ级平衡）训练开始，逐渐过渡到自动动态平衡（Ⅱ级平衡）训练、他动动态平衡（Ⅲ级平衡）训练。

6. 综合消肿疗法

目前应用最广泛、效果最为肯定的综合消肿疗法是淋巴水肿治疗法，它包括皮肤护理、手法淋巴引流、压力治疗、弹性绷带包扎、功能锻炼等治疗措施，形成了目前被广泛接受的综合消肿疗法。

淋巴引流主要遵循淋巴回流的路径，采用人工手法按摩进行淋巴引流，将水肿液引流至深部淋巴系统和邻近的淋巴通路排出，从而减轻和消除组织水肿，常用于肿瘤淋巴清扫术后和骨科创伤及疾病后水肿治疗，为早期组织修复和功能恢复创造良好的条件。

关节置换术后因各种原因，患者均伴有不同程度的肢体肿胀，早期康复最主要的目的便是缓解肿胀、疼痛。术后顽固性的肿胀会严重影响机体恢复和康复锻炼，因此临床上常使用综合消肿疗法来改善各类关节置换术后的肿胀。

（二）物理因子疗法

物理因子疗法是利用电、光、声、磁、冷、热、水、力等物理因子来预防和治疗疾病的方法。关节置换患者多伴有不同程度的肌肉萎缩、肌力弱化及术后的疼痛、肿胀、疤痕粘连等，它们都会影响患者术后的康复训练效果。在术后不同时期根据患者不同的功能障碍使用相应的物理因子疗法，可提高关节置换患者术后的运动功能和日常生活能力，提高生活质量。

关节置换术后常用的物理因子治疗方法包括以下几种。①中低频治疗仪：具有缓解术后术区肿胀、疼痛，促进局部血液循环及兴奋神经肌肉组织等作用。②高频治疗仪：如短波、超短波、微波等治疗仪，主要起到改善血液循环、消炎镇痛、加速组织生长修复等作用。③超声波疗法：指频率在 20 kHz 以上的机械振动波，作用于人体时产生温热效应、微细按摩效应、空化效应及多种理化效应，具有促进组织愈合、增加组织伸展性、改善关节僵硬、软化瘢痕、抑制瘢痕增生等作用。④冷疗：应用比人体温度低的物理因子(如冷水、冰块、蒸发等)刺激来达到治疗目的一种物理因子疗法，它所加于人体的低温不会造成组织细胞的损伤。短暂、较深的低温可以兴奋神经系统，过长的低温则作用相反；冷作用于局部可使血管收缩，继而扩张，有利于改善局部血液循环。

这里着重对冷疗的知识进行介绍。

1. 定义

冷疗是指通过降低局部组织的温度来进行治疗的方法。

冷疗的主要生理效应为局部感觉改变、肌肉放松、血管收缩及随之而来的血管舒张。冷疗能够降低周围神经纤维游离神经末梢的兴奋性、疼痛纤维的神经传导速度，从而引发局部镇痛效应。

当冷直接作用于皮肤时，皮肤血管逐渐收缩。当温度接近 10 ℃ 时，血管收缩的程度达到最大；当温度低于 10 ℃ 时，一般在冷疗 15 min 后，血管开始舒张，这可能是源于机体为保持局部温度而引起的脊髓反射，也可能是源于血管 – 神经调节机制发生变化。同时，通过降低肌肉纤维中传入纤维的兴奋所占的比例，可缓解肌肉痉挛。

2. 适应证

冷疗常用于急性软组织损伤(尤其是运动损伤)，以及术后慢性疼痛和水肿，可降低局部组织的急性炎症，如肌筋膜疼痛综合征、腱鞘炎、滑囊炎、骨关节炎的急性发作期(表 6 – 2)。

3. 禁忌证

冷过敏、局部循环障碍、局部皮肤感染、感觉障碍等都是冷疗的禁忌证(表 6 – 2)。

表 6 – 2　冷疗的适应证与禁忌证

适应证	禁忌证
关节术后肢体肿胀	循环障碍
急性损伤	周围血管病
滑囊炎	冷过敏
腱鞘炎	皮肤感觉障碍
肌肉痉挛	开放伤口
肌肉僵硬	局部感染
慢性疼痛	—

4. 注意事项

（1）进行冷疗时应根据患者的全身状况、人体反应性及疾病的性质，分别给以不同剂量。进行冷疗时，医生必须在医嘱上写明种类、水温、水压、部位及治疗时间。操作者必须严格执行医嘱、注意准确性，否则将影响疗效，甚至会导致不良后果。

（2）进行连续冷疗时，因为人体对刺激的反应强度逐渐减弱，所以冷疗刺激必须逐渐增加，如增加或减低水温、延长治疗时间等，但不能机械地增加剂量，而应根据患者的反应来决定冷疗的强度。

（3）若遇有个别对冷敏感者，治疗后皮肤可出现痒痛并呈持久性红肿，则应立即终止治疗。

（4）治疗完毕，患者应休息 30 min。休息的目的在于延长治疗反应。

二、作业疗法

作业疗法是根据患者的功能障碍和康复目标，采用有针对性的日常生活活动、娱乐活动、认知活动和职业劳动，对患者进行反复训练，以缓解症状，改善患者的躯体功能和心理状态，提高生活质量，最大程度地恢复正常家庭生活和社会生活的一种治疗方法。它是通过感觉功能和运动功能的作业训练，增加躯体的感觉功能和运动功能，以改善躯体的活动能力。

关节置换术后常见的日常生活能力训练包括：髋关节置换和膝关节置换术后步行、站立负重能力强化训练；髋关节置换术后患者穿衣、转移、肢体位置摆放等活动训练；肩关节、肘关节、腕关节置换术后梳头、洗漱、穿衣等日常生活能力训练；关节置换术后辅助器具，如助行器、拾物夹、马桶、沙发增高垫的使用等。作业疗法可通过这些简单、基础的日常生活活动自理能力训练，提高患者的生活自理能力和自我照料能力，还可以改善患者的心理状态，提高其适应社会能力。

三、呼吸训练

呼吸训练是通过各种呼吸运动和治疗技术来重建正常的呼吸模式、增强呼吸肌功能、改善肺通气、减轻呼吸困难、提高肺功能的训练方式。

（一）适应证

（1）急性、慢性肺疾病。

（2）由手术或外伤造成的胸部疼痛或肺部疼痛。

（3）由支气管痉挛或分泌物滞留造成的继发性气道阻塞。

（4）中枢神经系统损伤后的呼吸肌无力。

（5）急性、慢性、进行性的呼吸肌肌肉病变或神经病变。

（二）禁忌证

呼吸训练的禁忌证包括临床病情不稳定、感染未控制、呼吸衰竭、训练时可导致病情恶化的其他临床情况、严重的认知缺陷及影响记忆力和依从性的精神疾病。

（三）操作方法与步骤

临床上可以采用缩唇呼气、吹瓶呼吸和发音呼吸等来进行呼吸训练。

这里以缩唇呼气为例，介绍操作方法与步骤：患者处于舒适、放松的体位；闭嘴，经鼻深吸气，呼气时将口收拢为吹口哨状，使气体缓慢地通过缩窄的口形，吸/呼值为1:2；呼气时缩唇的幅度由患者自行选择调整，不要过大或过小；通常有很多呼吸困难的患者用此方法可改善气促状况，当患者掌握腹式呼吸的方法后，可不再使用缩唇呼气方式。

（四）注意事项

（1）训练环境安静，避免患者受到过多的干扰。

（2）让患者穿宽松的衣物，采取舒适、放松的体位。

（3）避免憋气和过分减慢呼吸频率，以免诱发呼吸性酸中毒。

（4）肺部疾病的康复治疗原则是持之以恒、循序渐进、因人而异。

（5）逐步增加运动量，量力而行，以不引起明显疲劳感为度，否则可能诱发或加重肺部疾病的发作。

（6）进行适量的体力训练，如散步、登阶、打太极拳等，以增强体质，减少疾病发作的次数及减轻发作的程度。

（7）另外，还要注意在营养状态、心理状态和生活习惯（如戒烟）等方面做出相应的调整。

参考文献

［1］孙伟，李子荣. 关节外科诊治策略［M］. 北京：科学出版社，2018.

［2］吕厚山，卢世璧，戴尅戎. 现代人工关节外科学［M］. 北京：人民卫生出版社，2006.

［3］姚新苗. 中医骨伤科临床诊疗指南·人工髋关节置换围手术期康复专家共识［J］. 康复学报，2017，27（04）：1-6.

［4］龙梅，汪亚玲，雷利萍. 术前精细化评估联合常规康复训练在全膝关节置换术后康复中的效果［J］. 中国老年学杂志，2021，41（09）：1878-1880.

［5］刘洪举，丘云锋，董玲，等. 悬吊训练在膝关节置换术后康复中的作用［J］. 中国康复理论与实践，2015，21（08）：947-952.

（张　明　寄　婧　王勇平）

第七章　加速康复外科

第一节　加速康复外科概述

一、加速康复外科理念

加速康复外科(enhanced recovery after surgery，ERAS)是以循证医学理论为基础，通过外科、麻醉、护理、营养等多学科协作，对围手术期管理予以优化，从而缓解围手术期应激反应、减少术后并发症、降低死亡率、缩短住院时间、促进患者康复的治疗方法。

ERAS 最早由丹麦的 Henrik Kehlet 教授于 1997 年提出。他将 ERAS 应用于结直肠癌手术患者，有效地改善了结直肠癌患者围手术期的整体疗效，如降低死亡风险、加速术后恢复、缩短住院时间及减少住院费用等。此后，ERAS 逐渐得到欧洲部分国家的关注。部分欧洲国家成立了 ERAS 研究小组，为 ERAS 的发展奠定了基础。欧洲加速康复外科协会于 2010 年在英国伦敦成立，在多个领域推广应用 ERAS 理念，并制订了《胃切除术加速康复外科指南》，使 ERAS 理念达成共识并上升到指南的高度。随着该理论的不断发展与完善，加速康复外科国际学会已经陆续颁布了 10 余部指南，使得 ERAS 广泛应用于其他外科手术领域，如妇产科、骨科、泌尿外科、神经外科、胸外科等，取得了卓越成效。

黎介寿院士于 2007 年将 ERAS 理念引入国内，并发表了相关研究报告，开创了我国加速康复外科的先河。随着 ERAS 理念的逐渐普及与推广，为提高加速康复外科规范化诊疗水平，我国于 2015 年成立了加速康复外科协作组，并发布了第 1 个关于 ERAS 理念的专家共识，为围手术期规范化处理奠定了坚实的基础。此后，我国相继在肝胆外科、胃肠外科、腔镜手术等多个领域发布了专家共识，进一步促进了加速康复外科的发展。

二、加速康复外科的实施

ERAS 包括三大基本要素：微创的外科手术治疗、优化的麻醉方式和系统化的围手术期护理。ERAS 通过对麻醉、外科手术、疼痛等多方面干预，有助于减少围手术期的创伤与应激反应，促进身体功能迅速恢复，降低术后并发症，缩短平均住院天数，减少住院费用。

ERAS 的内容主要涉及术前宣教、术前管理、术中管理、术后管理等多个方面。患者的依从性、麻醉的方式、术中管理、术后疼痛处理、早期肠道营养及下床活动为实施 ERAS 的关键。

（一）术前宣教

患者经常在手术前产生担忧心理，担心手术不成功，甚至担心手术过程中出现意外。因此，医护人员应当在术前对患者实施心理疏导，了解患者产生恐惧的原因，针对不同患者，对麻醉方式、手术方式及围手术期的相关情况进行系统的术前宣教，从而缓解患者的焦虑、恐惧情绪，帮助患者树立战胜疾病的信心与勇气，以更好地配合治疗过程。

（二）术前管理

1. 营养管理

在加速康复外科营养管理策略中，术前应对患者的营养状态进行评估，根据"营养风险筛查 NRS 2002 评估表"，对合并营养风险的患者（营养风险筛查 NRS 2002 评分≥3分）制订营养管理计划，包括营养评定、营养干预及监测。

当存在下述任一情况时应给予术前营养支持：①6 个月内体重下降 >10%；②营养风险筛查 NRS 2002 评分≥5 分；③体重指数 <18.5，且一般状态差；④血清白蛋白 <30 g/L。一般首选经消化道途径（如口服及肠内）营养支持，当经消化道不能满足需要或无法经消化道给予营养时可行静脉营养。术前营养支持的时间一般为 7~10 d，存在严重营养问题的患者可能需要更长的营养支持时间，以改善患者的营养状况，增强患者体质，降低术后并发症的发生率。

2. 饮食管理

术前禁食、禁饮是传统外科术前的基本要求，在全世界广泛实施。然而，术前长时间的禁食、禁饮可引起术前一系列的不良症状，影响术后组织修复和伤口愈合，加重术后胰岛素抵抗；缩短术前禁食、禁饮时间，有利于缓解患者的饥饿、口渴、烦躁、紧张等不良反应，减少术前营养不良及术后胰岛素抵抗。

目前提倡术前 2 h 禁饮，患者在此之前可口服清流质饮品，如清水、糖水、无渣果汁、碳酸类饮品、清茶及黑咖啡（不含奶）等，但禁止饮用乙醇类饮品。提倡术前 6 h禁食，患者在此之前可少量进食淀粉类固体食物。

术前推荐口服含碳水化合物的饮品，通常术前 10 h 饮用≤800 mL，术前 2 h 饮用≤400 mL，并由营养师根据患者的实际情况有针对性地干预饮食，以免发生术前营养不良。术后在患者清醒后即给予其试饮 100 mL 温开水，若无恶心、呕吐可给予流质或半流质饮食，并口服乳清蛋白，以预防低蛋白血症。

术前营养支持的主要目的是避免患者呈饥饿状态，使负氮平衡最小化，进而降低发生营养不良的风险，同时避免术前长时间禁食和术后尽快恢复进食，以增加机体的合成代谢、控制机体的分解代谢，进而使患者自身维持较好的营养状态。

（三）术中管理

1. 预防性使用抗生素

预防性使用抗生素有助于降低择期手术后感染的发生率，但应当严格遵循使用原则：①预防性用药应针对可能污染的细菌种类；②应在切皮前 30~60 min 输注完毕；③尽量选择单一抗菌药物；④如果手术时间 >3 h，或超过药物半衰期的 2 倍，或当成人术中的出血量 >1500 mL 时，则可在术中加用 1 次。

2. 麻醉管理

麻醉药物的选择应以手术结束后患者能够快速苏醒、无药物残留效应和快速拔管为原则，因此，短效镇静药、短效阿片类镇痛药及肌松药（如丙泊酚、瑞芬太尼、舒芬太尼、罗库溴铵、顺式阿曲库铵等）为全身麻醉用药的首选。联合给药方式不仅可有效抗应激，还有助于减少阿片类药物的用量，减缓阿片类药物对麻醉苏醒及术后肠功能的不良影响。推荐局麻药物为 0.5%~1.0% 利多卡因联合 0.25%~0.50% 罗哌卡因，在此基础上根据术中脑电双频指数（bispectral index，BIS）值（40~60）调整丙泊酚靶控输注或持续输注速率，靶控输注瑞芬太尼 6~8 μg/L，或持续输注瑞芬太尼 0.2~0.4 μg/(kg·min)。对于手术时间 ≥3 h 的患者，持续输注舒芬太尼可致术后苏醒延迟并影响肠功能恢复，而右美托咪定具有抗应激、镇静、抗炎、免疫保护及改善肠道微循环等效应，对于手术创伤大、时间长及合并缺血再灌注损伤的手术，可联合连续输注右美托咪定。

肌松监测有助于进行精确的肌松管理，术毕采用舒更葡糖钠可以快速拮抗罗库溴铵的残余肌松效应，降低术后肺部并发症的发生率。

3. 循环管理

术中循环管理提倡以目标为导向（goal directed fluid therapy，GDFT）联合预防性缩血管药物指导围手术期液体治疗，维持等血容量（体液零平衡）。推荐适当使用 α 肾上腺素能受体激动剂（如去甲肾上腺素等缩血管药物），维持术中血压不低于术前基线血压的 80%，老年患者及危重患者不低于术前基线血压的 90%。对于无肾功能异常的患者，术中可给予胶体溶液。

4. 手术方式

创伤是患者最主要的应激因素，而术后并发症会直接影响术后康复的进程，因此，根据患者的病情选择适当的手术方式，或借助机器人进行手术，以在精准、微创及损伤控制的理念下完成手术，减轻创伤应激，并通过缩短手术时间、减少术中出血、避免术后并发症等环节来加速术后康复。

（四）术后管理

1. 疼痛管理

采用多模式镇痛可有效减轻患者的疼痛，减轻因疼痛带来的不良体验，降低镇痛等相关不良反应的发生率，同时有助于术后早期下床活动，促进早期的功能锻炼。

切口周围局麻药浸润、周围神经阻滞、低剂量阿片类药物患者自控静脉镇痛（patient controlled intravenous analgesia，PCIA）联合 NSAID 可作为术后常用的镇痛方案。局麻药物可选用罗哌卡因、利多卡因和丁哌卡因等。以激动 μ 受体为主的阿片类药物可致肠麻痹，而以激动 κ 受体为主的阿片类药物的术后恶心、呕吐（postoperative nausea and vomiting，PONV）等不良反应较轻，同时可有效减轻由手术导致的疼痛，可以考虑使用。NSAID 可作为术后镇痛的基础用药。非选择性 NSAID 长期大剂量服用,可增加胃肠道溃疡的发生率并增加肾脏代谢的负担,而 COX-2 抑制剂可减轻非选择性 NSAID 的胃肠道副作用。

非阿片类镇痛药与阿片类药物联合使用,可以改善镇痛效果并减少副作用。联合应用加巴喷丁、普瑞巴林等药物,除可减少阿片类药物的剂量外,还可降低膝关节置换术后慢性疼痛的发生率。当使用加巴喷丁等药物时,通常从低剂量开始,然后按照耐受性逐渐增加剂量。

对乙酰氨基酚与 NSAID 联合使用比单独使用任何一种药物都能提供更好的镇痛效果。对乙酰氨基酚的副作用相对较少,在 ERAS 镇痛方案剂量内使用对乙酰氨基酚,几乎没有肝脏毒性。

2. 术后不良反应的处理

女性、低龄(年龄 < 50 岁)、晕动病或 PONV 病史、非吸烟者、吸入麻醉、麻醉时间(> 1 h)及术后给予阿片类药物等是 PONV 的危险因素。依据 PONV 防治共识推荐,对于存在 PONV 风险因素的患者,提倡使用两种及两种以上止吐药物联合预防。

5-羟色胺 3 受体拮抗剂为一线用药,可以联合小剂量地塞米松(5~8 mg)。地塞米松是一种皮质类固醇,通常用于预防恶心和呕吐。地塞米松是一种有效的抗炎药物,可调节炎症相关的疼痛通路,并已成功地在较高剂量(> 0.1 mg/kg)的各种外科手术中用作止痛剂。最近的一项随机临床实验表明,在手术中静脉注射 10 mg 地塞米松可以减少 1 整天的住院时间。如果在术后第 1 天重复使用地塞米松,这种效果更加明显。围手术期使用 1 或 2 剂地塞米松对伤口愈合或感染似乎没有不良影响。

二线用药包括神经激肽 K_1 受体拮抗剂、抗多巴胺能药、抗组胺药、抗胆碱能药等,也可依据患者情况采取非药物措施(如针灸、补液等)降低 PONV 的风险。当 PONV 预防无效时,患者应接受不同药理学作用的止吐药物治疗。

此外,相关共识还建议麻醉诱导和维持使用丙泊酚,避免使用挥发性麻醉药,围手术期阿片类药物用量最小化及保障日间手术患者足够的液体量等,从基线上降低 PONV 发生的风险。

3. 营养管理

对于无明显不适的患者,主张术后 4 h 饮水,术后 12 h 进流质食物,同时鼓励患者多进食高纤维、高蛋白的食物。

早期经口进食,可有效降低术后感染的发生率,加速术后康复,缩短患者的住院时间。

4. 血液管理

术后血液管理(patient blood management,PBM)是基于循证医学证据,围绕纠正贫血、优化止血为目的的一系列管理措施。PBM 可减少异体血输注、病死率和医疗费用,同时有利于促进患者康复。

术后 PBM 的主要措施包括:①对所有接受大型手术(出血量 > 500 mL 或手术时间 > 3 h)的患者、术前贫血及术中重度出血的患者,术后应进行贫血筛查;②对接受大型手术的患者在术后 1 ～ 3 d 复查血常规，筛查是否出现术后贫血；③对术中大量失血的患者，术后可根据铁离子浓度给予静脉补铁治疗；④对非肿瘤患者合并术后贫血、炎症诱导的红细胞生成延缓及减少输血的患者，建议进行促红细胞生成素治疗；⑤如果上述血液管理措施未能阻止术后贫血且进一步恶化，则需要按照严格的指标进行输血治疗（维持 Hb 在 70 ～ 80 g/L）；⑥建立 PBM 专家小组，对围手术期患者进行评估与诊疗。

5. 早期活动

早期下地活动可促进呼吸、消化、运动等多系统的功能恢复，有利于预防肺部感染、压疮和下肢 DVT。在术前宣教、多模式镇痛、早期拔除尿管和引流管的基础上，患者可进行早期下地活动。术后清醒即可取半卧位或适量在床上活动，无须去枕平卧 6 h；术后 1 d 即可下床活动，建立每日活动目标，逐日增加活动量。

鉴于临床实践的复杂性及患者的个体差异性，术后康复过程中不可一概而论，应结合患者的自身状况、诊疗过程等实际情况，循序渐进地进行康复锻炼，注重缩短患者的住院日，降低医疗费用，但更应注重患者的功能恢复质量及安全。

第二节 人工关节置换加速康复

人工关节置换加速康复的重点在于提高手术操作技术和优化围手术期管理，包括减少创伤和出血、强化疼痛与睡眠管理、预防感染与 DVT，以及优化引流管、导尿管和止血带的应用，降低手术风险、提高手术安全性和患者满意度，使患者术后加速康复。

一、术前措施

术前宣教作为 ERAS 的重要部分，可达到缓解患者精神压力、稳定患者情绪、使患者积极配合治疗的目的。目前，绝大多数患者对 ERAS 理念了解甚少，依从性差，因此，临床医生应通过向患者及其家属介绍手术方案和加速康复措施，使患者及家属了解治疗的全过程，接受新的理念，提高依从性并主动、积极地配合治疗；另外，大部分患者对自身的疾病、治疗措施及术后康复了解较少，导致患者即使住院接受手术治疗，仍对术后康复重视不够，因此强调功能锻炼的重要性，增强肌力和增加关节活动度，鼓励进行吹气球、咳嗽或行走锻炼，提升心肺功能，不仅可使患者认识到疾病的危害，重视康复期间的注意事项，还能减少患者的心理负担，增强术后康复效果。

术前健康教育能够在一定程度上缓解患者对相关疾病的焦虑并减少患者对手术的恐惧。术前 2 或 3 d 即开始健康教育和术前评定，针对患者的不同心理状态和心理需求进行耐心细致的心理疏导，让患者认识到关节置换手术的必要性。医生可通过介绍关节置换术的安全性和成功手术案例，提高患者手术治疗的配合度；还可向患者介绍现代外科的先进技术，缓解患者的紧张、恐惧、焦虑情绪，增强战胜疾病的信心，减轻生理应激反应，做好身体与精神两方面的准备。

二、营养支持

ERAS 不同于传统围手术期对禁食、禁饮的管理方式。目前的指南推荐术前 2 h 禁水，术前 6 h 禁食。对患者进行营养评估并制订营养支持方案。针对卧床期间的患者能量供给方案：消瘦患者为 20 ~ 25 kcal/kg，正常体重患者为 15 ~ 20 kcal/kg，超重患者为 15 kcal/kg；而针对能够轻度活动的患者能量供给方案：消瘦患者为 35 kcal/kg，正常体重患者为 30 kcal/kg，超重患者为 20 ~ 25 kcal/kg。

低蛋白血症易导致切口延迟愈合，增加感染风险。围手术期给予高蛋白饮食，提高白蛋白水平，可明显降低手术风险、减少并发症。纠正低蛋白血症，鼓励患者进食高蛋白食物（鸡蛋、肉类），必要时输注白蛋白，食欲欠佳者可使用胃肠动力药及助消化药。蛋白质供给必须在肾功能正常的前提下，脂肪供给占总能量的 25%，同时应强化维生素和微量元素的补充。

手术日饮食的具体内容为：①麻醉前 6 h 禁食蛋白质类流质（牛奶、肉汤）；麻醉前 4 h 禁食碳水化合物（稀饭、馒头），麻醉前 2 h 禁饮清亮液体；②采用全身麻醉者，清醒后先进饮、再进食；③采用细针腰麻或硬膜外麻醉者，返病房后可进饮和进食。

三、麻醉管理

尽管关节置换术的麻醉方法不是影响患者术后早期运动和并发症发生率的决定因素，仍应根据患者的具体情况，拟定精准的麻醉管理方案。目前临床常用于关节置换术的麻醉方法有椎管内麻醉、神经丛（干）阻滞和全身麻醉。单一或联合应用均安全有效，两种或两种以上麻醉方法联合应用可增加患者的舒适性，减少术中或术后的并发症，并可克服单一麻醉方法给术后康复锻炼带来的不便。如全身麻醉（喉罩或气管插管）联合局部浸润麻醉或神经阻滞麻醉，会增加术后的镇痛效果，减少麻醉性镇痛药的用量和并发症，且对术后运动功能影响小。

四、手术方式

微创手术对组织的损伤小、出血少、疼痛轻、康复快。熟悉血管解剖、组织间隙入路、提高手术操作的精确性及缩短手术时间均可减少术中出血。各关节置换术具体使用何种切口（如微创切口、小切口或传统切口）应根据实际情况而定，应坚持微创操作理念，不应盲目追求形式上的小切口。应当注意两点：①微创不仅是小切口，更是应该将微创操作理念贯穿于手术全过程，即使是常规手术入路也应做到微创操作；②根据施术者的习惯和熟练程度及患者的具体情况选择合适的手术入路，以缩短手术时间，减少术中出血。

五、术中血液管理

关节置换手术过程中对出血量的控制有利于术后患者的早期康复。术中控制出血的方式有微创化手术操作、控制性降压、止血药物应用、自体血回输等。以髋关节置换术和膝关节置换术为例，髋关节置换术和膝关节置换术中平均动脉压维持在 60～70 mmHg 能够有效地减少术野出血，并且不会对患者的认知功能造成影响，也不会破坏脑氧代谢平衡，不会造成重要器官的缺血、缺氧损害。收缩压维持在 90～110 mmHg 也可以明显地减少术野出血。

目前最经典的止血药物是氨甲环酸。氨甲环酸是一种抗纤溶药，其与纤溶酶原的赖氨酸结合位点具有高亲和性，封闭该位点可使纤溶酶原失去与纤维蛋白结合的能力，导致纤溶活性降低而发挥止血作用。对于氨甲环酸的使用，目前专家达成的共识如下：①行髋关节置换术时切开皮肤前 5～10 min 静脉滴注氨甲环酸 15～20 mg/kg，关闭切口时局部应用氨甲环酸 1～2 g；②行膝关节置换术时上止血带前或切开皮肤前（不用止血带者）5～10 min 静脉滴注氨甲环酸 15～20 mg/kg 或 1 g，关闭切口时局部应用氨甲环酸 1～2 g。

六、预防感染

感染是关节置换术后的致命性并发症。假体一旦感染，不仅会增加患者的痛苦和经济负担，更严重的会造成患者肢体功能障碍，甚至威胁生命。因此，完成关节置换术后应格外注意预防感染。

预防性抗菌药物的使用，应当针对可能的污染细菌的种类选择适宜的抗菌药物，在切皮前 30～60 min 输注完毕。尽量选择单一抗菌药物预防用药。如果手术时间 >3 h 或超过所用药物半衰期的 2 倍，或成人术中出血量 >1500 mL，则可在术中重复应用 1 次。除此之外，应当严格遵守无菌原则。

七、预防静脉血栓栓塞症

关节置换术术后血液高凝状态、血液淤滞及血管内膜损伤是术后静脉血栓发生的原因。接受膝关节置换术和髋关节置换术的患者应用氨甲环酸之后应该及时、有效地序贯应用抗凝血药，使抗纤溶和抗凝血达到平衡，在不增加静脉血栓形成的基础上最大程度地减少出血，降低输血比例。

在目前的专家共识中，根据是否在术中使用氨甲环酸而推荐不同的方式预防术后静脉血栓的发生。若患者在术中使用氨甲环酸，则应在行关节置换术 6 h 后观察患者引流量的变化。若引流管无明显出血或引流管血清已分离、伤口出血趋于停止，则应开始应用抗凝血药；大部分患者术后 6～12 h 出血趋于停止，应在术后 6～12 h 应用抗凝血药，个别患者在行关节置换术 12 h 后仍有明显出血，对其可酌情延后应用抗凝血药。若患者在术中没有使用氨甲环酸，术后 12～24 h（硬膜外腔导管拔除后 4～6 h）皮下给予常规剂量低分子肝素，或术后 6～10 h（硬膜外腔导管拔除后 6～10 h）开始使用利伐沙班 10 mg/d，口服，每日 1 次。

八、镇痛方案

（一）术前镇痛

术前对患者进行疼痛宣教，有助于术后疼痛管理。医生可通过宣教向患者介绍手术方法、可能发生的疼痛、疼痛的评估方法及处理措施，消除患者对疼痛的恐惧。对于术前关节疼痛者应给予镇痛治疗，镇痛应选择不影响血小板功能的药物，如对乙酰氨基酚、塞来昔布等。对失眠或焦虑患者可选择镇静催眠药或抗焦虑药，如苯二氮䓬类药物（地西泮或氯硝西泮）或非苯二氮䓬类药物（唑吡坦或扎来普隆）等。

（二）术中镇痛

术中镇痛的目的在于预防术后疼痛，提高关节置换患者的术后舒适度，增加康复信心，加速康复进程。外周神经阻滞通过在神经鞘膜内注入局部麻醉药物，从而阻断疼痛信号传导，达到神经分布区域内的镇痛效果。膝关节置换的患者可选择隐神经阻滞、股神经阻滞，隐神经阻滞的关节功能恢复速度及疼痛控制优于股神经阻滞。术中预防性镇痛是根据患者的具体情况选择不同的镇痛方式，如椎管内镇痛、神经阻滞、切口周围注射镇痛、选择性 COX－2 抑制剂等。

（三）术后镇痛

关节置换术后患者的镇痛效果会影响患者的康复，良好的术后镇痛有助于患者早期康复。在行关节置换术后，可以采取冰敷、抬高患肢、手法淋巴引流、早期下地等方式减轻术后关节肿胀，促进关节功能的康复。起效时间快的 NSAID 对缓解患者的疼痛有明显的作用，可根据具体情况选择口服或者静脉注射，也可以选择患者自控镇痛。当患者疼痛严重时，应调整镇痛药物或加用弱阿片类药物。镇静催眠药和抗焦虑药能够帮助患者改善睡眠状况、缓解焦虑情绪，达到提高镇痛效果的作用。术后应定时评估患者静息痛和运动痛的程度，及时给予镇痛药物。出院后镇痛以口服药物为主，主要药物为 NSAID，同时可联合应用镇静催眠药或弱阿片类药物。

九、睡眠管理

临床研究表明，约 70% 的骨科患者在手术后会出现不同程度的睡眠质量降低。若患者的睡眠障碍未能得到及时有效的干预，则易使患者产生焦虑、抑郁等不良情绪，影响患者的治疗效果。失眠症状的改善可以明显缓解术后疼痛，促进早期下地活动及功能锻炼，提高患者的舒适度及满意度，加速康复进程。

对于因环境改变导致睡眠障碍的单纯性失眠患者，可以通过创造良好的睡眠环境、减少探视、听音乐、使用镇静催眠药来帮助患者入睡。若患者习惯性失眠或伴有焦虑情绪，则可使用选择性 5－羟色胺再摄取抑制剂类药物（如帕罗西汀、舍曲林、艾司西酞普兰等）及苯二氮䓬类药物（如地西泮、氯硝地泮、阿普唑仑）。对于既往有其他精神疾病病史的患者，按原专科方案用药，必要时可请专科医师会诊或转诊。

十、止血带的应用

应用止血带可以有效止血、使术野清晰、方便术者操作等，但应用止血带引起的缺血再灌注损伤可导致局部肿胀、疼痛。在膝关节置换术中，是否使用止血带在学术界仍有争议。

目前对于止血带的使用共识：对于关节畸形严重、术中需要清除大量骨赘及广泛软组织松解、手术时间长、出血多或有轻度凝血功能障碍者，在术中应使用止血带。对手术时间 <1.5 h，术中控制性降压稳定，出血量 <200 mL，合并下肢动脉粥样硬化、狭窄、闭塞的患者，不推荐使用止血带。

十一、术后引流的应用

关节置换术后放置引流管可减轻关节周围的肿胀及瘀斑，缓解疼痛，但会加重患者的心理负担，造成患者行动不便，不利于患者的早期功能锻炼，降低患者的舒适度及满意度。不安置引流或于手术当天拔除引流管明显有利于术后的加速康复。采用微创操作技术及关节囊内操作，无严重畸形矫正、术中出血少可以不放置引流管。对严重关节畸形矫正者，若创面渗血明显，则应当放置引流管。当出血趋于停止（引流管无明显出血或引流管血清分离）时，应尽早拔除引流管。

十二、伤口管理

患者术后出现伤口渗液、出血，可影响伤口愈合，严重者可导致术后感染，延缓患者康复。对术后伤口的管理应当予以重视。术毕关闭切口时，应清除皮下脂肪颗粒，使切口边缘呈渗血良好的纤维间隔。使用氨甲环酸可减少伤口内出血，同时抑制炎症反应。

十三、导尿管的应用

术后留置尿管可以缓解关节置换术后尿潴留等并发症，促进膀胱功能恢复，但可明显增加尿路感染的发生率，不利于早期功能锻炼，会降低患者满意度，因此在目前的专家指南中不推荐常规安置尿管。而对于手术时间长、术中出血多、双侧膝关节、髋关节同时置换的患者，术后发生尿潴留的风险高，应安置尿管，以预防尿潴留，但使用时间不应超过 24 h。

十四、预防 PONV

全身麻醉患者 PONV 的发生率为 20% ~30%，高危患者 PONV 的发生率为 70% ~80%，PONV 会降低患者术后的舒适度和满意度，影响早期功能锻炼，延缓康复进程。预防体位（垫高枕头、脚抬高）可以减少 PONV 的发生率。术中使用地塞米松、术后使用莫沙比利能有效降低 PONV 的发生率，且不增加消化道并发症及其他并发症。

十五、功能锻炼

术前积极的功能锻炼可以增加肌肉力量，减轻术后疼痛，缩短术后恢复时间，减少住院的时间及费用。积极的功能锻炼有利于关节功能的早期恢复，减少相关并发症。良好的疼痛控制有利于早期功能锻炼，增强肌肉力量和增加关节活动度。

十六、出院与随访管理

关节置换患者出院后应继续进行有效的镇痛、静脉血栓预防、功能锻炼。因为出院后静脉血栓的发生率与住院期间静脉血栓的发生率相当，所以应继续使用抗凝血药物。患者出院后进行康复锻炼对关节功能的恢复尤为重要，患者可根据自身的情况，选择专业康复医院、社区医院或者在家中进行康复训练。嘱患者术后定期复查，指导患者进行康复训练，对患者的关节功能进行效果评价，以帮助患者加速康复。

随着ERAS理念的不断发展完善，目前很多国家已陆续颁布了相关专业领域的专家共识及指南。ERAS的应用可使患者术后的住院时间缩短约30%，并有助于提高患者术后的5年生存率。经过多年的临床应用后，Henrik Kehlet教授提出，ERAS的实施需要运用多模式、多途径、集成综合的方法来优化围手术期的管理。成熟的ERAS实施方案一般包括12～25个涉及多个学科的治疗措施，医护人员要根据患者的具体情况选择最适合患者的治疗方案，而不是一味地盲目遵循ERAS指南。

参考文献

[1] 周宗科，翁习生，曲铁兵，等．中国髋、膝关节置换术加速康复——围手术期管理策略专家共识[J]．中华骨与关节外科杂志，2016，9(01)：1-9.

[2] 中华医学会外科学分会，中华医学会麻醉学分会．中国加速康复外科临床实践指南(2021)(一)[J]．中华麻醉学杂志，2021，41(09)：1028-1034.

（梁文强　段大鹏　冯英环）

下 篇

第八章　肩关节置换

第一节　肱骨头置换术

20 世纪 50 年代初，Neer 设计的半肩关节置换仅用于治疗肱骨头严重骨折伴脱位，如今已扩展至多种肩关节疾病的治疗，旨在解除肩关节疼痛及改善肩关节活动度。

一、肱骨头置换的适应证

（1）Neer 四部分骨折及三部分骨折移位明显，骨质量差而无法实施内固定术的高龄患者。

（2）保守治疗失败和关节不稳的盂肱关节骨关节炎。

（3）类风湿性肩关节炎。

（4）肱骨头缺血性坏死。

（5）肩袖撕裂的部分患者。

（6）肱骨近端肿瘤切除后重建。

二、肱骨头置换的禁忌证

（1）活动性感染。

（2）神经系统病变累及肩关节。

（3）肩关节僵硬。

（4）肱骨头和肩胛盂不匹配。

（5）肩胛盂软骨严重缺失。

三、手术方法

（一）体位

患者取沙滩椅位（处于半坐位，与水平面成 30°～40°角），在患肩下垫枕，使患肩与手术台成 30°角，患者头部稍偏向健侧。

（二）麻醉

臂丛麻醉或全身麻醉。

（三）入路

肩关节前内侧入路。

（四）显露

取肩关节前内侧入路，切口从肩锁关节前侧起，沿锁骨外 1/3 前缘向内，再沿三角肌前缘向远侧延伸到三角肌中、下 1/3 交界处为止，长约 12 cm，切开皮肤、皮下组织，钝性分离胸大肌和三角肌间隙，注意保护头静脉（将其向内侧牵引），将肱骨近端肱二头肌长头肌腱显露后牵开保护器械，纵行切开关节囊，显露肱骨近端。

（五）截骨

若为肱骨头骨折，则取出肱骨头和骨折碎片，修整肱骨残端；若为肱骨头病变，则在显露股骨头后进行截骨（详见本书肩关节置换术章节）。

假体高度根据大结节和胸大肌的止点确定，后倾角根据结节间沟确定，根据所确定的参数选择合适的假体试模，复位并活动肩关节，达理想状态后取出假体试模。

（六）安放假体

清理冲洗骨髓腔，用骨水泥填充骨髓腔后插入肱骨头假体，保持肱骨头为 30° 后倾位，复位大小结节骨块，并用丝线将其与假体捆扎固定。被动活动肩关节，确认关节的松紧度，以保证良好的活动范围。

（七）缝合

彻底止血，冲洗切口，放置引流管后缝合创口。

第二节　全肩关节置换术

1953 年，研究人员开展了第 1 例肱骨头置换术（美国），其目的是为了治疗肱骨近端骨折，至 1971 年使用与肱骨头相匹配的聚乙烯关节盂假体，完成第 1 例人工全肩关节置换术。此后，出现了各种各样的人工肩关节假体，其中绝大部分为非限制型假体。

不同假体设计有不同大小的肱骨头和不同长度的假体柄，可采用或不采用组合式设计，并有不同的关节盂假体相匹配，然而，所有假体设计的共同特点是各部分假体间没有限制，允许肩袖肌肉重新附着于假体周围，从而使肩关节在没有机械性阻挡的情况下，恢复其活动度和力量。

一、适应证与禁忌证

（一）适应证

全肩关节置换术最常见的适应证是肩关节疼痛，且对非手术治疗（如抗炎药物和休息）无效。

全肩关节置换术的具体适应证有以下几点。

（1）严重的肩关节慢性关节炎，如类风湿关节炎、骨性关节炎、创伤性关节炎等。

（2）肱骨头坏死，伴有肩袖变性、挛缩或断裂者。

（3）严重的陈旧性骨折、脱位，伴有肩袖损伤、挛缩或止点缺损。

（4）关节囊功能不全，特别是伴有肩袖功能异常、难以通过软组织手术改善的老年人。

（5）肩关节不稳引起疼痛，伴有盂肱关节炎及继发关节功能丧失，可采用全肩关节置换术。

（6）肱骨近端肿瘤，行瘤段切除术后有广泛的骨缺损与软组织缺损。

（7）肩关节融合术、肩关节成形术或非制约式肩关节置换术失败。

（8）肩关节强直且不伴疼痛是全肩关节置换术少见的适应证。

（二）禁忌证

患者的症状不足以导致需要手术治疗的肩关节功能不全、肩袖与三角肌的功能丧失或瘫痪，以及活动性感染，这些均为全肩关节置换术的禁忌证。单独丧失肩袖或三角肌功能，可通过软组织手术和（或）肌肉转移术来处理，并不是全肩关节置换术的禁忌证。此外，肩关节有神经病变通常也是全肩关节置换术的禁忌证。

二、术前准备

术前病史采集及体格检查要注意：①患侧肩关节活动范围（确定肩关节是属于挛缩型，还是属于不稳定型，以决定软组织平衡重建的方式及预后）；②肩袖功能检查（决定行肩袖修补及全肩关节置换术，或因肩袖无法修补而行肱骨头置换术）；③三角肌功能检查（三角肌失神经支配是全肩关节置换术的禁忌证）；④腋神经、肌皮神经和臂丛功能检查（作为对照，以确定手术中神经是否受损）。

影像学检查要注意：①重点在外旋位 X 线片上行模板测量，选择肱骨假体的型号；②同时摄内旋、外旋及出口位 X 线片，了解肱骨头各方向上的骨赘，以及有无撞击征和肩锁关节炎；③摄腋位 X 线片，了解肩盂的前、后倾方向，以及有无骨缺损及骨赘；④必要时行 CT 或 MRI 检查。

三、手术方法

行全肩关节置换术，同时置换肱骨头和肩胛盂关节面。

（一）体位

患者取沙滩椅位（处于半坐位，与水平面成 30°～40°角），在患肩下垫枕，使患肩与手术台成 30°角，患者头部稍偏向健侧。

（二）麻醉

臂丛麻醉或全身麻醉。

（三）入路

肩关节前内侧入路。

（四）显露

取肩关节前内侧入路，切口从肩锁关节前侧起，沿锁骨外 1/3 前缘向内侧，再沿三角肌前缘向远侧延伸到三角肌中、下 1/3 交界处为止，长约 12 cm，切开皮肤、皮下脂肪，钝性分离胸大肌与三角肌，注意保护头静脉（将其向内侧牵引），显露肱二头肌长头腱并牵开保护装置，在肱二头肌肌腱沟内侧 2 cm 处，切断肩胛下肌，纵行切开关节囊，显露肱骨头，外旋、后伸肩关节，使肱骨头脱位，清除滑膜及游离体，去除肱骨头周围的骨赘，确认肱骨头关节面的边缘。

将关节囊和肩胛下肌作为一个整体切开，可以维持软组织瓣的强度，有利于伤口缝合和术后早期康复锻炼。腋神经在肩胛下肌下方穿入四边孔，注意术中避免误伤，肱骨外旋可以增加肩胛下肌离断处与腋神经之间的距离，有利于保护腋神经。肱二头肌长头肌腱是肱骨头重要的稳定结构，应尽量保持其完整性。如肩袖有中度撕裂，则可原位修复；如肩袖广泛撕裂，则可在肱骨头切除后尚未植入假体时，游离肩胛下肌近端并进行修补。

（五）截骨

1. 肱骨头截骨

将肘关节屈曲 90°，上臂外旋 30°~40°，用假体试模测量并标记截骨面，切除肱骨头（注意避免伤及大结节和肩袖，尤其是大结节前方的冈上肌腱和肱二头肌长头肌腱）。在冠状面，肱骨头截面与肱骨干的夹角由肱骨假体内的颈干角（45°~50°）决定，通常从肱骨头关节面的上外侧（即紧贴肱骨大结节肩袖附着处内侧）开始切割肱骨头，使得术后肱骨头假体关节面略高于大结节水平，这样肩袖与肩峰之间就会留有一定的间隙，避免了在上臂外展初起阶段肩峰与肱骨大结节发生碰撞。扩大骨髓腔，骨髓腔锉插入点多在肱骨头截骨面中心点的外侧，如入点选择不当，就会引起肱骨假体柄的内、外翻（以内翻最为多见）。

2. 关节盂截骨

外展上肢，使三角肌松弛，在关节盂前下方放置拉钩，以便充分暴露关节盂并保护腋神经，在关节盂暴露最好的位置上清除关节盂软骨，并于关节盂上做一骨槽，使其大小与关节盂假体相符。用小刮匙找出肩胛盂的骨髓腔，刮除喙突基底的松质骨，做出一空腔，以利于骨水泥的充填。对肩胛盂磨损、骨质缺损的患者来说，如果肩胛盂关节面的倾斜没有纠正，肩胛盂假体植入后假体柄将穿透皮质，同时位置倾斜，关节盂高度丧失，造成术后肩关节不稳定。若肩胛盂骨质缺损较小，则可用骨水泥充填，或切除少量高出的骨质，进行修整；若肩胛盂骨质缺损较大，则可取切下的肱骨头用作自体植骨，对植骨块加压，并用螺钉固定，或直接采用带楔状垫块的特制关节盂假体来修复。

（六）安放假体

假体高度根据大结节和胸大肌的止点确定，后倾角根据结节间沟确定，根据所确定的参数选择合适的假体试模，检查肱骨头截骨高度、后倾角度和肱骨头的大小是否合适，复位，活动肩关节，并检查肩关节的活动度及稳定性，达理想状态后取出假体试模。

清理冲洗骨髓腔，用骨水泥填充骨髓腔后，首先插入关节盂假体，关节盂假体位置必须居中，以保证假体柄完全嵌入肩胛骨髓腔；然后插入肱骨头假体，保持肱骨头处于 30°后倾位，加压直至骨水泥硬化，被动活动肩关节，确认关节假体的松紧度，以保证良好的活动范围。

（七）缝合

彻底止血，冲洗切口，放置引流管后缝合切口。

四、术后处理

（一）术后评价

肱骨假体插入后应后倾 30°左右。

肘关节屈曲 90°，当肩关节旋转至中立位时，肱骨头应对着关节盂，略高于大结节水平。

肱骨头的大小应适当，如果肱骨头太小，术后就会出现三角肌松弛、抬肩困难，如果其他肌肉也松弛，术后就容易发生肱骨假体半脱位。

若关节盂后方有骨缺损，关节盂假体会向后倾斜，此时需相应减小肱骨假体的后倾角；若关节盂前方有骨缺损，关节盂假体会向前倾斜，此时需相应增加后倾角。

（二）术后处理

在患者离开手术室前应进行患肢制动，用悬吊带和缠绕带将患肢贴胸固定。在进行缠绕时应注意将尺神经区域衬垫好，避免刺激肘关节的后内侧部。

（1）术后第 1 日，去除悬吊带和缠绕带，代之以可摘除的悬吊巾，这样使患者可以进行术后功能锻炼；对修复肩袖者则宜用外展支具固定；根据术中测定的假体的活动度和稳定性，应于术后第 1 日开始进行物理治疗。

（2）术后 4 周，允许患者开始使用患肢进行轻微的主动活动。

（3）术后 6 周，去除悬吊带，开始做主动内旋运动，并允许进行外旋肌群和前、中三角肌的抗力性运动。

（4）术后 8 周，不再限制患肢的主动运动。

（5）术后 12～16 周，若肩关节有残留的前屈、上举、内旋或外旋紧张，则必须进行终末活动度过牵练习。

第三节　肩关节置换翻修术

一、适应证

肩关节置换翻修术的适应证包括保守治疗无法解决的疼痛和不稳定。

如果已明确失败的原因，如感染或假体松动，且可通过手术成功解决问题，那么应进行手术翻修。如果疼痛或不稳定的原因是软组织问题，如松弛、僵直或撞击，那么应先进行保守治疗，若保守治疗至少 3 个月后仍不见效，则应考虑行手术治疗。

二、禁忌证

（1）肩袖及周围软组织严重受损，影响术后局部伤口闭合。

（2）无法修复的严重骨缺损。

（3）心理素质不稳定。

（4）造成初次置换术失败的某些因素（如极度肥胖、活动过多等），同样也可影响肩关节置换翻修术。

三、手术方法

（一）体位

患者取沙滩椅位（处于半坐位，与水平面成 30°~40°角），在患肩下垫枕，使患肩与手术台成 30°角，患者头部稍偏向健侧。

（二）麻醉

臂丛麻醉或全身麻醉。

（三）入路

对于需要更换假体的肩关节置换翻修术，采用延长的肩关节前内侧入路（胸大肌三角肌入路）。若肩关节置换翻修术的病因是软组织问题，如肩袖撕裂或后方不稳定，则需要采取其他入路。

（四）显露

在保证胸大肌三角肌间隙显露的前提下，尽可能地利用既往手术瘢痕，浅表显露过程可能会很困难，显露的目标是将正常软组织从瘢痕组织中分离出来。在切口的边缘处常可较容易地找到正常组织，可将切口延长，以找到三角肌筋膜浅面，掀起皮瓣，显露胸三角肌间隙。

喙突尖是深部显露最重要的解剖标志，松解肩峰下和三角肌下粘连，以游离肩袖和三角肌。将三角肌从肱骨近端游离下来时必须十分小心，因为这里很靠近腋神经。必要时可切断喙肩韧带前缘，以改善肩袖间隙的视野。找到、松解并游离肩胛下肌，在肱二头肌肌腱沟内侧 2 cm 处，切断肩胛下肌，在游离肩胛下肌下部肌肉组织时必须注意显露和保护腋神经，将前关节囊从前关节盂上松解或从肩胛下肌后表面上切除，显露肩关节假体，外旋后伸肩关节，使肱骨头假体脱位。

（五）骨缺损处理

1. 肱骨骨缺损处理

对于结节缺失或骨缺损，可将肩袖固定到残留的肱骨近端，但不可避免地会出现连枷肩。对于非完全的节段性骨缺损，可进行异体骨支撑植骨或自体骨植骨来重建失去的骨量；对于完全的节段性骨缺损，可通过大块异体骨植骨替代缺损的肱骨节段，同时使用长假体以实现远端固定。无论采用哪种方法，都必须保证将假体柄的远端固定牢固，包括骨水泥或压配型固定。骨小梁或骨髓腔骨缺损可能给假体柄的固定带来困难，在这种情况下，常需要使用骨水泥固定技术。

2. 关节盂骨缺损处理

对于轻度或中度关节盂中央缺损的患者，可进行松质骨植骨（常用异体骨），植入关节盂翻修假体，如果骨缺损较大，那么植骨后常需植入长入型假体；对于严重的中央型缺损或复合型缺损的患者，可进行关节盂植骨，不植入翻修假体，而植入金属底面关节盂假体；对于关节盂边缘不完整的患者，仅行同心关节盂磨臼，而不植入翻修假体。骨水泥型固定适用于植骨后的小缺损。

3. 软组织缺损的处理

软组织缺损是肩关节置换术失败治疗中最具挑战性的问题。对于肩袖缺损（不可修复的撕裂）的患者，不植入翻修关节盂假体，以避免无菌性关节盂假体松动。若三角肌功能正常，则即使存在不可修复的肩袖撕裂，也可进行半肩关节置换；若肩袖组织条件好，则无须肌腱移植即可修复，可植入关节盂翻修假体。

单独肩胛下肌缺损可通过胸大肌转位或异体肌腱移植来重建。

在肩关节翻修术中，对于三角肌缺损没有好的解决办法，如果同时合并肩袖缺损，就是非限制型假体翻修术的禁忌证。

（六）植入假体

根据所确定的参数选择合适的假体试模，检查肱骨头高度、后倾角度和肱骨头的大小是否合适，复位、活动肩关节，并检查肩关节的活动度及稳定性，达理想状态后取出假体试模。

清理、冲洗骨髓腔，用骨水泥填充骨髓腔后，首先插入关节盂假体，关节盂假体的位置必须居中，以保证假体柄完全嵌入肩胛骨髓腔；然后插入肱骨头假体，保持肱骨头30°后倾位，加压直至骨水泥硬化，被动活动肩关节，确认关节假体的松紧度，以保证良好的活动范围。

（七）关闭切口

彻底止血，冲洗伤口，放置引流管后缝合切口。

第四节　术后并发症及处理

肩关节置换常见的并发症主要有假体脱位、假体松动、盂肱关节不稳定、肩袖损伤、假体周围骨折、假体周围感染、神经损伤等。

一、假体脱位

术后假体周围的韧带、肌肉等还未能完全修复，假体的稳定性相对较差，固定位置不当或活动剧烈等均可造成肩关节假体脱位。

术后嘱患者取平卧位或半坐卧位，略升高床头，在患肢的后方垫软枕或毛巾，将前臂固定于肘关节屈曲90°中立位，并用三角巾悬吊于胸前。

二、假体松动

假体松动是肩关节置换术后最常见的并发症，也是翻修的主要原因。

假体松动的诊断包括临床松动和影像学松动。临床松动的诊断主要依据疼痛和功能下降等症状，而影像学松动的诊断标准为假体周围透亮区完整且大于 2 mm。

三、盂肱关节不稳定

正常盂肱关节的稳定不仅依赖于关节盂与肱骨头骨性结构，而且依赖于关节周围肌力的平衡，对这个平衡的任何破坏都将导致肩关节不稳定，表现为半脱位或脱位。

1. 肩关节前方不稳定

肩关节前方不稳定与以下因素有关：肩盂假体和肱骨假体的后倾角度之和小于 35° ~ 45°，三角肌前部功能障碍，肩胛下肌撕裂，后方关节囊过紧。

因为三角肌前部功能障碍会引起难以纠正的显著性不稳定，所以手术中应竭力避免损伤三角肌。其预防措施是经三角肌胸大肌入路时不要切断三角肌起点，显露过程中要时刻牢记腋神经的位置，避免发生损伤。

2. 肩关节后方不稳定

肩关节后方不稳定最常见的原因是假体过度后倾。

慢性骨关节炎患者外旋受限，若腋位 X 线片提示肱骨头半脱位，则表明后方肩盂有偏心性磨损。术前行双侧肩关节 CT 扫描能更清楚地显示磨损的程度，有助于正确定位肩盂的中心和锉磨方向。对较小的肩盂后方缺损，可通过锉低前方肩盂或缩小肱骨假体的后倾角度来纠正；对较大的缺损，则需要选用较大的假体或植骨来填补。

3. 肩关节下方不稳定

肱骨假体放置位置过低会引起三角肌、肩袖松弛，继而导致肩关节下方不稳定和继发性撞击征。对于正常肩关节来说，肱骨头可向下移动的距离是肩盂高度的一半。行肩关节置换术后，肱骨假体被安放于骨髓腔内，其下移距离也不应超过这一范围，否则将不能维持正常的组织张力。

四、肩袖损伤

肩袖损伤是肩关节置换术后常见的并发症，其发生率为 1% ~ 14%。

由术后早期的外旋动作产生的牵拉力容易导致肩袖的撕裂。术后肱骨头假体不断上移提示冈上肌变薄、肩袖断裂或三角肌和肩袖间力偶失衡。

术后患者前臂紧贴胸壁，悬吊三角巾，严禁对患肢做外旋、上举、后伸等牵拉动作，以避免对肩袖造成不必要的损伤。

五、假体周围骨折

肩关节置换术术后假体周围骨折多由外伤引起，发生率约为 2%。

术后假体周围骨折多发生于高龄的骨质疏松患者，骨量的减少、患有类风湿关节炎及关节周围的软组织缺失是引发骨折的危险因素。

Worland 按骨折的形态和假体的稳定性将骨折分为以下几种类型。A 型：肱骨结节处骨折。B 型：假体柄周围骨折。C 型：假体柄尖远端骨折。Coyd 认为骨折处理的基本原则包括骨折愈合、维持盂肱关节运动、恢复肩关节功能。

仔细显露和精确的假体植入技术是减少术中骨折的关键。术后应避免肩关节发生外伤，同时提高骨质量，除常规治疗骨质疏松外，可嘱患者多晒太阳，增加钙的摄入量，防止发生假体周围骨折。

六、假体周围感染

假体周围感染是肩关节置换术术后最严重的并发症之一。对伴有糖尿病、类风湿关节炎、系统性红斑狼疮等合并症及邻近部位的感染和既往肩部手术史的患者来说，肩关节置换术术后假体周围感染的发生率较高。除了手术切口被细菌污染外，关节假体和骨水泥等材料也是增加感染的重要因素。

术前降低手术感染的风险：①充分了解患者的内科疾病，在得到有效的控制后行肩关节置换术；②告知患者注意休息，进食均衡的饮食，以提高机体的应激能力和免疫力；③注意排除牙龈炎、泌尿系统感染等原发感染灶的存在；④术日行术区备皮。

术后密切观察切口有无红肿、渗出，保持切口敷料的干燥，关注体温、血常规及 C 反应蛋白的变化，如有异常，及时处理。

七、神经损伤

肩关节置换一般不会发生神经损伤，若术后出现神经损伤症状，则多为术中对神经的牵拉所致，术后恢复比较理想。

术后指导患者对未制动的关节进行功能锻炼，改善受损神经支配肌肉的血液循环，防止关节强直及肌肉萎缩，可给予甲钴胺等营养神经的药物及针灸康复治疗，密切观察神经损伤的恢复情况。

此外，肩关节功能障碍、三角肌失用、异位骨化等也是肩关节置换术术后常见的并发症。术后肩关节的活动范围受限往往由软组织松解不够或关节过度充填所致。神经损伤与异位骨化均较少见。

第五节　术后康复

肩关节置换术术后均需进行功能康复锻炼，康复锻炼应尽可能遵循个体化原则，根据病因、手术方式、术中情况、假体类型、患者骨质疏松的程度及软组织条件等因素进行评估，制订具体可行的康复治疗方案，并在康复过程中监测与及时调整康复方案，以达到良好的临床效果。

康复评定应该贯穿于康复的整个周期，应在术后康复的每一个周期及第一次康复治疗之前对患者的功能进行全面的康复评定。

一、第一阶段(0~6周)

(一)支具固定

支具固定0~6周,肩关节前屈60°,外展30°。

(二)肿胀、疼痛的管理

采用综合消肿治疗方法,如淋巴引流术、邻近关节主动运动、中频电刺激等。

(三)肩部软组织放松

术后患者的前臂由吊带固定,胸小肌处于短缩紧张状态,而肩胛骨周围的菱形肌、斜方肌、肩胛下肌处于被动拉伸状态。因为制动引起的力偶失衡会影响肩关节的功能,所以早期要对胸小肌、肩胛周围肌肉进行松解与主动运动。

(四)肩关节活动度训练

肩关节活动度训练包括肩关节各个方向无痛范围内的主动运动、被动运动,可在屈腰位下进行前后、左右钟摆运动训练,主要预防肌源性关节囊粘连引起肩关节活动受限。

肩关节活动度训练的注意事项包括:①活动度训练应遵循被动—主动辅助—主动的顺序,从减重运动到抗重力运动,从无痛范围内循序渐进地递增角度;②行肱骨头置换及反式肩关节置换术术后的活动度不受限制,遵循以上原则即可;③肩关节置换术术后在遵循以上原则之外,还要注意0~4周限制外旋,避免做内旋、后伸动作;④行肱骨小结节截骨者,肩关节外旋限制至30°;⑤行肩胛下肌肌腱切断者,0~4周限制外旋;⑥对肩置换翻修手术者,延长早期肩关节制动时间,在术后3~6周,根据患者恢复的具体情况循序渐进地开始肩关节活动度训练。

(五)肩部肌肉力量训练

(1)肩关节周围肌肉力量训练:用低频电刺激肱二头肌、肱三头肌、三角肌20分钟/次,每天2次,同时进行减重体位下的主动运动(预防因制动引起的肌肉萎缩)。

(2)肩胛周围肌肉(前锯肌、菱形肌)及肩袖肌肉力量训练:主要以主动运动训练为主。

(六)邻近关节肌肉肌力训练

邻近关节肌肉肌力训练主要为肘关节、腕关节及手部关节主动肌力抗阻渐进练习(弹力带或哑铃,由小阻力到中等阻力)。

(七)日常生活能力训练

鼓励患者做喝水、翻书、吃饭、洗脸、穿衣、扣纽扣等一些简单的日常活动,在活动过程中,强调无痛范围,若有疼痛,则应及时与医生、治疗师进行沟通。

(八)手术伤口管理

(1)进行切口周围软组织(筋膜、肌肉)松解治疗,预防因疤痕增生而引起的肌肉挛缩。

（2）超声治疗主要用于软化瘢痕，抑制疤痕增生。

（九）冰敷

治疗结束后进行 10～15 min 冰敷，观察患者的皮肤温度、血运情况，询问患者有无明显的刺痛感。若冰敷结束 30 min 后仍然有皮肤温度增高或明显疼痛，则应及时告知主管医师及护士，进行对症处理。

二、第二阶段（7～12 周）

（一）肩关节活动度训练

肩关节外旋的角度可增加至 60°，训练时应渐进开始内旋、后伸运动；其他关节可渐进增加至正常范围。

（二）上肢肌力强化训练

（1）肩关节周围肌肉：训练方法同第一阶段。

（2）肩胛周围肌肉及三角肌、肩袖：进行无痛范围内等张收缩训练。

（3）邻近关节肌肉：利用中大阻力弹力带进行渐进抗阻肌力训练，使肌力恢复至健侧水平。

（三）日常生活能力训练

上肢功能位范围内无负重，生活基本自理。

（四）上肢本体感觉训练

略。

（五）伤口管理

对愈合瘢痕进行疤痕松解术。

三、第三阶段（13 周～6 月）

（1）主动抗重力、无负重下肩关节活动度恢复正常。

（2）肩关节周围肌肉（肱二头肌、肱三头肌、三角肌）可开始抗小阻力运动，其他上肢肌肉肌力恢复至健侧水平。

（3）注意恢复肩胛骨的稳定性及正常肩肱节律。

（4）日常生活完全自理。

参考文献

［1］吕厚山，卢世璧，戴尅戎. 现代人工关节外科学［M］. 北京：人民卫生出版社，2006.

［2］刘尚礼，马少云，王静成. 关节外科学［M］. 上海：第二军医大学出版社，2009.

［3］弗雷德里克·M·阿扎尔，詹姆斯·H·贝蒂，S·特里·康纳特. 坎贝尔骨科手术学（第 1 卷　关节外科）［M］. 陈继营，周勇刚，陈晓东，等，译. 13 版. 北京：

北京大学医学出版社，2018.

[4] 中国老年保健医学研究会老年骨与关节病分会专家组. 中国人工肩关节置换术加速康复围手术期管理策略专家共识[J]. 中华肩肘外科电子杂志，2021，9(02)：97-102.

[5] 黄崇新，吕波，王跃，等. 反式肩关节置换术在肩关节置换翻修术中的应用[J]. 生物骨科材料与临床研究，2016，13(04)：28-30.

（谢亚东　李延宏　王宁霞）

第九章　肘关节置换

第一节　概　述

　　1882 年，Ollier 首次做了骨膜下切除肘关节术，以恢复陈旧结核引起肘关节强直患者的运动功能，从此翻开了肘关节成形术的历史。Ollier 继续他的研究，为了防止重新发生骨性融合，在切除的骨端覆盖脂肪组织，因为脂肪组织迅速被吸收，所以这种方法很快被放弃了。1991 年，Murphy 发现筋膜是一种很好的材料，不易被吸收，这就解决了异种材料移植难以预测的反应和合成材料可能对活体组织的刺激反应，使筋膜关节成形术获得推广。此后，许多矫形外科医生改良了切除关节成形术，扩展了应用范围。MacAusland 应用间隔关节成形术切除少量的骨质，希望保持关节的稳定。简单地切除关节成形术可增加肘关节的运动，然而关节的稳定性却受到影响。切除关节成形术的成败与手术时正确处理关节的松紧程度有关。紧张的关节，虽然稳定性得到改善，但活动度受到限制；较松的关节，虽然活动功能增加，但稳定性受到影响。此外，关节面切除后骨端互相接近，撞击可引起疼痛，并造成纤维性强直，应用间隔材料可在一定程度上防止这种情况的发生，然而，关节面不匹配的问题依然存在。

　　1937 年，Mirgen 研制了第一个金属远端尺骨假体，并将其应用于尺骨鹰嘴粉碎性骨折患者。1965 年，Barr 报告第 1 例钴铬钼合金肱骨远端假体并将其应用于临床，随访 4 年，患者有 95°的运动范围，无任何症状，能参加轻劳力工作。1969 年，Johnson 报道了近端尺骨假体并将其用于临床，因为肱骨远端发生了进行性破坏，所以长期随访后发现有症状复发的情况。

　　肱骨远端或尺骨近端置换固有的限制，促使人们研究了铰链型全肘关节假体。1942 年，Boerema 曾尝试设计全肘关节假体，假体为不锈钢，用螺钉和钢丝固定，但未能推广。1966 年，Swanson 应用硅橡胶设计软性铰链式肘关节，因为关节部位受到较高的扭力，所以易造成肘关节后脱位，最后这种关节假体被放弃了。后来，Gschwend 设计了固定铰链式全肘关节假体，关节铰链部位可嵌入肱骨内、外髁之间，以抵抗扭力，然而，其松动率依然为 22% ~ 30%。这些铰链式假体易发生松动，最终导致全肘关节置换术失败。

　　随着对肘关节解剖学和生物力学认识的不断深入，肘关节成形术有了很大的进展，近年来研究人员设计了半限制型全肘关节假体和表面肘关节假体，这些新型假体的问世，大大降低了假体松动的发生率，开创了肘关节置换术新的历史。

　　根据肱骨假体和尺骨假体之间活动程度的不同，可将假体分为限制型、半限制型与非限制型假体 3 类。限制型假体为金属对金属假体，包括 Stanmore 假体、Dee 假体、Mckee 假体、GSB I 假体及 Mazas 假体等，通常为带一铰链的金属 - 金属假体被骨水泥固定于骨。目前，这些假体大多已被弃用。半限制型假体包括 GSB III 假体、HSS - Osteonics 假体、Coonrad - Morrey 假体及 Discovery 假体，通常由 2 或 3 部分组成，由金属 - 高分子聚乙烯材料构成关节，其关节可能通过锁针或咬合锁定装置连接。半限制型假体内在有一定的松弛度，有利于缓冲应力。非限制型假体通常由 2 或 3 部分组成，包括金属 - 高密度聚乙烯的关节界面，假体两部分间一般不需要锁定、卡扣或锁针连接，一些假体设计呈关节表面置换组件，另一些肱骨假体则有柄。非限制型肘关节假体包括头髁型假体、London 假体、Kudo 假体、Ishizuki 假体、Lowe - Miller 假体、Wadsworth假体、Souter - Strathclyde 假体及 Latitude 假体，其中 Latitude 假体是一个混合装置，可以用一锁定环转换为半限制型假体。这些假体大部分力图模仿肘关节的正常解剖关系，恢复了肘关节相对于肱骨干的前方偏距，只有单一的旋转中心。所有表面置换或非限制型假体均要求韧带和前关节囊结构完整，以及具有正确的静力对线关系。如果骨缺损或关节囊韧带结构广泛破坏，则通常不能应用非限制型假体。

理想的肘关节假体标准包括无痛、稳定、可活动、耐用、失败后可补救并具有可重复性的假体，同时必须保留肱骨的内、外上髁和尺骨鹰嘴，能够保留尽可能多的骨，在支撑骨上获得稳定的固定性能；假体应有提携角，假体关节间应没有移动或组件要少，必须用惰性材料制成并经久耐用，假体要易于植入，植入后留下的无效腔最少，假体应无须定制且很容易得到，假体植入后不引起任何疼痛，装好后能获得关节稳定性并具有较好的关节活动度。

成功的肘关节置换术必须将肘关节恢复成为无痛、活动、稳定、耐用的关节，并能承受巨大的压力和扭力。假体设计和制造的主要问题是如何获得长期的骨性固定、肱骨骨吸收和在活跃患者中能够抵抗高应力的材料的来源。

第二节　桡骨头置换术

桡骨头置换术最常用于桡骨头粉碎性骨折，其他情况（如肘关节不稳定和畸形）也可考虑行桡骨头置换术。

硅胶假体自 20 世纪 80 年代早期开始应用，起初报道结果很好，但长期随访结果显示易发生假体置换失败和硅胶滑囊炎。当用金属桡骨头假体治疗桡骨头骨折和内侧副韧带联合损伤时，可显示其耐久性并能维持肘关节外翻稳定。

桡骨头假体设计有多种形式，从一体化设计、组配式设计到双动设计，材料上也不同，以试图减少假体对肱骨小头造成的磨损。桡骨头置换必须尽可能地接近于解剖学上的结构和功能。总体来说，桡骨头置换术效果非常好，可有效缓解疼痛，维持肱尺关节的稳定性，使肘关节屈伸、旋前及旋后活动良好。

一、适应证与禁忌证

1. 适应证

（1）桡骨头切除后肘关节不稳定或疼痛者。

（2）桡骨头粉碎性骨折伴下尺桡关节脱位。

（3）硅胶假体或异体桡骨头置换失败者。

2. 禁忌证

（1）儿童骨骺未闭者。

（2）伴桡骨颈骨折者。

（3）合并上尺桡关节脱位者。

二、手术方法

（一）体位

患者取仰卧位或侧卧位，将患肢置于胸前。消毒患肢，铺手术单，暴露肘关节，使用气囊止血带。

（二）麻醉

臂丛麻醉或全身麻醉。

（三）入路

肘关节后外侧入路。

（四）显露

取肘关节后外侧入路，切口从肱骨外上髁近端开始，绕过尺骨鹰嘴，延伸到尺骨鹰嘴以下 3~5 cm，长约 6 cm，切开皮肤、皮下组织，沿尺侧腕伸肌和肘后肌的间隙分离，显露肘关节外侧关节囊。外侧关节囊经常因创伤已从外上髁剥离，创伤所致的间隙应该可以用来去除碎骨块并且显露桡骨颈。

（五）桡骨近端髓腔处理

横行切开环状韧带，在骨折部位近端切断桡骨颈，用磨钻或骨锉修整桡骨近端，使之平整，以便它与假体之间均匀接触。用髓腔锉磨锉桡骨近端髓腔，直到可容纳合适的桡骨头假体为止，确保假体柄在髓腔内完全吻合，与肱骨小头接触满意，避免过度挤压假体，安放假体试模，证实桡骨头假体柄在桡骨髓腔内稳定匹配，与肱骨小头间接触满意。

（六）植入假体

使用假体试模证实桡骨头假体柄在桡骨髓腔匹配稳定，与肱骨小头间接触满意后，植入最终假体。在肱骨小头旋转中心钻孔或用锚钉，缝合固定外侧关节囊组织，包括将外侧副韧带缝合到原等长点，同时维持肱尺关节复位。屈伸和旋转肘关节，从前、后位及侧位方向来检查肘关节的活动度及稳定性，尤其应注意肱骨小头与假体的关系。

（七）关闭切口

复位后，在伤口处置负压引流管，依次缝合关节囊、重建肌腱、缝合皮肤、加压包扎，将肘关节维持在屈曲90°位。

三、术后处理

（一）术后康复

（1）术后3~5 d去除加压包扎器具，用小敷料覆盖伤口，开始肘关节轻微主动活动，避免激进的理疗。

（2）若合并其他损伤，如下尺桡关节脱位、韧带损伤或肘关节不稳定，则必须对肘关节连续制动3周。

（3）当有下尺桡关节脱位时，要根据治疗和曾否用克氏针暂时固定的情况来决定肘关节的功能运动类型，随后在医师指导下开始肘关节的主动运动练习。

（二）并发症及处理

桡骨头置换术可减轻疼痛、稳定关节和防止关节畸形，但由于桡骨头假体的材料问题，术后常发生磨损、碎裂、畸形或移位，若发生严重的并发症，如假体碎裂和移位，则需行桡骨头置换翻修术。

第三节　全肘关节置换术

一、适应证与禁忌证

（一）适应证

全肘关节置换术的目的是消除疼痛，恢复功能、活动度和稳定性。当进行全肘关节置换术时，必须考虑两个因素，即患者的选择和假体的选择。

1. 患者的选择

全肘关节置换术的首选适应证是关节疼痛、不稳定及双侧肘关节强直。

（1）对严重的慢性关节炎，如类风湿关节炎、骨性关节炎、创伤性关节炎等，X线片可显示关节破坏，伴疼痛性不稳定和疼痛性僵硬造成的活动受限。

（2）复杂的肘关节周围骨折、无法修复的肱骨远端骨折。

（3）骨折不愈合。

（4）肘关节骨性或纤维性强直，固定于功能极差的位置。

（5）血友病性关节炎及幼年特发性关节炎。

（6）原发性或转移性肿瘤切除后的肘关节重建。

（7）肘关节不稳定导致的肌无力和不适可以作为手术的相对适应证，尤其是创伤后关节炎患者。

（8）不伴关节疼痛的关节畸形和功能丧失不是手术适应证。

(9)对稳定、无痛的肘关节来说，若存在功能范围的活动度，则不需要进行关节置换。

2. 假体的选择

假体的选择应根据肘关节周围关节囊、韧带结构状态、肌肉组织的完整性和肘关节骨组织的骨量来综合判断。

(1)通常骨组织的骨量越多，肘关节越稳定，肘关节也就越适合采用表面假体或非限制型假体植入术。

(2)对稳定肘关节的韧带和关节囊组织有损伤、肌肉萎缩和骨组织缺失过多的患者，应采用限制型假体。

（二）禁忌证

(1)既往有肘关节的感染病史，是全肘关节置换术的绝对禁忌证。

(2)曾经接受过筋膜间置或其他生物材料间置的肘关节成形术，以及曾经接受过铰链式关节假体置换术，是全肘关节置换术的禁忌证。

(3)全肘关节置换术的相对禁忌证包括骨缺损过多、尺骨滑车切迹骨缺损、创伤性或退行性关节炎。

(4)关节骨量丢失过多，屈、伸肌功能很差，需要过多使用肘关节，伴有同侧肩关节强直和神经营养性关节病变者均为全肘关节置换术的禁忌证。

二、手术方法

（一）体位

患者取仰卧位，将患肢置于胸前，在同侧肩下垫沙袋。

消毒患肢，铺单，显露整个肘部和前臂。使用消毒止血带，抬高患肢，对止血带进行充气，驱血数分钟。

（二）麻醉

臂丛麻醉或全身麻醉。

（三）入路

采用肘关节后侧入路。

（四）显露

取肘关节后侧入路，切口从肱骨外上髁近端开始，绕过尺骨鹰嘴，延伸到尺骨鹰嘴以下 3～5 cm，长约 6 cm，切开皮肤、皮下组织，辨认、游离尺神经并加以保护，术毕将尺神经前置。于尺骨近端和尺骨鹰嘴骨膜下剥离肱三头肌，注意保持肱三头肌装置的完整性，避免切断或分开肱三头肌，将肱三头肌装置翻向尺骨鹰嘴的桡侧来显露尺骨近端。松解肘关节两侧的侧副韧带，外旋前臂，使肘关节脱位，显露肱骨远端。

（五）肱骨远端的处理

用摆锯去除肱骨滑车中部，打开肱骨髓腔。在准备肱骨远端时，保留肱骨髁上内、外侧柱，以肱骨髁上内、外侧柱作为参考，确保获得满意的方向和对线。用"T"形手柄将导向柄插入骨髓腔，去除手柄，装上截骨板，按截骨板，用摆锯在肱骨滑车和肱骨小头上截骨，若有骨质疏松，则用截骨板作为导向，用电刀在骨质上做记号，用咬骨钳咬除截骨面上不平整的骨，直至假体的边缘恰与肱骨小头和滑车的肱骨髁上关节面边缘平齐。避免损伤肱骨髁上内、外侧柱，以防发生骨折。最后，磨锉肱骨远端骨髓腔，以便紧密容纳肱骨假体柄的肩部。

（六）尺骨近端处理

切除尺骨鹰嘴尖，造出一个切迹，用高速磨钻去除软骨下骨，确认尺骨髓腔。根据需要选用合适的右侧或左侧尺骨髓腔锉，磨锉尺骨近端髓腔，以便紧密容纳尺骨假体柄。

当尺骨近端和肱骨远端均准备好后，放入试模，完全屈、伸肘关节，以判断假体是否合适。若完全伸直有限制，则松解前关节囊，再次评估，直到肘关节能完全伸直。在最终完成假体植入和骨水泥固定前植入试模，以检查桡骨头是否与假体发生撞击。若有撞击，则应切除桡骨头。

从切除下的肱骨滑车关节面取一植骨块，在假体植入时置于肱骨假体远端前凸面的后方。植骨块通常厚 2~3 cm、长 1.5 cm、宽 1 cm。自肱骨远侧前部骨膜下剥离肱肌，以便于放置植骨块。

仔细冲洗肱骨和尺骨骨髓腔，并擦干骨髓腔，用带软管的骨水泥枪将骨水泥注入骨髓腔。首先插入尺骨假体，并尽可能插到尺骨冠突。应使尺骨假体的旋转中心与尺骨鹰嘴大乙状窝的中心重合，去除假体周围的多余骨水泥。随后插入肱骨假体，并将植骨块放在骨膜和肱骨远端前方的皮质之间，插入两部分假体的连接轴针，建立关节连接，用一个分叉的锁环锁死。继续将肱骨假体敲进肱骨，使肱骨假体的旋转轴与正常解剖状态下的旋转轴在一个水平上，尽力伸直前臂，待骨水泥变硬后，小心地去除多余的骨水泥（图9-1）。

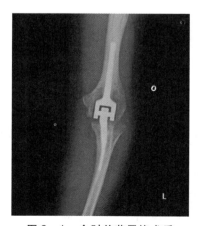

图9-1　全肘关节置换术后

在尺骨鹰嘴钻多个"X"形孔，连续锁定缝合修复肱三头肌伸肘装置，再经过尺骨鹰嘴横行加固缝合肱三头肌肌腱。

（七）关闭切口

松止血带，彻底止血，在切口深部放置引流管，依次缝合关节囊、重建肌腱、缝合皮肤。

将肘关节置于屈曲90°位并制动，将长臂用石膏后托固定。

三、术后处理

（1）术日保持肘关节高于肩关节，术后第1天拔除引流管并更换敷料，在疼痛可忍受的范围内开始被动屈、伸肘关节。

（2）使用领袖式悬带制动患肢，由职业理疗师对患者的日常生活活动给予指导。

（3）3个月内避免做主动伸肘运动，直到肱三头肌愈合。

（4）避免进行力量练习，术后3个月内应避免用患肢提超过2 kg的重物，之后提重限制在4 kg内。

第四节　肘关节置换翻修术

早期肘关节置换翻修术的结果很差、并发症高、满意度差，随着手术技术改良以及明确假体失败原因，近年来肘关节置换翻修术的结果有明显改善。然而，肘关节置换翻修术依然很困难，作为挽救性手术，手术前必须告知患者肘关节置换翻修术仅是针对他们疾病的最后一种挽救手段，避免过高期望。

一、适应证

任何肘关节置换手术失败都是肘关节置换翻修术的适应证，包括：伴有放射学肱桡关节和肱尺关节破坏的疼痛及不稳定。

（1）假体松动伴肘关节疼痛。有症状的肘关节假体松动可以进行肘关节翻修术。由于瘢痕、挛缩和骨质量差，肘关节翻修手术非常困难。不同类型的植骨手术用于翻修术，包括打压植骨、异体结构植骨和异体骨假体复合体。

（2）肘关节虽无疼痛，但放射学上显示肱骨或尺骨假体松动的全肘关节置换患者应严密随访。这些患者中许多人可能无疼痛，但由于颗粒碎屑造成的进行性骨吸收或机械性吸收相当严重，可以减弱骨质强度，易于骨折，也应进行翻修手术。

（3）感染。肘关节置换术后深部感染，建议取出假体和骨水泥；浅表感染行关节腔清理挽救假体、关节切除成形术或肘关节融合术。假体全部松动的感染患者，挽救假体没有价值；假体无松动的感染患者，应采取积极措施来挽救假体，包括切除窦道、清创、游离皮移植、旋转皮瓣和肌瓣移植。

（4）伴有假体松动的假体周围骨折。

（5）关节假体整体不稳定。

（6）由于初次置换手术失败造成进行性尺神经病变，需进行翻修手术及改善神经病变。

（7）假体断裂。假体脱位、关节结合点分离或假体断裂均可导致肘关节置换术失败。若耦联的假体装置失效，需更换聚乙烯部件；若部件断裂或脱位，需要翻修手术。

二、禁忌证

（1）疼痛较轻的假体松动，无进展表现，放射学上无骨吸收。但必须仔细随访有松动假体的患者，以保证不发生进行性松动；如果没有随访，则可能发生明显骨吸收，导致病理骨折，增加翻修术的困难。

（2）急性和亚急性感染是肘关节置换翻修术的绝对禁忌证。

（3）慢性、急性及消耗性疾病，不适合行肘关节置换翻修手术。

三、手术方法

（一）体位

患者取仰卧位，将患肢置于胸前，在同侧肩下垫沙袋。

（二）麻醉

全身麻醉。

（三）入路

肘关节后侧入路。

（四）显露

采用原切口，尽可能利用既往手术切口。在止血带允许的情况下尽量向近侧延长，达肱三头肌。在肱三头肌内侧找到尺神经，尽可能向近侧显露，即使尺神经已移位，也要确认尺神经移位后的位置。

显露尺骨侧时，从尺骨鹰嘴尖上连同前臂筋膜和肱三头肌一起剥离，当尺骨和肱骨内、外侧显露充分后，进行骨膜下剥离，显露尺骨干。

显露肱骨时，肱三头肌可以保留在尺骨上，进入 Kocher 间隙，显露肱骨髁上外侧柱，将肱三头肌从肱骨后方剥离。

（五）取出假体

翻修时需取出骨水泥，可用长柄高速骨锉和超声骨水泥取出系统，在取出骨水泥时，应显露并保护尺神经。

如果整体松动，假体就很容易取出；如果假体固定良好，取出假体就比较困难，需用一长柄小骨锉或类似器械从肱骨远端松解骨水泥。另外，要判断两部分假体是否都已失效，如果假体固定良好，就要考虑是否将其留下，这通常要在术中决定，但必须在术前进行评估，并准备相匹配的假体。

（六）植入翻修假体

一般无须用复杂的定制假体来代替肱骨假体。术前周密评估放射学改变，以决定是否需要特殊型号假体。

当肱骨远端存在明显骨缺损并行肘关节置换翻修术时，肱骨假体可使用长翼假体，以提供更大的屈曲度。

尺骨髓腔较小，一般需要小直径超长假体，以跨越由于松动或磨损造成的鹰嘴骨折、骨缺损及溶骨变化的区域。

（七）关闭切口

彻底止血，冲洗伤口，放置引流管后缝合切口。

第五节　术后并发症及处理

随着肘关节置换术技术水平的提升、关节假体设计的不断进步，肘关节置换术逐渐成为治疗类风湿关节炎、创伤性关节炎、骨肿瘤的有效方法。然而，因为肘关节结构复杂、肘关节置换术术后并发症较多，所以肘关节置换术术后的并发症是一个不可忽视的问题。

肘关节置换术术后并发症的总发生率为43%，其中翻修率为18%，永久并发症的发生率为15%。在所有的并发症中，需要采用肘关节置换翻修术处理的并发症有假体松动、肘关节不稳定、假体周围感染及假体磨损等；需要采用手术处理的并发症有假体周围骨折（肱骨骨折、尺骨骨折）、尺神经病变、肘关节僵硬及肱三头肌问题等；极少需要采用手术处理的并发症有切口问题及神经麻痹等。

一、假体松动

假体松动是肘关节置换术术后常见的并发症之一，其中无菌性松动占7%～15%。

假体松动的诊断包括临床松动和影像学松动。临床松动的诊断主要依据疼痛和功能下降等症状，而影像学松动的诊断标准为假体周围透亮区完整且大于2 mm。

骨质疏松症可增加假体松动的发生率。因为术中软组织过度松解及假体位置不理想，导致假体负荷过重，进而导致关节不稳定及假体松动，所以假体植入后应积极、仔细地重建软组织张力，确保肘关节的稳定性。

二、肘关节不稳定

肘关节不稳定包括关节脱位或半脱位，是非限制型肘关节置换术术后最主要的需要翻修的并发症，发生率为9%～10%。非限制型肘关节置换术术后发生完全脱位的比例<5%，并且与手术方法有关。恰当的内、外侧韧带复合体平衡，保留前关节囊和三角肌可以防止发生脱位。

三、假体周围感染

关节置换术术后的假体周围感染是一种严重的并发症，不仅会给患者带来巨大的痛苦，而且会增加患者的治疗费用。髋关节、膝关节及肩关节置换术后假体周围感染的发生率通常小于 2%，但在肘关节的发生率明显增高，为 3%～11%。这一方面可能与肘关节周围所覆盖的软组织有限相关；另一方面，肘关节置换的潜在疾病以类风湿关节炎和创伤后关节炎居多，与普通患者相比，这类患者更容易发生感染。肘关节假体周围感染的常见致病菌是金黄色葡萄球菌和凝固酶阴性葡萄球菌，占总体细菌感染的 70% 以上。

四、假体磨损

聚乙烯衬垫磨损也会发生于肘关节置换术术后，但仅占翻修原因的很少一部分。造成袖套磨损的因素包括患者年轻、男性、创伤后关节炎、术前肘关节畸形、髁上不愈合和高活动水平等。假体磨损可有多种磨损形式，包括非对称性的肱骨和尺骨假体接触面磨损及金属－金属假体产生的磨损。

五、假体周围骨折

假体周围骨折占肘关节置换术术后并发症的 5%～29%，既可以发生在术中，也可以发生在术后。

六、尺神经病变

肘关节置换术术后尺神经病变，约占肘关节置换术术后并发症的 40%。围手术期对尺神经的过度牵拉、血肿、加压包扎、骨水泥聚合所致热烧伤及神经前置造成的失血供，均可诱发尺神经病变。

尺神经病变多为暂时性，一般可在术后数天至 1 年内恢复。对此类患者可进行观察，其多可自行恢复。但当术后立即出现尺神经运动功能减退且不能确定神经的状态时，应立即进行神经探查。

七、其他并发症

其他肘关节置换术术后的并发症包括肱三头肌断裂或功能不全、骨溶解和伤口愈合等。可以通过以下措施预防或减少肘关节置换术术后并发症的发生：①采用尺骨鹰嘴内侧的直切口；②尺骨鹰嘴骨膜下剥离肱三头肌，不切断其肌腱；③前置尺神经；④在切口内至少留置 1 条负压吸引管；⑤开始时将肘关节固定于完全伸直位。

第六节　术后康复

肘关节置换的最终目的是恢复患者的肘关节功能，术后康复及功能锻炼极为重要，需要保持良好的肌肉张力及关节的稳定性。早期功能锻炼以防止肌肉萎缩、关节僵硬、瘢痕粘连为主，避免和减少并发症的出现；中后期康复以改善假体功能、增强肌力、增大肘关节的活动度为主。

肘关节置换术术后的康复治疗方案应遵循个体化原则，术后首次康复治疗前根据国际功能、残疾和健康分类对患者的病情、个人因素及手术方式进行全面评估，由手术医师、康复医师、康复治疗师、康复护士与患者共同制订具有可行性的康复方案。

一、第一阶段(0~3周)

(一)康复宣教

为防止肘关节脱位、假体松动、骨化性肌炎的发生，应禁止肘关节做暴力活动、提重物，常规口服吲哚美辛，随时关注有无尺神经损伤症状(第4、5指麻木或活动受限)。

(二)支具

术后将肘关节制动于屈曲90°位并抬高，置前臂于中立位。

(三)肿胀管理

采用综合消肿治疗技术(包括冷疗、功能锻炼、淋巴引流、使用弹性压力包等)，必要时可用药物干预。

(四)邻近关节活动训练

术后第1天开始肩关节、腕关节及手指关节渐进性抗阻训练，每日2次，每次10 min。

(五)肘关节主动活动及肌力训练

术后第1天开始进行上肢肌肉等长收缩训练。在肘关节角度无变化的条件下，静力收缩肱二头肌、肱三头肌，持续10 s后放松20 s，交替进行，20分钟/次，2次/天；术后第3天待肿胀、疼痛逐渐消退后，在仰卧位无重力或重力辅助体位下进行安全无痛范围内的活动，活动时可拆除支具，用健侧肢体辅助患肘关节进行主动屈、伸、旋转练习，每次10个，3或4次/天(根据患者的情况适当调整训练次数，随着时间的推移逐渐增加)。

(六)物理因子治疗

低频脉冲治疗可提高肘关节周围肌群(包括肱二头肌、肱肌、肱桡肌或肱三头肌、前臂旋转肌群)的兴奋性与肌力；冷疗主要通过降低肘关节周围软组织损伤部位的温度，起到减少组织损伤、消炎、消肿及止痛的作用，对骨化性肌炎的发生有一定的预防与控制作用(一般在每次活动训练结束后进行冷疗，5~10分钟/次)。

(七)肘关节周围软组织松解治疗

一般情况下，在肘关节被制动6 d后，会造成肘屈肌相对挛缩及缩短，3周后关节周围的疏松组织会向致密结缔组织逐渐转变，故应早期活动肘关节屈伸肌群，以预防软组织挛缩、粘连。

(八)日常生活活动训练

通过拿杯子喝水、拿筷子进食、穿衣等简单活动，减少辅助，提高患者的日常生活活动能力。

二、第二阶段(4～12周)

(一)肘关节及前臂主动活动训练

(1)屈曲练习:取坐位或仰卧位,上肢自然垂放于身体两侧,主动屈曲肘关节到最大角度,可双侧上肢同时用力屈曲,保持10 s,10～20次/组,3组/天。

(2)伸直练习:取仰卧位或坐位,利用健侧手托住患肘,要求肘关节主动伸展到最大角度,保持10 s,10～20次/组,3组/天。

(3)前臂旋转练习:取坐位,上臂夹紧体侧,肘关节自然屈曲,按要求做前臂主动旋前、旋后动作,10～20次/组,3组/天。

(二)上肢肌肉肌力训练

上肢肌肉肌力训练主要为渐进性抗阻肌力训练。刚开始用0.5 kg哑铃或者弹力带训练,根据患者的肌力逐渐增加阻力。3个月内可逐步恢复日常功能活动,减少关节负重运动,单次关节负重不可超过5 kg。

(三)物理因子治疗

超声波治疗可软化瘢痕、松解软组织粘连、消炎止痛;其他治疗还有低频脉冲治疗(治疗剂量根据患者的康复情况随时调整,其余同第一阶段)及冷疗(同第一阶段)。

(四)上肢本体感觉训练

上肢本体感觉训练主要包括上肢机器人、位置觉训练等。

(五)日常生活能力训练

患者在可活动范围内通过洗脸、拿筷子进食、穿衣等活动训练肘关节,提高生活自理能力。

(六)支具使用

6周后可去除支具。

三、第三阶段(13～24周)

(一)肘关节稳定性训练

为强化肘关节周围屈伸肌群肌力,可进行等速抗阻肌力训练,肌力与健侧相同。

(二)肘关节及前臂旋转灵活性训练

此阶段主要进行被动与主动相结合的肘关节功能训练。对接受桡骨头置换术的患者可进行关节松动术与静态进展性牵伸支具治疗。静态进展性牵伸支具治疗是基于应力松弛的原理将肘关节牵伸到终末角度,并在前臂施加定时增量的负荷,以牵伸挛缩的软组织。经过训练,患侧肘关节的灵活性应达到健侧水平。

(三)日常生活能力训练

日常生活能力训练的目标是患者实现生活完全自理。

四、术后康复的注意事项

（1）桡骨头置换术术后并发症常见的有桡骨头过度填充、骨化性肌炎、创伤性关节炎、神经损伤、假体松动等。其中，危害最大的是桡骨头过度填充，它可导致肱骨小头软骨面磨损、破坏，肘关节半脱位，明显的曲肘受限。因此，康复治疗师在给患者行康复治疗以增加屈伸角度前，应与手术医师进行充分的沟通。

（2）桡骨头置换翻修的主要原因是假体半脱位和过度填充，因此术后应注意伤口管理和预防感染，检查肱骨小头表面软骨有无磨损，肘关节主动活动训练的时间应推迟至术后 1 周以后。

（3）全肘关节置换术术后早期康复介入的时间与方法应根据手术入路来决定，主要区别在于保留肱三头肌止点及切断或剥离肱三头肌止点，保留肱三头肌止点入路术后可早期行主动伸肘锻炼。

（4）全肘关节置换翻修术术后给予肘关节屈曲 60°、前臂于旋转中立位和旋后位用支具固定。因手术创伤较大，应待关节周围软组织消肿 2～4 周后，使患者逐步进行肘关节屈伸运动。

（5）定期复查 X 线片，判断假体有无松动、断裂及有无骨化性肌炎。康复治疗前应与手术医师沟通，了解手术入路及术中尺神经有无前置。每个阶段康复治疗前应进行康复评定，分析目前存在问题的原因，制订合理的个性化康复方案，促进肘关节的功能恢复。

参考文献

［1］吕厚山，卢世璧，戴尅戎. 现代人工关节外科学［M］. 北京：人民卫生出版社，2006.

［2］刘尚礼，马少云，王静成. 关节外科学［M］. 上海：第二军医大学出版社，2009.

［3］弗雷德里克·M·阿扎尔，詹姆斯·H·贝蒂，S·特里·康纳特. 坎贝尔骨科手术学（第 7 卷　手外科）［M］. 顾立强，毕郑刚，陈宏，等，译. 13 版. 北京：北京大学医学出版社，2018.

［4］维塞尔. Wiesel 骨科手术学·手腕肘外科［M］. 柴益民，译. 上海：上海科学技术出版社，2022.

（张怀斌　王勇平　尉军红）

第十章　腕关节置换

第一节　概　　述

　　无痛且稳定的腕关节是获得手部正常功能的必需条件。源于腕关节的疼痛将通过脊髓反射抑制前臂肌群的功能，从而显著降低其力量，并导致握力减弱。当腕关节不稳定时，同样会出现相同的反应。

　　临床有许多原因可导致腕部疼痛。治疗腕关节疼痛、不稳定、退变或僵硬，有各种不同的手术方式，治疗方案的选择取决于病因以及病理变化。主要的术式包括两种，即腕关节部分或全部融合术及腕关节置换术。虽然全腕关节融合可以明显缓解疼痛，获得稳定和握力，但腕关节固定后需要肩肘关节代偿活动以精确地放置手（特别是允许拇指、食指和中指做精细动作），因此，腕关节活动的丧失会导致在工作、生活自理及娱乐活动上出现明显的功能障碍。对于无法耐受关节融合带来的关节活动功能丧失的患者，应选择保留腕关节活动功能的术式，即腕关节置换术。

　　正常的腕关节活动需要多个关节间复杂的相互作用来完成，涉及桡骨、尺骨和腕骨。全腕关节置换无法复制这种复杂的系统，但可以获得一个稳定且无痛的有功能活动范围的关节。需要选择合适的患者、详细的术前计划和精细的手术才能获得较好的疗效。关节置换面临的风险大于关节融合面临的风险，对腕关节活动有特殊需要或意愿且对关节功能要求低的患者是最合适的选择。

一、腕关节置换

　　自20世纪60年代第1个腕关节假体设计以来，腕关节置换术经历了持续的发展。1972年，Swanson发明了一种可屈曲的硅树脂铰链式腕关节假体，它最初疗效极好，疼痛缓解程度高，活动范围好，但随着时间的推移，腕关节的平衡明显成了一个重要问题，插入腕骨和第3掌骨处的假体柄远端失效。金属对塑料髋关节假体置换的发展，鼓舞着许多人尝试将其复制到腕关节上，同期出现了大量的假体，包括Voltz假体、Meuli假体和Guepar假体，这些假体都无法保持腕关节的平衡。1998年，Menon报道了第1例椭球形的Universal Ⅰ假体，它包括金属桡骨部分和金属腕骨部分，金属腕骨部分的聚乙烯固定在腕骨基底的金属接骨板上，这种假体与正常的远端柄和骨水泥固定不同，用螺钉固定至第2掌骨和第4掌骨及中央栓固定至头状骨，但Menon报道的结果显示，Universal Ⅰ假体容易发生脱位。Universal Ⅱ假体保留了桡骨远端正常的桡偏，并改变了假体的形状，使不稳定的发生率降至1%～2%。近年来，腕关节假体出现了更多的发展和设计，但没有长期的临床结果报道。

二、腕关节假体

腕关节假体种类很多。1891 年，Gluck 使用 Ivory 假体治疗腕关节结核；1972 年，Swanson 使用可屈曲的硅树脂铰链式腕关节假体行腕关节置换；1976 年，Voltz 研制了一种高限制型 AMC/Voltz 假体；1980 年，Meuli 研制了 Meuli 假体；1986 年，Guepar 研制了第 1 个远端螺钉固定假体；1998 年，Menon 研制了 Universal Ⅰ 假体，将假体远端用螺钉固定至第 2 掌骨和钩骨；1988 年，Clayton 等研制了反极 CFV 假体；1990 年，Figgie 等研制了 Trispherical 假体；1994 年，Legr 等研制了 Destot 假体；1996 年，Beckenbaugh 研制了 Biaxial 假体，其可固定至桡骨和第 3 掌骨；1999 年，Radmer 等研制了 ATW/APH 假体；2001 年，Adams 研制了 Universal Ⅱ 假体，降低了脱位的风险；2003 年，Rozing 研制了 RWS 假体；2005 年，Palmer 等研制了 Maestro 假体；2005 年，Gupta 研制了 Re-Motion 假体，假体存在 10° 的旋前、旋后活动。

大多数假体远端部分的固定方式与 Universal Ⅱ 假体的相同，无腕关节轴向旋转活动，而 Re-Motion 腕关节假体 10° 的轴向旋转，允许腕骨间有一定度数的旋后和旋前。Maestro 假体的设计是模仿近排腕骨切除，在桡骨侧放置近端聚乙烯部件，早期疗效令人鼓舞。

第二节 全腕关节置换术

腕关节是一个非常灵活和复杂的关节，它在完成非常精细的运动时，需要每一块肌肉和软组织的相互协调。全腕关节置换术不像全膝关节置换术和全髋关节置换术那样应用广泛，应用及研究进展缓慢。因为腕关节解剖、生物力学和腕关节置换术术后并发症的影响，所以腕关节疾病手术治疗方式多倾向于腕关节融合术。近年来，随着假体设计的改进和外科技术的发展，新一代腕关节假体的应用明显降低了假体断裂、假体松动及关节不稳定等并发症的发生率。

一、适应证与禁忌证

详见第五章第一节的相关内容。

二、术前评估

术前检查必须包括精确的主、被动活动范围，以确定是否存在半脱位或脱位及 DRUJ 是否稳定，同时必须评估屈肌肌腱和伸肌肌腱的状态。

影像学检查包括评价骨的质量、腕骨的侵蚀和破坏程度、尺骨的移位、掌骨半脱位和远端尺桡关节脱位等。假体的大小及其在骨髓腔内的位置都可以用影像学模板进行预测。假体的选择原则是当两个型号都适合时选择较小的型号。

进行多关节置换术时，应在腕关节置换术之前进行膝关节置换术、髋关节置换术；

在肩关节和肘关节手术之前和之后均可进行腕关节置换术，但腕关节置换术一定要在手部手术之前进行，以增加手部平衡、促进手指功能的恢复。

为了降低感染和创面延迟愈合的风险，术前应暂停使用免疫抑制剂。为减少术中和术后的出血量，术前 10 d 和术后 5 d 内应停用或减少 NSAID 的使用。

三、手术技巧

（一）体位

患者取仰卧位，将患肢置于胸前。

（二）麻醉

臂丛麻醉或全身麻醉。

（三）入路

采用腕关节背侧入路。

（四）显露

这里以 Universal Ⅱ 假体为例进行说明。

取腕关节背侧入路，经腕关节背侧正中纵行切口切开，将伸肌支持带和第 4 伸肌鞘管内的肌腱牵向尺侧，将第 2 和第 3 伸肌鞘管牵向桡侧，确认桡骨远端和桡腕关节的背侧关节囊并将关节囊掀起，可以使用两种方法：第 1 种方法是，反 "T" 形切开关节囊，形成两个基底在远端的筋膜瓣；第 2 种方法是，从桡骨边缘掀开背侧桡月三角韧带形成基底在尺侧的筋膜瓣。沿着背侧腕骨间韧带纤维的远端边缘切开，并将其从桡侧分离，保留其尺侧在钩骨和三角骨上的止点。保留关节囊的目的是为了覆盖假体，并在假体和伸肌肌腱之间提供一层组织。

（五）桡骨远端处理

切除舟骨近端 1/2、月骨和三角骨，在切除舟骨近端及测量腕骨侧假体大小时，用针将舟骨远端与远排腕骨临时固定。经桡骨的桡背侧在 Lister 结节下方 5 mm，沿着 Lister 结节走行打入一枚中央导针，透视确认在矢状面和冠状面导针的放置位置均与皮质平行。沿中央导针插入截骨导向器，用临时克氏针固定桡骨截骨导向器，切除桡骨远端。插入髓内导针，继而插入空心锉扩髓，安放大小合适的桡骨侧假体试模。

（六）腕骨处理

经头状骨打入克氏针至第 3 掌骨，透视确认克氏针位于第 3 掌骨和头状骨内，并且矢状面和冠状面上对线良好，经导针插入空心钻，钻到合适的深度后移除导针和空心钻，放置截骨导向器，临时固定克氏针，透视确认截骨导向器的位置后，切除头状骨头部和剩下的舟骨，如果需要，则可切除部分钩骨。移除导向器后安放远端假体试模。将对线导向器置于第 2 掌骨来引导螺钉经接骨板拧入第 2 掌骨；将对线导向器置于第 4 掌骨来引导钩骨螺钉的植入，螺钉必须位于钩骨内，但不能穿过第 4 腕掌关节（可活动）。安放聚乙烯中央部件，评估活动范围和关节的稳定性。

（七）植入假体

当假体大小满意后，移除试模，植入最终的假体（图 10 - 1）。可以使用或不使用骨水泥固定假体。融合远排腕骨，以支持腕骨侧假体接骨板。

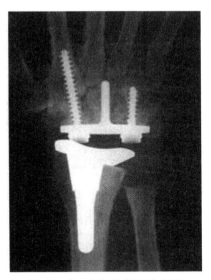

图 10 - 1　全腕关节置换术后

（八）关闭切口

确认活动范围（尤其是背伸范围）足够后，松止血带，彻底止血，放置引流管，依次缝合关节囊、重建肌腱、缝合皮肤。

四、术后处理

（1）用石膏固定 2 周后拆线，并开始控制腕关节的早期活动，包括屈、伸以及桡尺偏活动。

（2）3 个月时，腕关节的活动范围恢复并处于平台期。

第三节　腕关节置换翻修术

一、适应证和禁忌证

（一）适应证

腕关节置换翻修术的适应证包括：①腕关节假体松动；②桡骨假体松动；③疼痛和腕部畸形；④脱位；⑤半脱位；⑥假体断裂；⑦腱鞘炎。

（二）禁忌证

腕关节置换翻修术的禁忌证包括：①周围软组织严重受损，影响术后局部伤口闭合；②无法修复的严重骨组织缺损；③精神心理素质不稳定；④造成初次腕关节置换术失败的某些因素（如极度肥胖、活动过多等），可同样影响腕关节置换翻修术的效果。

二、手术方法

（一）体位

患者取仰卧位，将患肢置于胸前或床旁手术桌上。

（二）麻醉

臂丛麻醉或全身麻醉。

（三）入路

取腕关节背侧入路。

采用原切口，在保证完全显露第 3 腕背间隙的前提下，尽可能利用既往的手术切口。若软组织并发症是翻修的病因，则可能需要选取其他切口，应根据具体情况选择入路。

（四）显露

以腕关节背侧切口为例，经腕背侧正中纵行切口切开，将伸肌支持带和第 4 伸肌鞘管内的肌腱牵向尺侧，将第 2 伸肌和第 3 伸肌鞘管牵向桡侧，确认为腕关节背侧关节囊并将关节囊切开掀起。保留关节囊的目的是为了覆盖假体，并在假体和伸肌肌腱之间提供一层组织保护，充分显露假体及周围组织，可适当延长切口、显露桡骨假体，但必须充分显露并保护桡神经。

（五）取出假体

首先，取出聚乙烯衬垫以增加显露的程度。

接着，显露桡骨与假体界面，用直骨凿分离假体，使假体与骨的接触面出现可容纳直骨凿的间隙，然后用直骨凿紧贴假体侧分离假体与骨水泥界面，分离完全后用滑锤拔出器械、去除假体。若假体不能轻易拔出，则用直骨凿再次分离固定界面，而后试行拔出假体。当用直骨凿分离假体与骨水泥界面时，注意不要将直骨凿插入骨水泥与骨界面，以减少骨质的进一步丢失。

最后，用螺丝刀将腕关节远端假体取出。除取出假体外，还应切除残留在骨端上的骨水泥和纤维膜，常规做细菌培养以排除感染。硬化的自体骨组织可作为自体移植骨放入异体骨与移植骨床间。尽量保存肌肉韧带附着处骨组织的完整性。

（六）植入翻修假体

如果剩余腕骨量足够，翻修手术可以使用稍大的假体及聚乙烯内衬，长柄的桡骨假体系统可获得稳定的固定和软组织平衡，还可使用个体化的桡骨假体。

（七）关闭切口

当腕关节活动满意（尤其是腕关节背伸范围足够）后，松止血带，彻底止血，放置引流管，依次缝合关节囊、重建肌腱、缝合皮肤。

第四节　术后并发症及处理

腕关节置换术术后常见的并发症主要有假体周围感染、假体脱位、神经损伤、肌腱断裂、假体周围骨折及假体断裂等。

一、假体周围感染

假体周围感染是腕关节置换术术后最严重的并发症。虽然与其他关节置换术相比感染的发生率较低，但其仍可导致腕关节置换术失败。

假体周围感染的预防措施包括：①术前要充分了解患者的基础疾病并得到有效的控制，达到手术条件的标准；②术中严格执行无菌操作；③术后密切观察切口的情况，保持切口敷料的干燥，监测体温等相关感染指标的变化，如有异常，应及时处理。

二、假体脱位

术后假体周围的韧带、肌肉等还未能完全修复，假体的稳定性相对较差，固定位置不当、活动过于剧烈等均可造成关节脱位。

术后给予支具固定，将前臂固定于屈肘90°中立位，并用三角巾悬吊于胸前，禁止负重。

三、神经损伤

因为腕部神经较其他位置相对较多，所以腕关节置换术术后发生神经损伤的概率较其他关节明显增高，其中常见的是正中神经损伤。这种损伤多由术中对神经的牵拉所致，术后恢复比较理想。

给予相对应的营养神经、功能锻炼等对症治疗后其神经症状多于数月后消失。

四、肌腱断裂

肌腱断裂是腕关节置换术术后常见的并发症，其发生率为6%。术后早期腕部大范围的功能活动是肌腱断裂的根本原因，另外，假体选择较大及假体植入角度不佳也是常见原因。

术后对腕关节用支具固定，用三角巾悬吊，严禁过度活动腕关节，以减少对肌腱造成不必要的损伤。

五、假体周围骨折

术后假体周围骨折多发生于高龄的骨质疏松患者，引发骨折的危险因素有骨量减少、类风湿关节炎及关节周围软组织缺失。

若存在此类危险因素，则必须积极监督其术后关节的康复功能锻炼，提醒患者及家属消除再次发生外伤的隐患，同时提高骨质量。

六、假体断裂

术后假体断裂多因术后患者外伤使手部着地所致，发生率较低，但后果严重，处理方法比较单一，只能行腕关节置换翻修术或腕关节融合术。

第五节　术后康复

腕关节置换术术后康复的总体目标是最大化地增加关节活动度，在维持假体稳定性的前提下实现日常生活活动能力。

一、第一阶段(0~3周)

(一)康复宣教

告知患者腕关节置换术术后易发生的并发症，禁止腕关节做暴力活动、提重物，预防假体松动与下沉。关注手部感觉与运动功能，判断是否有周围神经损伤及假体松动、脱位，并根据手术医生的建议复查 X 线片。

(二)支具佩戴

术后给予患者可调式支具固定，固定在背伸 0°位，可逐渐增加背伸角度。术后第 3 天消肿后，每 3 天将背伸度数增加 3°~5°。术后 2 周根据伤口的愈合情况拆线，被动背伸固定角度可至 15°左右。

(三)肿胀管理

采用综合消肿治疗技术(包括冷疗、功能锻炼、淋巴引流、使用弹性压力包等)，必要时可用药物干预。

(四)邻近关节活动训练

术后第 1 天开始肩关节、肘关节及手指关节渐进性训练。在无痛的情况下，鼓励患者及早进行手指对指、对掌、内收、外展、轻度的抓握等运动，每日 2 次，每次 10 min。

(五)腕关节主动活动及肌力训练

术后第 1 天开始进行上肢肌肉等长收缩训练，在支具的固定下，静力收缩腕背伸肌群、腕掌屈肌群，持续 10 s 后放松 20 s，交替进行，20 分/次，2 次/天；术后第 3 天待肿胀逐渐消退后，取仰卧位或坐位，在无重力或有重力辅助的体位下进行安全无痛范围内的活动，并用健侧肢体辅助患侧腕关节进行主动屈伸、前臂旋转练习，每次 10 个，2 次/天(根据患者康复的情况可逐渐增加训练的次数)。

(六)物理因子治疗

低频脉冲治疗可以提高腕关节周围肌群(包括腕背伸肌群、腕掌屈肌群，前臂旋前肌与旋后肌)的兴奋性与肌力。

冷疗主要通过降低腕关节周围软组织损伤部位的温度，发挥减少组织损伤、消炎、消肿及止痛的作用（一般在每次活动训练结束后进行冷疗，5～10分/次）。

（七）腕关节周围软组织松解治疗

许多控制手指的肌肉附着在前臂，故腕关节的位置极大地影响着手的功能，应对腕背伸肌群与指伸肌进行早期活动，以防止软组织挛缩、粘连。

（八）日常生活活动训练

日常生活活动训练的目的是通过洗脸、拧螺丝、穿衣、系扣子等简单活动，减少辅助活动，提高日常生活活动能力。

二、第二阶段（4～12周）

（一）腕关节及前臂主动活动训练

腕关节及前臂主动活动训练包括腕关节屈伸、前臂旋转活动度训练，无痛范围内进行腕关节28°的尺偏、12°的桡偏、40°的背伸、40°的掌屈训练。

（二）上肢肌肉肌力及手部握力训练

上肢肌肉肌力及手部握力训练主要为渐进性抗阻肌力训练，开始用握力器、0.5 kg哑铃或者弹力带训练，然后根据患者腕关节的稳定性与肌力情况逐渐增加阻力。

（三）物理因子治疗

物理因子治疗包括超声波治疗（如软化瘢痕、松解软组织粘连、消炎止痛）、低频脉冲电刺激治疗、冷疗等，可根据患者的康复进展适当调整治疗方法。

（四）上肢本体感觉训练

上肢本体感觉训练主要包括巴氏球训练、上肢机器人训练等。

（五）日常生活能力训练

日常生活能力训练的主要目的是在腕关节可活动的范围内，通过拧螺丝、洗脸、拿筷子进食、穿衣等训练来提高生活自理能力。

（六）支具

术后4～6周，将腕关节支具调整到功能位，背伸20°～30°，夜间继续佩戴休息位支具；术后6周内避免用腕关节提拉重物，6周后去掉支具，开始渐进性提重物训练。

腕关节置换中桡骨组件的最大抗拔出力平均为（164±15）N，腕骨组件的最大抗拔出力平均为（512±38）N，因此，提重物训练的最大重量不得超过15 kg。

三、第三阶段（13～24周）

（一）腕关节稳定性训练

腕关节稳定性训练的目的是强化腕关节周围屈伸肌群的肌力，使肌力恢复至与健侧相同。

（二）腕关节及手功能灵活性训练

腕关节及手功能灵活性训练的目的是使患侧的灵活性恢复至与健侧相同，此阶段主要进行腕关节被动与主动相结合的功能训练。

（三）日常生活能力训练

日常生活能力训练包括手功能、腕关节功能训练，其目的是使患者的日常生活能够完全自理。

四、术后康复的注意事项

（1）腕关节置换翻修术术后支具的佩戴时间相应延长，早期腕关节活动应为主动、无痛及无抗阻。

（2）定期复查 X 线片，判断假体有无松动、断裂及下沉。

（3）每个阶段开展康复治疗前应进行康复评定，分析目前存在问题的原因，制订合理的个性化康复方案，促进腕关节功能与手功能的恢复。

参考文献

［1］吕厚山，卢世璧，戴尅戎．现代人工关节外科学［M］．北京：人民卫生出版社，2006.

［2］刘尚礼，马少云，王静成．关节外科学［M］．上海：第二军医大学出版社，2009.

［3］弗雷德里克·M·阿扎尔，詹姆斯·H·贝蒂，S·特里·康纳特．坎贝尔骨科手术学（第 1 卷　关节外科）［M］．陈继营，周勇刚，陈晓东，等，译．13 版．北京：北京大学医学出版社，2018.

［4］维塞尔．Wiesel 骨科手术学·手腕肘外科［M］．柴益民，译．上海：上海科学技术出版社，2022.

（谢瑞敏　王勇平　尉军红）

第十一章 髋关节置换

第一节 股骨头置换术

股骨头置换是较早发明的髋关节置换。1940年，Moore最早应用髓腔插入股骨头置换并获广泛应用。20世纪70年代以后，由于全髋关节的迅速发展，使股骨头置换术的适用范围缩小。

股骨头置换具有操作简便、手术时间短、费用较低、术后关节活动较好、可早期下地活动、减少老年患者长期卧床等优点，但手术结束数年后会引起髋臼磨损，从而可能需要进行全髋关节翻修术，故更适用于高龄股骨颈骨折患者。

早期最常用的股骨头是单极股骨头假体（Moore股骨头假体），双极股骨头假体是股骨头外有一个可活动的外杯，介于股骨头假体与全髋关节假体之间。双极股骨头对髋臼的磨损率明显小于单极股骨头对髋臼的磨损率。

一、适应证与禁忌证

（一）适应证

股骨头置换术的适应证主要有以下几类。

（1）股骨头颈粉碎性骨折。

（2）年龄超过70岁以上、预期寿命不超过10～15年者。

（3）股骨颈骨折复位失败、内固定不稳定者。

（4）陈旧性股骨颈骨折不愈合。对陈旧性股骨颈骨折、股骨颈部已吸收，而髋臼仍保持正常者，可考虑行股骨头置换术。采用股骨头置换术治疗陈旧性股骨颈骨折，疗效比新鲜骨折差。陈旧性股骨颈骨折髋关节的X线表现与术后疼痛有密切关系，头和臼出现增生、毛糙不平或关系间隙变窄者，术后疼痛率较高。条件允许时应对髋臼发生磨损退变的陈旧性股骨颈骨折进行全髋关节置换术。

（5）股骨颈骨折后不能很好配合治疗者，如偏瘫、帕金森病或精神病患者。

（6）因有股骨头部良性肿瘤而不宜行刮除植骨者。

（二）禁忌证

对于因有严重心肺方面疾病而不能耐受手术者、严重糖尿病患者、髋关节化脓性感染者及髋臼破坏较重或髋臼已有明显退行性病变者，均不宜选用股骨头置换术。

二、术前准备

临床上最常用的单极股骨头为 Moore 型和 Thompson 型，Moore 型股骨头在其柄部有孔状结构，用于嵌入骨松质，假体植入后，位于假体孔内的骨松质能与转子部的骨松质愈合而达到假体稳定的效果。双极股骨头出现的时间要比单极股骨头出现的时间晚约 20 年（1974 年由 Bateman 设计），其设计特点是在 22 mm 股骨头外层又增加了金属髋臼杯和聚乙烯内衬，通过增加股骨头关节内的活动而减少关节外的活动，达到减少对髋臼软骨和股骨磨损的目的。

相关临床研究报道的结果并不一致，认为双极股骨头和单极股骨头活动方式基本一样。Mes 和 Barmada 发现在不负重的情况下，双极头内、外关节而的活动量是相同的；然而随着负重的增加，双极头内关节面的活动增加而外关节面的活动却减少。另外，还有研究证实，双极头内关节面的活动量与人工股骨头的直径有关，人工股骨头的直径越大，内关节面的活动量就越大。在与单极股骨头进行的比较性研究中，双极股骨头治疗股骨颈骨折术后的疗效增强，单极股骨头髋臼磨损的发生率和再手术率要明显高于双极股骨头假体，但双极股骨头有聚乙烯内衬失败、双极股骨头假体分离等特有的并发症，而且一旦发生双极头分离，就需要切开复位和再装配或施行髋关节置换翻修术。

三、手术方法

（一）体位

患者取仰卧位或侧卧位。

（二）麻醉

腰麻或全身麻醉。

（三）入路

髋关节前侧、外侧或后外侧入路均可选择。对采用髋关节后侧切口者来说，一般取侧卧位，患侧在上，将对侧下肢置于伸直位，并用体位垫固定；对采用髋关节前侧切口或侧方切口者来说，应取仰卧位，将患侧髋关节垫高或使用牵引床固定。

（四）显露

以髋关节后侧入路为例来进行说明。

取髋关节后侧入路，由髂后上棘到大粗隆连线的外 1/2 处切开切口，至大粗隆后沿大粗隆后缘向股骨纵轴切开，呈"倒 L"形。切开皮肤及皮下组织，在近大粗隆处沿臀大肌方向切开臀大肌筋膜，然后钝性劈开臀大肌纤维并给予止血，此时可见坐骨神经位于臀大肌深面，对其应加以保护。将大腿内旋，可见外旋肌群在粗隆间窝内的附着点，显露闭孔内肌及上、下子肌的外旋肌群上、下边缘，切断外旋肌群，将外旋肌群由关节囊上推开，显露关节囊。"T"形切开关节囊，向两侧翻开，可将后侧大半关节囊切除，将两把牵开器插入关节囊与股骨颈之间，即可充分显露股骨颈的两侧及后面。

（五）髓腔准备

屈曲、内旋髋关节，使股骨头脱位，将股骨头取出。修整股骨颈残端，保留 1.5 cm 长的股骨颈内侧皮质，将股骨颈外侧皮质修整到大粗隆基底部，用髓腔锉扩大骨髓腔，直到可植入合适的股骨柄假体为止。

（六）植入假体

测量切除的股骨头的直径或髋臼的直径，选用相应大小的人工股骨头假体。若选用生物型假体，则直接将人工股骨头假体插入股骨髓腔固定。若选用骨水泥假体，则应先将骨水泥填入骨髓腔内，然后插入人工股骨头假体固定。在插入人工股骨头假体柄时，应紧贴大粗隆基底部骨髓腔，防止人工股骨头假体在骨髓腔内内翻；保持 10°～15°的前倾角。

（七）复位

冲洗伤口后将髋关节复位，复位时避免股骨干承受过分的扭力，防止发生股骨干骨折，复位后屈曲髋关节，检查关节的稳定性及活动度。

（八）关闭切口

复位后，依次缝合关节囊、重建肌腱、缝合皮肤。

第二节　全髋关节置换术

1938 年，自 Wiles 研制出不锈钢材料人工全髋关节后，人工全髋关节假体在假体材料、假体设计、固定方法及手术方法等方面有了很大的发展。

早期人工全髋关节置换术的效果并不满意，Charnley 经过 10 余年的不断研究，建立了人工髋关节低摩擦原则，应用了金属与高分子聚乙烯组合，采用骨水泥固定，并建立了减少感染的操作规范，使人工全髋关节置换术的成功率明显提高。目前，人工全髋关节置换的广泛应用，新技术和新方法的不断改进，手术指征也逐渐扩大。人工全髋关节置换术除可解除髋部疼痛、改善关节活动外，还可保持关节稳定及调整双下肢长度，手术疗效显著。

一、适应证

人工全髋关节置换术的目的首先是解决髋关节疼痛，其次是改进髋关节功能。髋关节病变引起髋关节疼痛，不能应用其他手术而只能用股骨头颈切除术的患者，是人工全髋关节置换术的主要适应证。对于严重影响日常生活要求改进髋关节负重及活动功能的较年轻的患者也可考虑行人工全髋关节置换术。

具体的适应证包括以下几类。

1. 陈旧性股骨颈骨折

陈旧性股骨颈骨折，股骨头、髋臼均已破坏并严重疼痛而影响功能者。

对 60 岁以下的新鲜股骨颈骨折患者，为了保留股骨头，应尽量行内固定术。对高龄股骨颈骨折患者，建议采取股骨头置换术，不宜强求做全髋关节置换术。

2. 股骨头缺血性坏死

股骨头缺血性坏死包括外伤性、特发性、激素、药物及酗酒引起的股骨头缺血性坏死。股骨头缺血性坏死第 1、2 期，股骨头、髋臼外形完整，关节间隙正常或稍变窄，对经保守疗法不能解除疼痛者，可先行头颈部钻孔减压、粗隆区旋转截骨等手术，以改善症状；对 3、4 期股骨头坏死，股骨头已塌陷变性，髋臼已有破坏者，可行全髋关节置换术。

3. 髋关节骨性关节炎

髋关节骨性关节炎多见于老年人。对股骨头、髋臼受累，疼痛较重及有功能障碍者，应行全髋关节置换术。

4. 类风湿关节炎及强直性脊柱炎

（1）不可耐受的髋部疼痛或因强直而活动严重受限。

（2）髋关节畸形常引起其他关节的继发畸形。

（3）髋关节囊及肌肉等软组织挛缩和纤维化，关节活动范围较小，不能进行活动。对年轻患者，应放宽年龄限制，可考虑提早行全髋关节置换术，术后即使得到有限的关节活动，也会使病情大为改善。

5. 髋关节强直

髋关节强直是最主要的手术指征。单侧髋关节生理位置强直而无疼痛者，不是手术指征；未完全骨性强直的髋关节，髋部疼痛，可考虑行全髋关节置换术；完全骨性强直的髋关节，髋关节固定，常需临近关节代偿而引起邻近关节的骨性关节炎，可根据患者的情况选择全髋关节置换术。

6. 慢性髋关节脱位

慢性髋关节脱位主要包括发育性髋关节发育不良、髋臼发育不良，以及因创伤、感染导致的陈旧性脱位且发生疼痛逐渐加重者。

这类患者因为在幼儿期或儿童期髋关节就发生病变，所以髋臼、股骨及周围软组织会发生相应的病变，进行全髋关节置换术时常需要面对一些特殊问题，如真臼发育异常、骨髓腔狭窄、肢体严重缩短、难以复位等。

7. 髋关节半脱位

髋关节半脱位常见于髋关节创伤性关节炎、Crowe Ⅱ、Ⅲ型发育性髋关节脱位。患者疼痛或失去功能，对 45 岁以上的患者可考虑行全髋关节置换手术。因为髋臼深度不够，髋臼上缘斜度较大，会影响髋臼的稳定性，所以术中应加深髋臼或行造盖术。

8. 髋关节高位脱位（Crowe Ⅳ型发育性髋关节脱位）

Crowe Ⅳ型发育性髋关节脱位常出现髋臼小而浅、股骨头小而变形、髋关节位置上移、股骨髓腔变细、周围软组织挛缩等，手术难度较大，应用特制的全髋关节假体或特殊手术方法进行全髋关节置换术。

9. 关节成形术失败

关节成形术失败包括截骨术、头颈切除术、双极股骨头及全髋关节置换术术后的患者，再置换手术的主要指征是改善关节疼痛，关节活动度差或为了调节肢体长度并不是手术适应证。

10. 骨肿瘤

对位于股骨头颈部或髋臼的低度恶性肿瘤，如巨细胞瘤、软骨肉瘤等，可考虑行全髋关节置换术，若病变波及大粗隆，则应使用使特制的髋关节假体进行置换手术。

11. 其他适应证

其他适应证如股骨颈骨折、髋臼骨折后出现的继发性骨性关节炎、骨坏死和关节畸形伴疼痛和功能障碍。

二、全髋关节假体的分类

全髋关节假体按髋臼假体结构的不同可分为单杯全髋关节假体与双杯全髋关节假体。

全髋关节假体按固定方法的不同可分为骨水泥固定全髋关节假体和非骨水泥固定全髋关节假体。

1. 骨水泥固定全髋关节假体

骨水泥全髋关节假体的种类很多。为了将假体固定牢固，避免骨水泥破碎，骨水泥应在假体与骨之间形成较均匀的 2～3 mm 厚的包壳，且假体边缘不应有尖角，以免切割骨水泥。

2. 非骨水泥固定全髋关节假体

不用骨水泥固定，而依赖骨组织长入全髋关节假体表面涂层的孔隙内来达到固定的目的，称为非骨水泥固定或生物型固定。非骨水泥固定全髋关节假体除初次置换外，更可适用于较年轻的患者及接受全髋关节翻修的患者，但不太适用于严重骨质疏松的患者。

非骨水泥固定全髋关节假体的设计特点是假体植入后假体表面应与骨质密切接触，以利于骨长入。术中操作应力争达到最佳匹配，其间隙不应超过 1 mm。为了达到"紧压压配"的效果，假体类型及大小的选择、手术方法和手术器械操作均需比使用骨水泥固定全髋关节假体时更精确。

非骨水泥固定全髋关节假体按其关节假体表面结构的不同可分为微孔形和巨孔形两种。微孔形假体表面的孔径最佳为 350～550 μm，目前髋臼假体均采用多孔金属外壳臼杯，以利于骨长入。

三、术前准备

1. 术前病史采集及体格检查

术前病史采集及体格检查要注意以下几点。

（1）除常规体格检查外，还应注意脊柱有无畸形。

（2）髋关节周围软组织有无炎症。

（3）与健侧髋关节对比，观察患侧下肢长度有无短缩，患侧髋关节有无屈曲、内收或旋转畸形，外展肌力大小等。

（4）如患侧膝关节有屈曲、挛缩、畸形，则最好先进行膝关节矫形手术。

2. 影像学检查

影像学检查要注意以下几点。

（1）X 线检查术前应拍摄包括双髋关节在内的骨盆正位片及髋关节侧位片，以观察比较两侧髋关节，必要时拍摄腰骶或膝关节 X 线片。

（2）观察髋关节 X 线片时，应注意髋臼的深度及骨质是否有足够的厚度、髋臼前壁和后壁有无缺损。

（3）注意股骨头颈的长度及骨髓腔的宽窄，以决定准备相应的人工假体。

（4）在 X 线片上用模板测量，选用适合的假体。

（5）特殊患者需拍摄髋关节 CT 及三维 CT，以更加精确地评估髋关节病变。

四、手术方法

（一）体位

患者取仰卧位或侧卧位。

若髋关节强直于内收位，则需行内收肌切断术，术前应特别注意对腹股沟及会阴部皮肤进行消毒。髋内收畸形会造成铺巾困难，铺大洞巾后，建议贴上手术贴膜。

（二）麻醉

腰麻或全身麻醉。

（三）入路

髋关节前侧、外侧或后外侧入路均可选择。采用髋关节后外侧切口者，一般取侧卧位，患侧在上，将对侧下肢置于伸直位，并用体位垫固定；采用髋关节前侧切口或侧方切口者，取仰卧位，将患侧髋关节垫高或使用牵引床固定。

（四）显露

这里以髋关节后侧入路为例进行说明。

取髋关节后侧入路，于髂后上棘到大粗隆连线的外1/2 处切开切口，至大粗隆后沿大粗隆后缘向股纵轴切开，呈"倒 L"形。切开皮肤、皮下组织及筋膜，皮肤、皮下组织及筋膜均在同一切口切开，勿在皮下组织层内注射肾上腺素，避免用牵引器粗暴牵拉皮下组织，不进行脂肪层及筋膜层潜行分离。然后钝性劈开臀大肌纤维并予以止血，此时可见坐骨神经位于臀大肌深面，对其应加以保护。将大腿内旋，可见外旋肌群在粗隆间窝内的附着点，显露闭孔内肌及上、下孖肌的外旋肌群上、下边缘，切断外旋肌群，将外旋肌群由关节囊上推开，显露关节囊。"T"形切开关节囊，向两侧翻开，可将后侧大半关节囊切除，将两把牵开器插入关节囊与股骨颈之间，即可充分显露股骨颈的两侧及后面。

（五）切除股骨头

将髋关节屈曲、内旋、内收，使髋关节脱位，于股骨颈截骨平面（自股骨颈上缘与粗隆交界处到股骨颈下缘中点，距小粗隆上方 1.5 cm 左右)垂直切断股骨颈。截骨水平应与术前模板测量的水平相符，或应用假体试模进行测量。

若髋关节不能脱位，则用两把 Hohmann 牵开器紧贴股骨颈骨面插入，保护关节前方的软组织，于股骨颈截骨平面将股骨颈切断，再将股骨头取出。若股骨头取出困难，则必要时可分块取出。若股骨头与髋臼骨性愈合，则需仔细找出髋臼边缘，加以保护，切除髋臼以外的股骨头颈，再用髋臼锉去除髋臼内的骨质。

股骨颈截骨平面的高低有时与髋关节周围软组织是否挛缩有关，如果髋关节挛缩严重，那么增加股骨颈截骨可获得更好的显露，但这样可能会影响术后肢体的长度。一般最好采用上述股骨颈截骨平面，选用不同颈长的人工股骨头进行调节。

股骨颈截骨时常犯的错误有：①截骨面与股骨颈纵轴不垂直，股骨颈后缘比前缘长；②股骨颈切除不当而影响术后的肢体长度；③髋关节强直时，用骨刀截骨易将股骨颈后缘劈裂，使用摆锯则可避免；④髋关节强直或一些很难显露的患者，对截骨的角度和深度把握不准，损伤了髋臼的结构。

(六)髋臼侧处理

充分显露髋臼，修整髋臼，切除髋臼盂唇，如髋臼边缘有骨质增生，则将其切除。髋臼切迹窝内常被脂肪、圆韧带充满，髋臼切迹处有横韧带，这些软组织均需切除。髋臼切迹窝底面相当于髋关节正位 X 线片"泪滴"的外侧缘，为髋臼最深的部位，可作为加深髋臼最大深度的参考标志。

术中妨碍髋臼充分显露的常见因素是股骨上端周围软组织牵拉，必要时可切断一部分梨状肌。如前方关节囊太紧张，则可松解或切断前方关节囊。一般不切除前方关节囊的原因有：①前方关节囊可保护髋关节前方的神经血管束；②便于安置 Hohmann 牵开器；③切除后易造成出血。

用髋臼锉去除髋臼软骨，先用最小号的髋臼锉开始向内侧磨锉，将内侧壁磨锉至髋臼切迹窝，但不要磨穿，尽量保留髋臼的骨皮质，然后逐步换用大号的髋臼锉，最后用与髋臼直径大小相匹配的半球锉扩大髋臼口径，直到可植入合适的髋臼外杯为止。

使用髋臼锉时其方向需与髋臼开口方向保持一致，在冠状面上髋臼锉的纵轴与骨盆横轴成 45°，髋臼向内上方加深，务必保留髋臼上缘的骨质，使髋臼上缘呈凹面，这样可保持髋臼外杯的位置，使髋臼外杯深入髋臼，接触髋臼底，保持合适的外展及前倾位置(外展 40°，前倾 10°~15°)，并能使负重点内移，缩短负重力臂，以获得更好的负重效果。

(七)髋臼杯安装

髋臼磨锉后髋臼外杯可完全植入髋臼内，髋臼直径应略大于髋臼外杯，髋臼外缘和髋臼外杯的间隙为 2~3 mm。如髋臼外杯恰好卡在髋臼内不能完全放入，则应继续扩大髋臼或采用较小的髋臼外杯。在靠近髋臼边缘处向髋骨、坐骨和耻骨方向打 3 个直径 0.8~1 cm、深约 1 cm 的孔来固定髋臼外杯。

当使用骨水泥型髋臼时，对髋臼面所有的出血点均应先使用纱布压迫止血，在放入骨水泥时，髋臼创面应无出血和积血。将骨水泥捏成饼状植入髋臼内，然后再将髋臼杯植入髋臼内，保持髋臼杯的方向及角度：外展40°，前倾10°~15°，用压迫器紧压髋臼，此时会有一部分骨水泥由髋臼内溢出，压迫期间压迫器不应移动，以免髋臼杯固定不牢。压迫髋臼杯直到骨水泥固化为止，在骨水泥固化前将髋臼杯四周溢出的骨水泥刮除。

（八）股骨侧处理

髋关节屈曲90°，内收、内旋髋关节，屈膝，使胫骨垂直于地面，股骨颈截骨面即可在切口显露，用宽Hohmann牵开器的尖端顶在股骨粗隆区内侧，将皮肤及软组织向下压迫，将股骨上端托出切口，用圆凿沿股骨颈断面的纵轴将海绵骨挖除，髓腔锉按股骨颈断面纵轴方向插入骨髓腔内，以扩大骨髓腔，直到可植入合适的股骨柄假体为止。取下髓腔锉柄，将人工股骨头试模安装在髓腔锉柄柱上并复位，检查关节的活动度及稳定性，检查股骨颈长度是否合适。如果人工股骨头的颈部过长或过短，则应更换合适颈长的人工股骨头。一切满意后脱位关节，取出髓腔锉，冲洗骨髓腔，用纱布填塞骨髓腔止血。

（九）固定人工股骨柄

如果使用骨水泥型股骨柄，那么骨水泥固定的质量至关重要，它与术后关节假体松动有密切关系。目前骨水泥的使用方法有：①骨水泥枪法；②手填法。冲洗骨髓腔，将骨屑及血块冲掉，拭干骨髓腔，将骨水泥填满骨髓腔，将人工股骨柄紧贴大粗隆插入股骨髓腔内，保持假体的柄部处于骨髓腔中央，使人工股骨柄部的横颈与股骨颈断面的长径一致，保持人工股骨头10°~15°前倾角，将股骨柄捶紧，使股骨柄底座托于股骨距上。去除多余的骨水泥，压紧截骨边缘的骨水泥，等待凝固后复位髋关节。

（十）复位

髋关节复位后各方向活动髋关节，检查髋关节的活动度及稳定性。

如果髋关节内收、屈曲时有脱位，则可能是由于：①小粗隆处有增生的骨质或多余的骨水泥与髋臼下缘撞击，需将其切除；②人工股骨头颈过短，牵拉股骨会发现股骨头与髋臼之间的间隙较大；③内收肌挛缩。

（十一）关闭切口

复位后，在人工股骨头的颈部留置负压引流管，依次缝合关节囊、重建肌腱、缝合皮肤。

五、术后处理

患者取平卧位，在两下肢间放置外展支架或枕头，避免患肢做屈曲、内旋动作。引流管接引流袋，24 h内至引流少于50 mL时即可拔除引流管。从快速康复的角度看，推荐尽量不放引流管或引流管留置不超过24 h。假体安放固定牢靠，手术当日或术后第1天即可开始外展肌练习，练习时可在床边坐起，在专业医师指导下扶拐下地活动。

第三节 髋关节置换翻修术

近30年来接受全髋关节置换术的患者的数量逐渐增多，且患者越来越年轻，活动越来越多，因此髋关节置换翻修术的数量也显著上升。髋关节置换翻修术通常较困难，而且手术效果往往不及第1次手术。与初次手术相比，髋关节置换翻修术的手术时间更长、出血更多，感染、血栓栓塞、脱位、神经麻痹、股骨骨折或穿孔的发生率更高。

一、适应证

髋关节置换翻修术的适应证包括以下几类。

(一)疼痛

疼痛是髋关节翻修手术的主要指征，有些患者虽然没有致残性疼痛，但影像学发现了问题，且延迟髋关节置换翻修术将导致手术难度增大，这种情况也应该尽早行髋关节置换翻修术。

(二)部分或所有假体无菌性松动

髋关节假体松动导致的疼痛，其典型表现是起步时疼痛(或称为启动痛)；髋臼假体松动通常可引起腹股沟区疼痛；股骨假体松动可导致大腿或膝部疼痛。

需要鉴别是无菌性松动，还是感染性松动。当病史及体格检查提示感染，出现大量的骨吸收、骨内膜出现锯齿样变、骨膜隆起且红细胞沉降率或C反应蛋白浓度升高时，应考虑为感染性松动，此时应进行髋关节穿刺并做细菌培养等检查。

(三)进行性骨丢失

如果假体松动所伴发的骨丢失或磨损微粒引起的骨溶解很严重并呈进展性，则需要考虑尽早行髋关节置换翻修术，如不立即进行手术，则疼痛很可能会加重，骨质进一步吸收会导致将来的翻修操作更加困难，预后也更差。

(四)假体断裂或出现机械故障

假体柄变形或假体柄断裂也是髋关节置换翻修术的适应证，如果假体柄完全断裂，则翻修会更加困难，从骨髓腔中取出断裂的假体柄极其困难。

(五)其他

髋关节置换翻修术的其他适应证包括：①反复或不可复性脱位；②全髋关节置换术后感染一期或二期翻修；③假体周围骨折。

二、术前准备

(一)术前计划

(1)髋关节置换翻修术的术前计划所花费的时间要比常规的初次全髋关节置换术术前计划所花费的时间更长。

（2）所有的初次全髋关节置换术术前计划都可以应用在髋关节置换翻修术术前计划中，尽管如此，术中探查和相关并发症通常会改变原来的术前计划。

（3）预测可能的并发症并设计出应对策略既影响着术中额外器械的准备，也会使术中问题的解决更加顺畅。

（二）影像学评估

高质量的骨盆和全股骨影像学资料非常重要。不同旋转角度的股骨侧位像可以更好地评价股骨弯曲和弧形假体长柄不匹配的程度。髋臼的缺损程度可以通过 CT 来评估。

从影像学上鉴别假体类型及回顾手术记录非常重要，尤其是在准备将部分组件保留时。

（三）器械和材料准备

髋关节置换翻修术可能需要准备额外的器械和材料，具体包括：①图像增强仪和透射线手术床；②取股骨柄的器械；③去除骨水泥的手动器械；④去除骨水泥的电动器械；⑤电动金属切割器械；⑥髓腔软钻；⑦用于取出非骨水泥柄的弹性薄骨刀、环锯；⑧用于取出非骨水泥髋臼假体的弧形骨刀；⑨骨盆重建钢板、螺钉和相应器械；⑩粗隆固定装置和环扎钢丝或钢缆；⑪同种异体骨（股骨头、皮质骨段和节段性异体骨）；⑫术中血液回收装置。

（四）假体准备

需要各种各样的短柄和长柄股骨柄假体，可通过加长颈部的柄来矫正肢体长度不等、骨丢失和术中股骨骨折。

有时会用直径为 70～75 mm 的髋臼假体来填充大的髋臼缺损。

在少数情况下，骨缺损极度不规则或股骨畸形过于严重，定制假体是唯一的办法。

三、手术方法

（一）体位

一般取侧卧位。

（二）麻醉

腰麻或全身麻醉。

（三）入路

初次全髋关节置换术的手术入路均可以应用于髋关节置换翻修术。

（四）显露

这里以髋关节后侧入路为例来进行说明。

沿用原切口，依次切开皮肤、皮下组织及筋膜，钝性劈开臀大肌纤维并予以止血，保护臀大肌深面的坐骨神经。将大腿内旋，显露并切断外旋肌群，剥离股外侧肌，充分显露髋臼后柱和股骨干，从髂骨前方和上方剥离外展肌，将股骨头假体脱位至髋臼的前方和上方，为了能使股骨充分前移，需要彻底松解前方关节囊，有时候还需要松解臀大肌的止点。

（五）取出假体

取出非骨水泥柄的复杂程度千差万别，主要取决于多孔涂层的范围、骨长入及假体在骨髓腔内的填充程度。匹配较松、表面无孔的非骨水泥柄可以轻易取出；充满骨髓腔、骨长入充分、表面完全多孔涂层的非骨水泥柄取出相当困难。

如果多孔涂层仅限于在假体柄的近端，用特制的弹性薄骨刀切断骨长入，操作时将薄骨刀紧贴多孔涂层插入，避免穿透股骨皮质；尝试从不同角度插入，显露出整个多孔涂层的前方和后方。也可用一根细长的高速磨钻紧贴假体表面插入来切断骨长入，切断骨长入后取出假体柄。

如果多孔涂层面积大，则假体取出会非常困难。用骨刀切断柄部近端的骨长入，用骨刀或细磨钻切断近端骨长入后尝试用适中的力量拔出假体柄，如果拔出假体柄有使股骨骨折的风险，则必须考虑用别的方法切断远端骨长入。然而，假体远端呈圆形并充满骨髓腔，骨刀很难进入远端骨假体界面，股骨骨折的风险也较高。

（六）植入翻修假体

若剩余骨量足够，则翻修手术可以使用稍大的假体及聚乙烯内衬、长柄假体系统，以获得稳定的固定和软组织平衡。

若存在骨缺损，则首先要修复骨缺损，再植入相应的假体系统，也可使用个体化的定制假体。

（七）复位

髋关节复位后，各方向活动髋关节，检查髋关节的活动度及稳定性。

（八）关闭切口

髋关节复位后，在人工股骨头颈部留置负压引流管，依次缝合关节囊、重建肌腱、缝合皮肤。

第四节　术后并发症及处理

髋关节置换术的并发症包括术中、术后早期、术后晚期发生的与手术直接相关的并发症及围术期发生的非肌肉骨骼系统的并发症，其中术后常见的并发症包括全身并发症和局部并发症，主要有假体脱位、假体松动、假体周围骨折、假体周围感染、异位骨化、神经损伤、血管损伤、DVT、下肢不等长、粗隆截骨不愈合、骨溶解及血肿形成等。

一、假体脱位

髋关节置换术术后脱位的发生率为 0.2% ~ 6.2%，大多数脱位发生于术后 3 个月内。

发生假体脱位的主要原因包括解剖因素、手术因素和流行病学因素。解剖因素主要有大粗隆不愈合、外展肌无力和术前活动度过大；手术因素主要有髋关节假体安放位置失当及手术入路选择；流行病学因素主要有既往有髋关节手术（包括髋关节置换翻修手术）史、高龄女性有既往髋部骨折病史和术前诊断为骨坏死或炎性髋关节炎。

常见的髋关节假体安放位置失当通常是指髋臼假体过于前倾或垂直，股骨假体过度前倾或后倾。

手术入路的选择也会影响术后脱位的发生率。髋关节置换术常用的手术入路有三种，即前侧入路、后外侧入路和外侧入路。前侧入路易引起前脱位，后外侧入路易引起后脱位，外侧入路脱位率较低。

髋关节活动后过度疼痛、髋关节向内或向外的任何异常姿势伴主动活动和被动活动受限或肢体短缩提示假体脱位，髋关节 X 线片可明确诊断。

发生后即刻发现的脱位通常复位并不难。如果延误数小时复位，则可能复位较困难，通常静脉镇静、镇痛能满足复位要求，但有时需行全身麻醉；复位时应始终轻柔操作以减轻关节面损伤，股骨头假体位于髋臼水平时纵行牵引和轻度外展即可复位，也可采用 Allis 法或 Stimson 法；复查 X 线片确定是否复位。若聚乙烯内衬分离或手法复位失败，则需要切开复位，更换内衬或行髋关节置换翻修术。

二、假体松动

假体松动是髋关节置换术最常见的远期并发症之一，也是最常见的髋关节置换翻修术的适应证。

假体松动的发生率根据假体材料、假体类型及随访时间的不同而有很大差异。金属－金属假体摩擦系数大、松动率高，假体取出率高；金属－聚乙烯假体摩擦系数小、松动率低，假体取出亦少。

假体松动的根本原因是人工关节假体材料，不论是金属还是聚乙烯等，都不能与骨组织有机地融成一体，缺乏真正的稳定性。

假体松动多发生在术后 2 年以后，临床表现主要是髋部疼痛，并向臀部或腿部放射，且进行性加重，时有"交锁"现象发生。

目前股骨或髋臼假体松动的诊断还没有统一标准。假体松动的诊断包括临床松动和影像学松动，临床松动的诊断主要依据疼痛和功能下降等症状，而影像学松动的诊断标准为假体周围透亮区完整且大于 2 mm。目前对于假体松动比较公认的标准是影像学检查显示 1 个或多个假体周围出现 2 mm 甚至更宽的透亮线，且患者在负重或活动后疼痛，休息后疼痛缓解。

每次检查都应常规摄取 X 线片，观察假体、骨质和骨水泥及两者之间的界面。患者复查 X 线时应拍摄髋关节正、侧位片，并包括股骨全长，仔细与之前拍摄的 X 线片对比，检查假体是否有松动、失效，转子的功能是否完好，是否有感染等情况。这样有助于发现股骨或髋臼假体周围病变的进展情况。如果临床表现与放射学检查不符，则可能需要进行其他辅助检查，如关节造影或核医学检查。

如果出现进行性骨破坏，即使患者无症状，也是进行髋关节置换翻修术的指征。拖延会导致更多的骨量丢失，而且会增加髋关节置换翻修术的难度，以致于预后更差。

三、假体周围骨折

股骨或髋臼骨折可发生在全髋关节置换术术中和术后。股骨骨折最常见并且常常需要处理，髋臼骨折的发生率比发现的要高，但临床表现常常不明显。相关研究表明，初次全髋关节置换术术中骨折的发生率为1%，髋关节置换翻修术术中骨折的发生率为4%。

假体周围骨折的高危因素包括女性、高龄、炎性髋关节炎、髋关节畸形或骨质疏松、骨量减少或其他代谢性骨病。

股骨骨折在手术的任何阶段都可能发生。

（1）手术中由于髋关节暴露不充分，尤其是当股骨颈及粗隆部尚未暴露时，就使用暴力扭转股骨，强行使股骨头脱位，易造成股骨上端骨折。老年人、类风湿关节炎或者失用性骨质疏松患者的骨质都很脆弱，任何中等强度的旋转力量都会使其骨折；既往手术或内固定物造成骨皮质缺损会进一步增加骨折的风险。如果这类患者髋关节脱位时遇到阻力，则需要松解更多的软组织；如果为疼痛性假体、骨盆内陷或肥大性骨关节炎患者，关节脱位前应切除髋臼边缘增生骨赘，否则可能导致股骨或髋臼后壁骨折；对髋臼内陷的患者，应先将股骨颈截断，然后将股骨头从髋臼中取出。股骨近端复杂畸形也会增加骨折的风险，尤其是当股骨髓腔狭窄时。关节假体松动及骨溶解导致骨皮质变薄使得翻修手术比初次置换手术发生骨折的风险更高。

（2）股骨骨折可能发生在扩髓或安装股骨假体的阶段。

四、假体周围感染

假体周围感染是全髋关节置换术术后严重的并发症，是造成人工全髋关节置换失败的主要原因之一。全髋关节置换术术后感染的发生率为1%~2%。

糖尿病、类风湿性关节炎、银屑病、镰状细胞贫血等疾病可增加患者术后感染的风险；如患者术前曾行肝/肾移植、透析或接受免疫抑制药、类固醇等药物治疗同样可增加感染的风险；手术时间延长、既往髋部手术史、泌尿系感染等可增加术后感染的风险；伤口愈合问题（如皮肤坏死、血肿）也会增加感染的风险。

人工全髋关节置换术术后假体周围感染表现为疼痛、功能丧失、治疗花费增加等，经常需要将所有假体取出。

通过加强对患者的选择、手术室环境的改善、手术技术的完善、预防性抗生素的应用能大大降低术后感染的风险。

严格遵循无菌原则和提高手术室的无菌条件可有效预防直接污染，推荐使用防水手术衣及无菌单，戴双层手套；操作时应轻柔，尽可能地减少死腔及血肿的发生；通过限制手术室中空气的流动、使用层流设备可减少空气中的细菌。

常规应用预防性抗生素可减少术后感染。大部分全髋关节置换术术后出现的感染由革兰氏阳性菌引起，特别是血浆凝固酶阴性葡萄球菌和金黄色葡萄球菌，目前认为葡萄球菌和假单胞菌的胞外糖可作为高毒性的标志；革兰氏阴性菌更多地出现在血源性感染（特别是由泌尿系统所引起的感染）中；多重感染是由1种或多种病原菌引起的，一般出现在引流窦道形成后。细菌感染的机制有4种：①术中经伤口直接污染；②术后早期表面感染局部扩散；③远处细菌血源性感染或由某个单独的感染灶引起；④潜伏感染再发。

合理使用预防性静脉抗生素可减少术后感染的风险。

（1）应谨慎使用预防性抗生素，使用时应参考当前的用药指南，并综合耐药性及患者过敏史等因素选择用药。目前推荐术前首选头孢唑林或头孢呋辛，如果确定患者对 β－内酰胺过敏，则可使用克林霉素或万古霉素。对于明确感染耐甲氧西林金黄色葡萄球菌或最近感染过耐甲氧西林金黄色葡萄球菌的患者可以使用万古霉素，万古霉素应保留给那些对 β－内酰胺耐药或对 β－内酰胺过敏的严重感染患者。

（2）应注意抗生素的使用时间与剂量，以使治疗达到最好效果。预防性抗生素应在手术切开皮肤前 0.5~1 h 应用。为了延长药物弥散时间，应在切开皮肤前 2 h 内使用万古霉素。如果术中使用止血带，则应保证在止血带打气前使抗生素完全弥散。如出现以下情况，则应增加静脉抗生素的剂量：①手术操作时间超过1倍或2倍抗生素半衰期；②手术过程中出血量过大。

（3）预防性抗生素使用不要超过术后 24 h，应在术后 24 h 内停药。

治疗全髋关节置换术术后假体周围感染需要根据致病因素、伤口情况、患者的一般情况等来采取合适的措施。

五、异位骨化

行全髋关节置换术后，有可能在关节周围软组织内出现异位骨化，绝大多数异位骨化发生于术后6周，异位骨化的原因目前尚不清楚。

男性伴肥大性骨关节炎、异位骨化史或创伤性关节炎伴增生性骨赘等为异位骨化的高危因素。异位骨化的中危因素包括强直性脊柱炎、弥漫性特发性骨质增生、Paget病和单侧肥大性骨关节炎。手术方法在异位骨化的发展中起一定作用，髋关节前侧入路和前外侧入路较经粗隆入路和后侧入路发生异位骨化的风险大。

异位骨化程度不一，在影像学上表现不同，可自外展肌和髂腰肌区模糊不明显的放射性高密度影至髋关节骨性强直。

六、神经损伤

神经损伤是全髋关节置换术术后较少见的并发症，全髋关节置换术术后神经麻痹并发症的发生率在关节炎患者中为 0.5%，在髋关节发育不良患者中为 2.3%，在接受髋关节置换翻修术者中为 3.5%。

人工髋关节置换术后神经损伤的风险包括髋关节发育不良、创伤后关节炎、后侧入路和肢体的明显延长。

坐骨神经、股神经、闭孔神经、臀上神经可发生直接损伤或源于牵拉伤、牵引器或假体压迫、肢体体位、下肢延长和骨水泥热的损伤等。坐骨神经在髋关节置换翻修术中更易损伤，其原因为坐骨神经可能与后方的瘢痕组织粘连，从而使显露过程中受损的风险增高。随意牵拉髋臼后缘坚硬、固定的软组织可引起神经牵拉伤或直接挫伤。

七、血管损伤

血管损伤是全髋关节置换术术后较少见的并发症，发生率在初次手术者中为0.04%，在髋关节置换翻修术者中为0.2%。血管损伤可影响下肢（甚至患者）的存活，血管损伤后的死亡率为7%~9%，截肢率为15%，永久性残疾率为17%。

血管损伤的风险包括髋关节置换翻修术和假体在骨盆内移位。

血管撕裂、下肢牵引或血管周围软组织回缩等直接损伤或螺钉、骨水泥、钢丝、带螺纹髋臼假体或结构性异体骨压迫均可引起血管损伤。

一般来说，避免股神经损伤的措施也可保护股动脉和股静脉。前方牵引器应为钝头，使用时应将其小心地置于前缘，不允许滑移至髂腰肌前内侧。松解前关节囊时要小心，尤其是当存在广泛瘢痕组织并分离这些软组织以矫正屈曲、挛缩、畸形时。去除髋臼下缘软组织和骨赘可引起闭孔血管出血。磨钻穿透髋臼内壁或骨水泥漏入骨盆可引起髂血管损伤。

用髋臼螺钉固定髋臼时有损伤骨盆血管的风险。利用髋臼象限系统指导打入髋臼螺钉有助于避免损伤骨盆血管。第1条线从髂前上棘经髋臼中心，第2条线垂直髂前上棘将髋臼分为4个象限。髂外静脉与前上方象限骨面相邻，闭孔血管和神经紧邻前下象限近端。任何时候在前方象限打入螺钉时一定要使用短钻头并小心操作。在可能的情况下，应将螺钉置于后方象限。在后下象限需应用短钉。因为后上象限打入螺钉时有损伤臀上血管和坐骨神经的风险，所以可将钻头和螺钉尖置于坐骨切迹，以避免这些结构受到损伤。

当放置髋臼假体或打入螺钉发生大出血时，可能需要于腹膜后显露并临时夹住髂血管，以防止进一步失血和保存患者的生命和肢体，可采用动脉造影和经导管栓塞控制术后盆腔大出血。

八、DVT

DVT是髋关节置换术最常见的严重并发症之一。

DVT可发生于骨盆、大腿和小腿的血管中。在所有血栓中，80%~90%发生于术侧。

DVT的临床表现为小腿和大腿疼痛及压痛、Homan征阳性、单侧下肢红肿、低热和脉搏增快。

目前，静脉造影仍然是诊断小腿血栓和大腿血栓最敏感和最特异的检查方法，但诊断骨盆静脉血栓时不可靠。B超或多普勒超声诊断股部血栓的准确性与静脉造影的相当，但诊断小腿血栓和骨盆血栓时的准确性不如静脉造影的。

预防 DVT 多采取物理治疗和药物治疗的方法。非药物预防的方法有很多种，包括使用踝泵、抬高患肢、加压小腿等。术后多采用药物预防，最常用的药物有华法林、低分子肝素、戊聚糖和阿司匹林。

九、下肢不等长

全髋关节置换术术后肢体不等长包括肢体延长和肢体短缩。肢体延长较肢体短缩更常见，而且肢体延长更难以被接受。

肢体延长可由股骨颈截骨不够、假体颈太长或髋臼旋转中心偏下引起。

尽管手术其他方面都很好，但是肢体延长大于 1 cm 常是患者不满意的主要方面；如果肢体延长大于 2.5 cm，则可引起坐骨神经麻痹和跛行伴跨越步态。

全髋关节置换术的主要目标顺序分别为缓解疼痛、增强关节稳定性、提升关节活动度和实现肢体等长。术前应告知患者不能保证肢体长度一定相等。如果肢体延长后髋关节更稳定，那么宁可肢体延长也不要发生复发性脱位。小于 1 cm 的双下肢不等长通常能耐受，而且随着时间的延长，这种不等长的感觉会逐渐减轻。

如果手术是成功的，则当患者出现不能接受的肢体不等长时要分析其原因，拍骨盆正位片，观察假体位置，判断有无引起肢体不等长的因素，如髋臼假体低于"泪滴"或股骨颈截骨不够等。

十、粗隆截骨不愈合

临床中很少在初次全髋关节置换时采用粗隆截骨，例外情况包括一些先天性髋关节发育不良、髋臼内陷或改行髋关节融合术。若股骨已经短缩，则可能需要将粗隆向远端移位，以恢复外展装置合适的肌筋膜张力。髋关节翻修术需广泛显露髋臼和股骨时常需要进行粗隆截骨。

防止粗隆不愈合需要注意截骨时的细节及截骨块间重新连接。引起粗隆不愈合的因素包括粗隆截骨块小或骨质差、早期固定不牢固、截骨块重新连接时张力过大、髋关节放疗史和患者术后依从性差等。

十一、骨溶解

骨溶解在骨水泥型固定或非骨水泥型固定的全髋关节置换术术后出现。目前发现金属、骨水泥、聚乙烯颗粒单一或混合均可引起骨溶解，其中，聚乙烯颗粒被认为是导致骨溶解的最主要因素。

骨溶解的形成机制主要有以下 3 个方面：①磨损颗粒的产生；②假体周围骨质与颗粒接触；③碎屑颗粒引起的细胞反应。大多数聚乙烯颗粒都是由磨损、黏附、微疲劳、第三方磨损等机制产生的。磨损颗粒首先激活巨噬细胞反应，巨噬细胞与磨损颗粒表面可以发生炎症反应，产生多种细胞因子和趋化因子，最终介导破骨细胞激活、成骨细胞抑制，进而造成骨量丢失。

十二、血肿形成

术前仔细检查患者有无引起出血增多的危险因素，包括服用抗血小板药物、抗炎药，接受抗凝治疗，为恶病质及患凝血系统疾病，家族史或既往史中存在手术时出血增多的情况。

常见的出血来源：①切除圆韧带、横韧带和骨赘时可能切断闭孔血管；②分支至臀大肌的股深动脉第一穿支；③前关节囊附近股血管分支；④臀下及臀上血管分支。晚期出血（术后 1 周以后）可能来自于假性动脉瘤或髂腰肌撞击。

出血增多引起血肿者很少需要手术处理。多数患者通过换药、停止抗凝、治疗凝血性疾病、观察伤口可得到处理。手术治疗血肿的指征为伤口裂开、边缘坏死、相关的神经麻痹及血肿感染。吸除血肿并仔细止血，同时进行血肿培养，以判断是否存在细菌污染，持续使用抗生素直至得到明确的培养结果；必要时清除坏死组织并严密缝合伤口；放置闭合引流管，以预防复发。

第五节　术后康复

需要行髋关节置换术的患者通常在术前表现出严重的进行性髋关节疼痛和活动受限，并伴有广泛的关节软骨磨损。患者通常主诉有日常生活活动方面的困难，包括站立，行走，坐，上、下楼梯和睡眠等方面的困难，因此，髋关节置换术术后的康复也应以此为中心。

一、第一阶段(1~3周)

(一)康复评估

术后应对患者的各项功能重新进行全面评估。

(二)康复宣教

医生应做好注意事项告知，避免不当动作，防止髋关节脱位。

(1)避免髋关节过度屈曲，屈曲应 <90°（避免早期取髋屈曲 90°下坐位）；使用三角枕将髋关节置于外展15°，防止髋关节内收过中线。

(2)应告知患者助行器、"丁"字鞋的规范使用方法。

(3)在肿胀、疼痛的管理方面，可采用综合消肿治疗，包括淋巴引流术、邻近关节主动运动、物理因子治疗(中频、无热量超短波)等。

(4)因手术创伤、切口愈合等因素会导致周围软组织疼痛、肿胀，需要术后早期进行管理，可采用手法放松切口周围的软组织及行物理因子(短波、中频、超声等)治疗。

(5)关节活动度训练，如膝关节及踝关节全范围主动屈伸运动。

(6)髋置换术后肌力训练为早中期康复的重点，除了关注术侧关键肌肌力之外，还需加强双上肢及健侧下肢肌力训练。训练阻力和运动量的大小需要根据患者身体状况决定,确保训练的肌肉在第 2 天无明显疲劳和酸痛感,以保证训练的持续性,训练时关节的活动度也应从小到大逐渐增加。具体的训练方法如下:①取仰卧位,进行术侧股四头肌、臀大肌静力性收缩、踝泵运动练习,3 ~ 5 秒/次,300 ~ 500 次/天;②进行术侧直腿抬高练习,30 ~ 50 个/次,3 ~ 5 次/天;用低频电刺激术侧股四头肌、臀大肌,配合主动运动;③进行健侧上、下肢关键肌肌力强化训练,利用弹力带抗阻为下地辅助做准备;④进行双侧臀中肌肌力强化训练,患者取侧卧位,在腰部无代偿的情况下进行髋关节外展(0°~30°)抗阻力运动,可采用弹力带或哑铃远端施加阻力,30 ~ 50 个/次,3 ~ 5 次/天。

(7)髋关节置换术术后的负重时间,需要依据手术方式、患者的基本功能情况、假体选择等诸多因素来决定。常规来说,行生物假体固定后,在基本情况尚可的情况下,患者可于术后当天下地,从 10 kg 开始踩地秤,30 ~ 60 秒/次,依次增加踩地秤的时间和重量,2 ~ 3 d 正常负重;行骨水泥固定 24 h 后患者可下地,部分负重,具体方法同上,2 ~ 4 周完全负重。

(8)进行下地站立(踩地秤)、平衡重心转移(左右前后)、本体感觉刺激训练(踩平衡垫、Bobath 球),在支具的辅助下于室内步行(时间不宜过久,以免发生肿胀、疼痛,影响第 3 天的康复进程)。

(9)日常生活能力练习,包括翻身、坐起、如厕、穿或脱裤子等。

二、第二阶段(4 ~ 6 周)

(1)每一个治疗周期都应该对患者目前的功能状况、日常生活、社会活动参与度等进行全面的康复评定,据评定结果制订康复计划。

(2)若在中期患者有明显的肿胀、疼痛问题,则需要继续进行肿胀、疼痛管理。

(3)可在不同体位下采用中等阻力弹力带对下肢关键肌肉进行抗阻肌力训练,如臀中肌、股四头肌肌力训练。老年人都有不同程度的臀肌、股四头肌弱化,长期肌力失衡会导致平衡功能发生改变,这也是老年人容易发生跌倒的因素之一,髋关节置换术可为患者提供一个稳定的骨性环境。但弱化、失衡的肌肉需要在术后同样得到矫正和恢复,这样才能从根本上改善患者的平衡功能、步行功能,提高生活质量,预防再次跌倒。

(4)此阶段患者应可以脱离助行器,可正常步行,上、下楼梯。若患者无法完成,则应在此阶段加强步行、步态训练指导和逐步脱离助行器上、下楼梯训练。

(5)此阶段患者的日常生活大部分可自理,可针对异常的日常生活能力项目进行专门训练。

(6)对手术切口,可采用手法软组织松解及超声波治疗增生的瘢痕。

(7)老年人多伴有腰椎慢性不稳定、疼痛,椎间盘突出等,会将重心转移至髋关节,导致髋关节压力过大,术后要根据患者的具体功能情况,加强腰椎核心稳定性训练。

(8)继续强化训练心肺功能。

(9)加强平衡、稳定性及本体感觉训练。

三、第三阶段(7~12周)

(1)经过康复评定,有针对性地进行功能强化训练。

(2)术后3~6个月,患者生活应完全自理,并可开始社区活动。

(3)下肢肌力、平衡、稳定性、本体感觉都应与健侧水平相同。

(4)有条件者,可让患者在术后3~6个月定期复查,推荐对患者进行步态分析检查及等速肌力测试评定。

(5)做好出院及转归康复宣教工作。

四、注意事项

(1)对于接受髋关节置换术的患者(多为老年人)来说,在康复训练过程中需要详细掌握基础病史,与手术医生进行沟通,康复训练采取无痛、少量多次、循序渐进的原则。

(2)心肺功能训练应伴随着整个康复周期,术前、术后都应该对患者的心肺功能进行评定,依据患者心肺功能的具体情况,制订个体化的训练方案,如采用胸廓扩张技术、呼吸肌肌力抗阻训练等。

(3)髋关节置换翻修术术后康复:原则上同全髋关节置换术术后康复,对于特殊病例来说,在进行康复训练之前都应对患者目前的康复功能进行全面评估。

参考文献

[1] 孙伟,李子荣. 关节外科诊治策略[M]. 北京:科学出版社,2018.

[2] 弗雷德里克·M·阿扎尔,詹姆斯·H·贝蒂,S·特里·康纳特. 坎贝尔骨科手术学(第1卷 关节外科)[M]. 陈继营,周勇刚,陈晓东,等,译. 13版. 北京:北京大学医学出版社,2018.

[3] 姚新苗. 中医骨伤科临床诊疗指南·人工髋关节置换围手术期康复专家共识[J]. 康复学报,2017,27(04):1-6.

(李 想 朱 晨 王宁霞)

第十二章 膝关节置换

第一节 概　　述

一、膝关节假体的发展历程

（一）国外的发展历程

1. 早期探索

19 世纪中叶，研究人员提出通过置换病变膝关节的关节面来改善关节功能的设想。20 世纪 40 年代，Campbell 受髋关节金属单杯置换的启发，开始在膝关节上尝试用类似的金属假体对磨损的股骨髁进行置换，之后 Smith Perterson 对这一技术进行了改进，在金属假体上增加了固定柄，以提高假体的固定效果。1958 年，McKeever 研制出了胫骨假体，将金属托假体安放至胫骨平台，与股骨髁形成关节，最终因此假体与股骨髁摩擦产生疼痛而导致假体置换失败，但这一尝试对膝关节假体后续的发展与设计具有重要的意义。

2. 铰链式膝关节假体

20 世纪 50 年代，Walldius 设计了带有内部铰链和髓内固定柄的膝关节假体，这种膝关节假体最初使用丙烯酸材料，后来改为金属材料。因为此假体属于完全限制型假体，只允许膝关节在单一平面上活动，所以不符合正常人膝关节的生物力学特点，导致假体－骨水泥－骨组织界面的应力异常集中，术后失败率高。20 世纪 70 年代后，研究人员对铰链式膝关节假体进行了改进，在维持铰链式膝关节假体良好的内在稳定性的基础上，抛弃了单轴铰链结构，改用连结式结构，允许假体在一定范围内做多轴向活动，这一点更符合人体的解剖要求。这类假体的主要代表有 Guepar 型膝关节假体、球心型膝关节假体和 Sheehan 型膝关节假体。

3. 现代膝关节假体

20 世纪 70 年代是膝关节置换发展史上重要的转折时期。膝关节假体的设计从限制型铰链式假体发展到非限制型假体。通过对膝关节的解剖学、生理学及生物力学的深入研究，研究人员对膝关节的复杂运动模式有了更加深入的了解，在此基础上出现了一系列的假体设计理念和技术。1970 年，Freeman 和 Swanson 合作设计了 Freeman Swanson Knee，它是现代人工膝关节假体的起源；1971 年，John Insall 设计了世界上首个双髁膝关节假体，通过保留交叉韧带来重建膝关节的解剖结构，恢复自然的膝关节运动；1978 年，Insall 和 Burstein 研发了首个后稳定型膝关节假体，即 Insall － Burstein

人工膝关节假体，它是大多数现有后交叉韧带替代型假体（PS假体）的原型。

（二）国内的发展历程

20世纪60年代，我国开始开展人工膝关节置换手术，前期，各类膝关节产品均来自国外进口，或者由国内企业代工生产国外产品；1986年，吕厚山教授研发了我国第一代人工膝关节；之后，随着计算机辅助设计技术、数据库技术、材料技术、临床手术技术及先进制造技术的发展，我国膝关节假体的设计及制造能力得到了不断提升，膝关节假体的质量逐步达到了国际先进水平。

二、膝关节假体的组成与分类

（一）膝关节假体的组成

膝关节假体由股骨髁假体、胫骨假体及髌骨假体等主体假体和髓内延长杆、垫块（包括股骨垫块、胫骨垫块和其他骨缺损填充垫块）等附属假体组成。

1. 股骨髁假体

股骨髁假体主要由股骨滑车槽、髁关节面和髁间窝组成。股骨滑车槽与髌骨或髌骨假体形成髌股关节；髁关节面与胫骨垫块假体形成胫股关节；髁间窝部分按限制程度分为限制型、半限制型及非限制型3种。

股骨髁假体材料前期主要为不锈钢，后期逐渐发展为钴铬钼合金，并成为假体的主流材料。除此之外，股骨髁假体表面可进行涂层改性处理，如生物型假体表面改性，可增加假体与骨的整合，进而实现假体的长期稳定性；假体表面的陶瓷喷涂可避免宿主对金属的过敏反应等。

2. 胫骨假体

胫骨假体一般分为一体式胫骨假体和分体式胫骨假体两种。一体式胫骨假体通常由超高分子量聚乙烯制造而成，分体式胫骨假体通常由胫骨垫块假体和胫骨平台假体两部分组成。

胫骨垫块假体由超高分子量聚乙烯或高交联超高分子量聚乙烯制造而成，胫骨垫块假体下表面通过锁定机制与胫骨平台假体结合为一体，起到固定作用和限位作用；胫骨垫块假体上表面与股骨髁假体形成胫股关节。

胫骨平台假体由钛合金或钴铬钼合金加工而成，由平台假体及龙骨假体两部分，其中平台假体可分为固定平台假体和活动平台假体。固定平台假体植入人体后，平台部分与胫骨垫块假体锁定，形成固定配合，无相对转动和滑动；活动平台假体又可分为移动平台假体和转动平台假体。龙骨假体部分插入胫骨骨髓腔后，可起到固定胫骨平台假体的作用。

3. 髌骨假体

髌骨假体是由超高分子量聚乙烯或高交联超高分子量聚乙烯制造而成，通常带有金属材质的显影丝。

4. 髓内延长杆

髓内延长杆由钴铬钼合金或钛合金材料制造而成。当股骨髁假体和胫骨平台假体需要加强固定时，可使用髓内延长杆，以优化假体植入后的力学分布，防止术后假体无菌性松动的发生。

5. 垫块

垫块分为股骨垫块和胫骨垫块两种，由钴铬钼合金或钛合金制造而成。当股骨或胫骨截骨后存在较大的骨缺损时，应考虑使用金属垫块。

（二）膝关节假体的分类

根据替代位置的不同，可将膝关节假体分为单间室膝关节假体、双间室膝关节假体和三间室膝关节假体。其中，单间室膝关节假体是指用于替代膝关节内侧或外侧胫股关节面的假体；双间室膝关节假体是指同时替代膝关节内侧间室和外侧间室的胫股关节面的假体；三间室膝关节假体是指用于替代膝关节内、外侧间室的胫股关节面及髌股关节面的假体。

1. 单间室膝关节假体

单间室膝关节假体根据其置换部位的不同可分为单髁假体（内侧或外侧单髁假体）、髌股关节面假体两种。

单髁假体主要包括股骨髁部件、垫块和胫骨部件，用于置换单个病变的股骨间室和胫骨间室的假体，使整个关节的软组织和其他间室的关节软骨得以保留，极大程度地保留了膝关节的生理功能。

髌股关节面假体是伴随着双间室膝关节假体发展起来的，但后来因为在针对髌股关节面的单一病变中取得了良好的治疗效果，所以逐渐发展为专门针对髌股关节面病变而设计的髌股关节假体。

2. 双间室膝关节假体和三间室膝关节假体

根据交叉韧带保留及侧副韧带的功能情况的不同，可将双间室膝关节假体与三间室膝关节假体分为非限制型假体（非限制型后稳定型假体）、半限制型假体（半限制型后稳定型假体、半限制后侧和双侧稳定型非铰链式假体）、限制型假体（铰链式膝关节假体，包括铰链式旋转假体和铰链式无旋转假体）等。

（1）非限制型后稳定型假体：手术过程中，前交叉韧带和后交叉韧带同时保留或只保留后交叉韧带，采用非限制型后稳定型假体进行置换。常见的非限制型后稳定型假体有前、后交叉韧带保留型假体（XR 假体）和后交叉韧带保留型假体（CR 假体）两种。

XR 假体为手术过程中前、后交叉韧带同时保留的非限制型后稳定型假体。XR 假体的胫骨内、外侧平台前部是连接的，后部的分离设计为平台中间脊和前、后交叉韧带的保留预留空间；股骨后髁为无凸轮设计，呈分离状，为前、后交叉韧带在关节活动中维持正常形态及功能预留了空间；垫块分左、右两部分，与胫骨平台通过锁定机制进行固定，无相对运动。

CR 假体为手术过程中仅保留后交叉韧带的非限制型后稳定型假体。CR 假体股骨后髁无凸轮设计，呈分离状，为后交叉韧带在关节活动中维持正常形态及功能预留了空间。

（2）半限制型后稳定型假体：常见的半限制型后稳定型假体是 PS 假体。PS 假体主要的设计特征为股骨髁假体后部的凸轮及胫骨假体中部的立柱，立柱与凸轮配合，可起到后交叉韧带的作用，防止因胫骨平台过度后移而导致膝关节脱位。对前、后交叉韧带均因病变切除的患者，可使用 PS 假体。

（3）半限制型后侧和双侧稳定型非铰链式假体：半限制型后侧稳定型非铰链式假体和双侧稳定型非铰链式假体适用于前、后交叉韧带均已病变或切除，存在潜在膝关节不稳的膝关节初次复杂置换和翻修者。常见的半限制性后侧和双侧稳定型非铰链式假体是髁限制型假体（CCK 假体），胫骨垫块和胫骨平台通过锁定机制进行固定，并通过专用螺钉将胫骨垫块和胫骨平台进行加强锁定，使胫骨垫块和胫骨平台之间无相对运动。同时，胫骨垫骨的立柱及股骨假体的髁相对宽大，可防止术后膝关节的内、外翻的发生。

（4）铰链式膝关节假体：铰链式膝关节假体可分为铰链式旋转假体和铰链式非旋转假体两种，适用于膝关节假体翻修的患者或膝关节骨肿瘤切除后存在较大骨缺损的患者，其中，铰链式旋转假体除了可恢复膝关节的屈伸功能外，还具备一定的旋转功能；而铰链式无旋转假体仅能实现膝关节的屈伸功能。

三、膝关节假体的选择

（一）固定方式

根据固定方式的不同，可将膝关节假体分为骨水泥固定型假体和非骨水泥固定型假体两类。

20 世纪 50 年代末，Charnley 首先应用骨水泥进行髋关节置换术，随着使用技术的不断改进，骨水泥已经在关节置换术中得到了广泛的应用。只要使用方法正确，绝大多数骨水泥固定型假体的长期临床效果令人非常满意。然而，骨水泥本身存在一些缺陷，如骨水泥碎屑可引起远期假体松动等，在应用的过程中需要注意。

非骨水泥固定型假体的设计理念是通过初期假体与骨紧密压配和后期骨组织长入假体多孔涂层表面来达到假体生物固定的目的，使用这种假体对局部骨骼的质量和术者手术技术的要求较使用骨水泥型假体的要高，特别是胫骨平台部分，假体植入必须与骨界面紧密贴合。

对膝关节置换术而言，骨水泥固定型假体较好的临床效果使得骨水泥固定型假体被广泛接受。近年来发展起来的非骨水泥固定型假体，如各种表面微孔型或羟基磷灰石涂层假体，虽然近期取得了较好的临床效果，但由于缺乏远期随访，尚无法与骨水泥型假体相比较。

参照全髋关节置换术的经验，对 60 岁以上的患者使用骨水泥固定；对年龄较轻的患者可选择非骨水泥固定，但目前绝大多数医生推荐使用骨水泥固定，以获得假体的早期稳定。

（二）单髁假体

单髁假体属于非限制型假体。对于单纯的膝关节内侧或外侧间室病变，单髁置换可最大程度地保留关节的组织结构和运动功能，并为翻修留有余地。

单髁置换对手术操作技术的要求较高，不准确的假体安放可能会导致手术失败。此外，膝关节单间室的病变往往伴有膝关节的力线改变，有时截骨手术也能取得较好的临床效果；而施行膝关节单髁置换术时，如不能纠正发生严重内、外翻畸形的膝关节的负重力线，则手术将存在失败的风险。因此，膝关节单髁置换术在膝关节置换中所占的比例较小。

（三）不同限制程度的膝关节假体

膝关节假体的机械限制提供了假体的机械稳定性，但同时与关节的自由活动度形成了矛盾。一般来说，较少限制的假体可以获得更好的关节运动功能，而对关节稳定结构的完整及操作技术要求更高；较多限制的假体在设计上提供了额外的机械稳定性，但会损失部分的关节活动度，并且可能由于其限制性导致术后长期随访时假体与骨界面的机械松动。

1. 非限制型假体

非限制型假体以保留后交叉韧带的 CR 假体为代表。保留后交叉韧带可以保持假体植入后的后方稳定性，因而允许胫骨假体表面大曲率低限制设计，以获得更大的活动度，但股骨髁与胫骨假体表面的接触面积变小，单位面积的高应力增加了胫骨垫块假体的磨损。因此，新的设计摒弃了胫骨垫近似平面的设计，增加了股骨与胫骨的匹配，以减少磨损，同时也获得了一定程度的限制。

CR 假体的设计较多地考虑了关节的活动度，而使假体本身具有较少的机械制约，置换后的稳定性更多地依赖于膝关节韧带结构的完整和膝关节周围软组织的平衡，但实际上，膝关节假体（包括 CR 假体）都存在不同程度的机械限制，只是限制较少而已。

对于关节稳定结构完好的年轻患者来说，可选择 CR 假体，以期获得更大的活动度，但保留后交叉韧带的 CR 假体在膝关节活动的过程中可能存在与假体设计相关的生物力学紊乱，尤其对存在膝关节屈曲、挛缩、畸形和后交叉韧带紧张的患者来说更是如此；另外，保留后交叉韧带会使屈曲畸形难以得到纠正，因此 CR 假体目前临床应用呈现减少趋势。

2. 半限制型假体

半限制型假体以后稳定型假体（PS 假体）或后交叉韧带替代型假体为代表，是指那些介于非限制型和限制型之间的假体，通过胫骨垫块中央的立柱和相应的股骨髁间凹槽替代后交叉韧带的功能。

对后交叉韧带功能不全或因膝关节屈曲、挛缩无法保留后交叉韧带的患者来说，PS 假体是理想的选择，但 PS 假体比 CR 假体截骨量多，过屈时可能引起股骨髁与胫骨假体后缘的撞击，进而使关节活动度减小。

目前，是否保留后交叉韧带在学术界仍然存在争议。一般情况下，应根据病理变化决定是否保留后交叉韧带。有学者主张，PS 假体应主要用于晚期关节病变合并内、外翻畸形，屈曲畸形或联合畸形超过 15° 者；也有学者主张，PS 假体应主要用于类风湿关节炎或创伤后关节炎后交叉韧带松弛、变形的患者，以及接受胫骨高位截骨术的患者。

总之，在假体的选择上，应根据患者的病情和术者的经验来选择合适的假体。

3. 高限制型膝关节假体

高限制型膝关节假体以 CCK 假体为代表。针对膝关节不稳，采用胫骨垫块较高大的中央立柱与对应的股骨髁间凹槽设计，有助于获得侧向和后方的稳定性。在大多数情况下，使用高限制型假体时建议加用髓内延长杆，以获得更可靠的固定作用。

高限制型假体主要用于侧副韧带功能不全、伴有较大骨缺损或严重畸形的初次置换患者，以及接受非限制型或部分限制型假体初次置换失败后的接受膝关节置换翻修术的患者。

4. 全限制型膝关节假体

全限制型膝关节假体以铰链式膝关节假体为代表，此类假体的铰链设计提供了足够的机械稳定性。

单纯铰链式膝关节假体的长期随访结果显示出了较高的松动率，一般不用于初次膝关节置换术，临床上多将其用于膝关节肿瘤切除术后及膝关节稳定性丧失的膝关节置换翻修术中。

近年来，各种可旋转的铰链式膝关节假体的设计已获得了与非限制型膝关节假体接近的伸、屈和旋转活动度，因而对膝关节稳定性丧失的患者而言，它仍不失为一种较好的选择。

第二节　膝关节单髁置换术

膝关节单髁置换术的目的是尽可能地保留正常的关节结构，以期获得更好的功能恢复，并为今后翻修留下余地。与 TKA 相比，膝关节单髁置换术具有切除骨质少、植入人体异物少、手术时间短、手术创伤小、并发症少和术后恢复快等优点。但到目前为止，对失败膝关节单髁置换术的早期研究并未显示出这一预期的优势，近 50% 的翻修术中需要植骨、使用楔形金属垫块或延长柄假体，且有 76% 的翻修患者存在明显的骨缺损。

一、适应证与禁忌证

膝关节单髁置换术的最佳适应证是内侧或外侧间室病变，另一侧间室及髌股关节基本正常。

是否采用膝关节单髁置换术，还需考虑年龄、体重、病变性质、膝关节活动度及膝关节畸形的程度。

膝关节单髁置换术的首选患者为 40~60 岁患者，其次为 75 岁以上、对功能要求不高及不需要进行重体力劳动的患者。

对体重超过 90 kg 的患者，因为术后失败率较高，所以不宜行膝关节单髁置换手术。对需要进行重体力劳动或需长时间站立患者来说，也不宜行膝关节单髁置换手术。

非炎症性关节炎(如骨性关节炎、创伤性关节炎等)是膝关节单髁置换的主要适应证;类风湿关节炎、系统性红斑狼疮性关节炎、强直性脊柱炎、牛皮癣性关节炎和幼年类风湿关节炎等是膝关节单髁置换术的相对适应证。因为类风湿关节炎患者的滑膜发生腐蚀、软骨发生破坏,所以对其行膝关节单髁置换术的效果并不理想。

膝关节的活动度和畸形的程度会影响膝关节单髁置换术的临床效果。适合行膝关节单髁置换术的患者其内翻畸形应小于15°、外翻畸形应小于15°、屈曲挛缩应小于15°、屈伸活动范围应至少达到110°。因为膝关节单髁置换术本身不能纠正各种膝关节严重畸形,也无法获得关节周围软组织的平衡和稳定性,所以术前严重的成角畸形不但不能得到纠正,反而会影响术后关节的功能,加速假体磨损和松动,缩短假体的使用寿命。

目前,膝关节单髁置换术被建议用在两类患者身上。一类是年龄较大、体型偏瘦的单间室骨膝关节骨性关节炎患者。相对于TKA,膝关节单髁置换术的优势在于康复时间短、术后平均活动范围大、失血量少、住院时间短,能保留交叉韧带的本体感觉功能,患者术后膝关节的活动度接近于正常。第二类是单间室病变的年轻膝关节骨性关节炎患者。对于此类患者来说,膝关节单髁置换术可以替代胫骨高位截骨术。

虽然膝关节单髁置换术的适应证目前尚存争议,但其禁忌证是很明确的,包括感染性关节炎、屈曲挛缩超过15°、术前活动范围小于90°、内翻畸形大于15°或外翻畸形大于15°、另一侧间室软骨破坏严重、前交叉韧带缺损及髌骨的软骨下骨暴露,肥胖是膝关节单髁置换术的相对禁忌证。

二、手术方法

(一)体位
患者取仰卧位,将患肢置于体位架上,消毒前在大腿扎止血带。

(二)麻醉
腰麻或全身麻醉。

(三)入路
膝关节前内侧或前外侧入路。

(四)显露
以膝关节内侧间室为例,取膝关节前内侧入路,沿髌韧带及髌骨的内侧缘纵向切开皮肤,切口起于髌骨上极,向远端延伸,止于胫骨结节处;关节囊切口不应延伸至股内侧肌上方。

屈曲膝关节,使用Hohmann拉钩向外牵开髌骨,无须翻转髌骨,显露整个关节间隙,术中注意保护侧副韧带,切忌进行松解。切开冠状韧带和内侧半月板前角,在胫骨的前内侧剥离骨膜袖,显露内侧间室,探查膝关节内部,确保患者适合进行膝关节单髁置换术。

为了更好地显露手术区域,应从股骨髁或胫骨髁边缘去除增生的骨赘。当内侧病变严重时，胫骨相对于股骨外移，使胫骨外侧髁间棘与股骨外髁内面发生碰撞，使骨赘与股骨外髁内侧面发生摩擦。因为髁间骨赘会撞击和损伤交叉韧带，所以应予以切除。若需广泛的软组织平衡，则可能意味着截骨量不足或内翻畸形过于严重，这种情况不适用膝关节单髁置换术。

（五）胫骨截骨

在胫骨结节内侧平行胫骨纵轴安放胫骨截骨髓外定位杆和截骨模块，调整至合适的截骨平面后固定，用摆锯先与关节面垂直截骨，然后沿截骨槽行水平截骨。水平面胫骨截骨应与胫骨长轴垂直，矢状面胫骨截骨面一般应后倾 5°～7°。如果进行胫骨内翻截骨，将导致假体早期松动。如果屈曲间隙大于伸直间隙，则应适当减少胫骨后倾的角度，使两者达到平衡。胫骨假体的厚度以恢复胫骨平台关节面的高度为标准，如果假体过厚，将引起胫骨向对侧半脱位，使对侧所受的应力增加。

将膝关节伸直并轻度外翻，即可测试伸直间隙，要容纳 6 mm 厚的股骨假体和 8 mm 厚的胫骨假体，伸直间隙至少应为 14 mm，如果小于 14 mm，则可增加股骨远端或胫骨近端的截骨量，但要注意保持关节线的高度。最终的韧带平衡需要使屈曲间隙等于或稍大于伸直间隙。

当进行单髁置换时，应避免屈曲过紧，而屈曲稍松弛可以接受，因为交叉韧带和对侧间室完整，所以在确定股骨假体的大小及其最终的前后位置前，需要先将膝关节屈曲 90°，以确定屈曲间隙。将比伸直间隙薄 6 mm 的测试模块插入胫骨截骨面与未截骨的股骨后髁之间，如果按照解剖位置进行股骨后髁截骨并测试股骨假体的大小，那么测试模块插入上述间隙的容易程度就反映了屈曲紧张度。如果屈曲间隙过小，可适当增加股骨后髁的截骨量，此时股骨假体将前移与截骨量相同的距离，这样可选择性地增加屈曲间隙。一般情况下，不需要减小事先已确定的股骨假体的型号。

（六）股骨截骨

膝关节单髁置换股骨截骨可分为髓外定位和髓内定位两种方法。相关文献报道，膝关节单髁置换股骨截骨髓内定位更为准确，但在使用两种方法的过程中都切忌纠正过度，允许纠正稍不足。

屈膝 20°～30°，于股骨髁间窝中点，后交叉韧带起点前 1 cm 处钻孔，要求与股骨干纵轴平行，进入髓腔中央，经孔插入髓内定位杆，紧贴股骨远端。选择合适的截骨模块，与髓内定位杆装配，沿截骨模块上的截骨槽用摆锯切除股骨远端。

股骨截骨量取决于膝关节完全伸直的间隙和股骨远端的外翻角，原则上应与假体厚度相等。如果发生膝关节内翻畸形，股骨远端外翻角小于 5°，则可从股骨内髁远端切除 6 mm 骨质；如果股骨外翻角等于或大于 6°，则可从股骨内髁远端再多切除 2 mm 骨质，以减少股骨远端外翻角，增加伸直间隙。增加伸直间隙不但有助于纠正屈曲挛缩，而且有助于减少胫骨截骨量。

对于膝外翻，如果膝关节解剖外翻角为 15°，根据标准截骨后，再加上骨水泥的厚度，可使膝关节外翻角减少到 13°，从而对外翻畸形起到轻度的矫正作用。因此，对膝外翻股骨远端截骨应按标准截骨进行。

股骨远端截骨完成后，安放股骨修饰截骨模块，使其上端与股骨顶部有 1～2 mm 的间隙，用螺钉固定，用摆锯沿截骨槽切割后斜边及后髁，并清除后髁骨赘。

（七）植入假体

股骨假体应位于清除周缘和髁间骨赘后的股骨髁内外径的中点，股骨假体应略小于股骨髁。股骨假体在屈膝90°位，必须与胫骨关节面垂直，而不能沿股骨髁关节面的长轴方向安放。股骨假体偏外安放，即靠近股骨髁间窝位置。股骨假体还应尽量向前安放，使负重区得到充分覆盖。股骨假体的前上缘应低于骨质，以免引起膝关节屈伸时与髌骨撞击。股骨假体的大小应尽可能准确地重建股骨髁的前后径，后髁截骨量至少应与假体金属的厚度一致或稍厚于假体，以避免屈曲间隙过紧。

胫骨假体的大小应以能覆盖胫骨截骨面为准，但注意不要使假体的边缘突出在胫骨皮质之外。截骨完成之后，在截骨面上放置胫骨测量片，其直边应紧贴矢状截骨面，测量出胫骨假体的大小。紧贴胫骨截骨面放置胫骨固定模具并固定，安装股骨假体试模，当伸直或屈曲90°施加应力时，胫骨与股骨的关节间隙应保留 2 mm 的松弛度。如果间隙过紧，则会引起聚乙烯衬垫磨损，并将应力转移至对侧。试模复位后，如果存在间隙不平衡，则可做进一步调整。如果伸直间隙稍小于屈曲间隙，则可适当减少胫骨截骨面的后倾角度，从而避免股骨重新截骨。如果伸直间隙大于屈曲间隙，其多由胫骨后倾不足所致，应适当增加胫骨截骨面的后倾角度。

冲洗截骨面，先固定胫骨假体，注意平台后侧的骨水泥不要过多，以免骨水泥向后方溢出后去除困难。股骨后髁不要涂抹骨水泥，而应涂抹在股骨假体的骨水泥槽内，以免假体安装后残余的骨水泥去除困难。假体安装后，清理边缘溢出的骨水泥，伸直膝关节以便在骨水泥凝固时保持一定的压力。骨水泥凝固后，检查并去除残余的骨水泥碎屑；可活动膝关节，观察假体的匹配，尤其应注意髁间棘处是否存在假体撞击，观察髌骨的活动，髌骨与股骨假体的边缘不应有撞击。

（八）关闭切口

彻底冲洗伤口，置入引流管，用可吸收线缝合关节囊、伸肌支持带及皮下组织，最后用丝线行皮肤褥式缝合以关闭皮肤切口。以大量的无菌敷料加压包扎切口后，中立位固定患肢。

第三节　全膝关节置换术

TKA 的目标是解除关节疼痛、改善关节功能、纠正关节畸形和获得长期稳定的膝关节。

一、适应证与禁忌证

（一）适应证

全膝关节置换术的主要适应证见第五章第一节。

（二）禁忌证

（1）全身和局部任何活动性感染应视为膝关节置换的绝对禁忌证。

（2）膝关节肌肉瘫痪或神经性关节病。

（3）膝关节融合于功能位，没有疼痛和畸形的患者。

（4）相对禁忌证包括年纪轻、术后活动多、肥胖、手术耐受力差等。

髌骨表面是否置换，尚存在争议。保留髌骨而不行髌骨表面置换的指征有髌骨软骨完整无硬化、髌骨运动轨迹正常、髌骨解剖外形正常、无晶体性或感染性关节炎表现等。近年来学术界越来越倾向于置换髌骨，髌骨表面置换的适应证包括类风湿关节炎、髌骨囊性变及硬化等。

二、术前准备

1. 术前评估

术前评估最重要的内容是确定患者是否有全膝关节置换术的适应证。评估股骨及胫骨应切除骨质的比例，以恢复膝关节线及膝关节力线（膝关节外翻5°~7°）。

（1）术前拍摄膝关节负重位正侧位 X 线片。

（2）评估胫骨平台的截骨量。在胫骨中央画 1 条纵轴线，由胫骨内侧平台软骨下骨面画胫骨纵轴的垂线，此线应通过胫骨外侧平台下方的骨质。测量胫骨内、外侧平台软骨下骨面到胫骨纵轴垂线的距离，胫骨内、外侧平台软骨下骨到胫骨纵轴垂线的距离之比，即为切除胫骨平台时的比例。当膝关节严重内翻时，胫骨内侧平台明显塌陷，此时由胫骨外侧平台软骨下 0.5~1 cm 处做胫骨纵轴的垂线，此即为胫骨平台的截骨线，胫骨内侧平台塌陷处所遗留的缺损则需通过植骨以填充骨缺损。

（3）评估股骨截骨量：经股骨切迹做 1 条股骨纵轴线，再在切迹处画第 2 条线与股骨纵轴线成5°角，垂直于第 2 条线做股骨外髁的切线，此线通过股骨内髁，股骨内髁关节软骨下骨到此线的距离即为应切除的骨质。

（4）评估膝关节假体的大小：根据膝关节侧位像上所测得的股骨髁之前后径来选用相应的股骨髁假体。股骨髁与假体的前后径基本一致。

2. 术前检查

必须进行全面细致的术前检查，防止发生危及生命或肢体的潜在并发症。因为大多数行膝关节置换的患者年龄都较高，所以必须考虑是否合并其他疾病。存在多项危险因素的患者需要更长的住院时间。

3. 术前辅助检查

（1）术前 X 线片应包括膝关节站立负重前后位、侧位及髌骨轴位像。下肢全长前后位 X 线片有助于明确肢体的轴线，尤其对继发于创伤或手术后残留畸形的患者，还有助于明确胫骨是否存在明显的弓形弯曲，判断能否使用胫骨髓内定位器。

（2）术前常规行心电图检查。

（3）术前实验室常规检查应包括血常规、电解质检查和尿液分析等。

4. 其他

（1）当患者有冠心病、轻度充血性心力衰竭、慢性阻塞性肺疾病等病史的患者，应由相关科室医师会诊评估。

（2）术前应评估手术肢体的血供，如果血供存在问题，则应行非侵袭性动脉检查，必要时需请血管外科会诊。

三、手术方法

（一）体位

患者取仰卧位。

（二）麻醉

腰麻或全身麻醉。

（三）入路

膝关节前侧入路。

（四）显露

常用前正中切口，切口起自髌骨上缘 6～7 cm 至胫骨结节内侧，皮肤切口应足够长，以避免在牵开过程中皮肤张力过大，导致皮肤坏死。

如果原有陈旧的纵行切口瘢痕，则宜采用原切口，长度不够可向远、近两端延长。如果原有横行切口瘢痕，则仍可采用前正中切口。如果存在多处瘢痕，因膝前部皮肤血供主要来自于内侧，所以应选用前内侧切口。

切开皮肤、皮下组织，于深筋膜浅层与深层之间进行剥离，显露关节囊。沿髌骨旁内侧切开关节囊，自切口上端向下沿股四头肌肌腱中内侧 1/3 切开股四头肌联合部，至股内侧肌髌骨止点附近绕向髌骨内缘，保留髌骨内缘少许的髌腱组织，向远端延长到胫骨结节内缘。向外翻开髌骨，显露膝关节前部，必要时可在胫骨结节髌韧带止点内侧缘做锐性分离，以便外翻髌骨，屈膝90°，切除部分髌下脂肪垫及内外侧半月板组织，去除胫骨平台边缘增生的骨赘，切除前交叉韧带，显露关节腔。从胫骨平台边缘骨膜下锐性剥离内侧关节囊和内侧副韧带深部至膝后内侧角，对合并膝内翻畸形者需进一步向远侧适度剥离。伸膝，将髌骨向外翻转，常规松解髌骨及股骨外侧皱襞。屈曲膝关节，将内侧半月板残留物、前交叉韧带、外侧半月板连同可引起假体位置异常的所有骨赘一并切除，切除内侧半月板时保留 1～2 mm 的边缘，以防止将内侧副韧带切断。切除后交叉韧带，以 Hoffman 拉钩于髁间窝胫骨后侧向前牵拉并外旋胫骨，将 Hoffman 拉钩置于胫骨平台外侧，显露外侧胫骨平台。牵拉髌骨时，一定要注意髌韧带在胫骨粗隆上的止点。

（五）胫骨截骨

胫骨定位系统可分为髓内定位系统和髓外定位系统两种。髓内定位系统组件简单，操作方便，定位过程不受踝关节异常（如畸形、肿胀）的干扰，因此在准确性和重复性方面要优于髓外定位系统。尽管如此，髓外定位系统仍是目前大多数胫骨平台假体所采用的定位方法，其理由是：①胫骨结节、胫骨嵴和踝关节在术中均容易触及，这些结构可很好地成为髓外定位系统的解剖定位标志；②髓内定位系统会增加术中出血、脂肪栓塞的风险，破坏髓腔结构；③胫骨干向前呈弓形突起，会影响髓内定位系统的放置；④尽管髓外定位系统在准确性、重复性方面不如髓内定位系统，但由于髓外定位系统的简单易行和并发症少，仍为首选的定位方法。在使用髓外定位系统时，将定位杆远端置于胫骨嵴内侧及踝关节中线内侧 3 mm 处，以使其达到距骨顶的中心。

胫骨截骨与胫骨力线垂直，胫骨后倾截骨角度的大小与假体相关。许多假体的聚乙烯衬垫已包含 3°后倾，这样比使用截骨板获得的后倾角度更加精确。胫骨截骨量取决于以哪一侧关节面（轻度磨损或者重度磨损）做参考；若以未磨损的关节面做参考，截骨量应接近使用假体的大小，一般为 8～10 mm；若以磨损较重的关节面做参考，胫骨截骨量应为 2 mm 或者更少。进行胫骨截骨时应注意保护髌韧带与侧副韧带。

（六）股骨截骨

股骨定位系统可分为髓内定位系统和髓外定位系统两种。髓内定位系统重复性强，准确性明显高于髓外定位系统，故临床多使用髓内定位系统。只有当股骨有严重的畸形或髓腔狭窄时，才使用髓外定位系统。采用髓内定位系统时，首先必须找到股骨髁的中心点（位于髁间窝正中略偏外侧 5 mm 处，后交叉韧带止点前方），导向杆近端必须接近股骨髓腔狭部。

股骨远端截骨垂直于股骨力学轴，外翻角为 5°～7°。截骨量要与股骨假体所代替的骨量相当。如果术前有严重的屈曲挛缩，可增加股骨远端的截骨量，以协助纠正屈曲畸形。当使用后交叉韧带替代型假体时，远端股骨的截骨量可增加 2 mm，以平衡由后交叉韧带切除而增大的屈曲间隙。

股骨前后截骨决定着股骨假体的旋转对线以及屈曲间隙的形状。过度外旋将增加内侧屈曲的间隙，导致屈膝位不稳定。股骨假体内旋可引起髌骨向外侧倾斜，髌骨轨迹不良。确定股骨假体旋转对线的方法有内外上髁连线、前后轴线、股骨后髁及胫骨近端截骨面参考法，若以股骨内、外上髁连线做参考，则股骨后髁截骨要与此线平行；若以股骨前后轴线（股骨滑车底端和髁间窝顶的连线）做参考，股骨后髁截骨应垂直于该线；若以后髁作为参考，则截骨面应与后髁线之间有 3°的外旋，但如果仅以股骨后髁做参考，对于膝外翻、股骨外侧髁发育不良的患者来说，就可造成股骨假体内旋；若以胫骨近端截骨面做参考或用"间隙"技术，则首先于伸膝位平衡软组织，然后平行胫骨近端截骨面做股骨后髁截骨。无论选用何种方法进行旋转对线，股骨后髁截骨的厚度必须与股骨假体的厚度相等。

股骨假体的大小必须相同于或略小于股骨前后的尺寸，以免屈膝时过紧。"前定位"法主要用于测量自股骨前侧皮质的截骨面至股骨后髁关节面的股骨髁前后尺寸；"后定位"法主要用于测量后髁截骨的厚度。从理论上讲，"后定位"法在测定股骨远端尺寸方面更为精确，而"前定位"法造成股骨前侧皮质切迹的危险小，并可使股骨假体前翼更可靠地放置于股骨远端前侧。

（七）韧带间隙平衡

软组织平衡是人工膝关节置换术中最重要的步骤之一，会直接影响到术后关节的功能和稳定性。韧带平衡的原则是保证伸屈间隙对称，韧带平衡可在膝关节显露的过程中、截骨之前进行初步松解，当骨表面准备完成后，在屈曲位及伸直位，可以借助撑开器、间隙模块或者计算机导航技术进行软组织平衡。

首先，去除胫骨或股骨内、外侧的骨赘，切除股骨后髁的骨赘，因为这些骨赘可以使侧副韧带或后关节囊紧张，导致伸屈间隙不平衡。伸直间隙原则上必须与屈膝间隙大致相等，如果伸直间隙紧张，则膝关节伸直将受限；如果屈曲间隙紧张，则膝关节屈曲将受限；如果伸直间隙松弛，则将引起膝关节伸直位侧方不稳定；如果屈曲间隙松弛，则将引起膝关节屈曲位前后方向不稳定。术中对膝关节屈曲位和伸直位间隙不等，应同时采用截骨和软组织平衡这两种方法来矫正，而不应单纯通过截骨来平衡伸屈间隙。假体试模复位后应进行进一步的韧带平衡，考虑到骨水泥的厚度，假体试模复位时膝关节的松紧度宜松勿紧，但不能过度松弛，过度松弛将会造成膝关节的不稳定。

如果伸直间隙小于屈曲间隙，则可增加股骨远端的截骨量或松解股骨后方的关节囊，但在抬高关节线前必须确认所有的后髁骨赘已经去除。如果伸直间隙大于屈曲间隙，则可适当多截股骨后髁骨质，并选用小一号的假体，确保在前参考的前提下进行后髁加垫块，这样后髁减小后前皮质不会出现切迹。如果伸直间隙与屈曲间隙相等，但空间仍不能容纳所采用的假体，则可多截胫骨近端骨质，胫骨近端截骨对伸膝间隙与屈膝间隙产生的影响相同。如果伸直间隙、屈曲间隙相等，但均松弛，则需要采用更厚的聚乙烯衬垫，以达到平衡稳定。

（八）髌骨轨迹

髌骨轨迹受很多因素的影响，在试模复位和假体植入前都必须检查评估每个因素。

任何增加伸膝装置 Q 角的因素均可引起髌骨轨迹异常向外。胫骨假体内旋使胫骨结节外移，Q 角加大，髌骨趋向外半脱位；股骨假体内旋或内移，可使滑车内移，增加髌骨向外半脱位的趋势。若进行髌骨表面置换，不要将假体简单地安放在髌骨中央，而应将髌骨假体安装在内侧，使其接近正常髌骨内侧突起。假体居中安放会使骨性髌骨相对内移，导致 Q 角变大。

髌骨前移亦可导致髌骨不稳或膝关节屈曲受限。髌骨前移的原因包括使用过大的股骨假体使滑车前移，或者髌骨表面截骨不够，使得置换后髌骨整体的厚度增加。

No thumb 试验可作为髌骨是否稳定的检查方法。缝合支持带前，在膝关节整个活动范围内观察复位后髌骨在滑车内的活动，如果髌骨在轻微的外侧压力，甚至无须压力的情况下，保持与股骨滑车的良好顺应性，则说明髌骨活动轨迹良好；如果髌骨有半脱位倾向，则应检查引起髌骨半脱位的每个因素，若没有发现上述因素，则需要行髌骨外侧支持带松解。纵行切开滑膜及支持带，根据不同需要，范围可自 Gerdy 结节到股外侧肌纤维，通常仅需少量松解横行纤维，必要时可完全松解。最常见的方法是将髌骨向前外侧牵开，在膝关节内行此松解术。在松解外侧支持带前，先放松止血带，再次检查髌骨轨迹，避免不必要的外侧支持带松解。一项研究发现，48%的髌骨轨迹不良在松开止血带后又转为正常；另一项研究发现，放松止血带可改善31%的患者的髌骨轨迹。

（九）骨缺损的处理

全膝关节置换术中所遇到的骨缺损可由许多原因引起，包括骨关节炎成角畸形、髁发育不全、缺血性坏死、创伤和胫骨高位截骨术史及全膝关节置换术等。

处理骨缺损的方法取决于缺损的部位与大小。包容性（或腔隙性）骨缺损周边有完整的骨皮质，而非包容性（或节段性）骨缺损周边则无完整的骨皮质边界。Rand将骨缺损分为以下3种类型。Ⅰ型：干骺端局部骨质缺损，周边皮质完整；Ⅱ型：干骺端广泛骨质缺损，周边皮质完整。Ⅲ型：干骺端和骨皮质均有缺损。对包容性骨缺损可用骨松质打压植骨填塞；对小的非包容性骨缺损（小于5 mm）通常用螺钉骨水泥填塞；对较大的非包容性骨缺损可通过结构性植骨、金属楔形垫块、金属Cone或金属Sleeve等修复。

（十）植入假体

植入假体前，再次判断各部位截骨是否正确，放置尺寸合适的假体试模调试聚乙烯衬垫的厚度，评估关节前后及内、外翻的稳定性，膝关节的活动范围，下肢力线，胫骨平台旋转定位以及髌骨在股骨髁滑槽内的滑行轨迹等。检查下肢力线、假体位置、关节稳定性和髌骨轨迹满意之后，取出假体试模。

通常先植入胫骨假体，将成团的骨水泥涂在胫骨截面上，挤压胫骨假体，使骨水泥挤入骨松质2~5 mm，去除假体周围多余的骨水泥。以同样的方式植入股骨与髌骨假体。植入股骨假体后，插入胫骨衬垫试模，伸直膝关节以保证股骨假体完全就位。胫骨衬垫试模必须有足够的厚度，以保证膝关节于完全伸直位内、外翻的稳定性，如果衬垫试模较薄，则会发生膝关节过伸及胫骨假体后方抬起。最后植入胫骨聚乙烯衬垫。

（十一）缝合切口

植入假体后，在膝关节内填塞湿纱布并加压，放松止血带，依次去除膝关节外侧、内侧的纱布并进行止血，应特别注意观察有无膝外上动脉出血，止血完善后缝合支持带切口，应特别注意将掀起的骨膜组织仔细缝合于髌韧带上。膝关节屈曲90°缝合深部组织，以保证缝合不阻碍屈曲活动及髌骨轨迹正常；膝关节屈曲30°~40°缝合皮下组织与皮肤，有利于皮瓣对合。

第四节　膝关节置换翻修术

一、适应证与禁忌证

（一）适应证

全膝关节置换翻修术适用于初次行TKA后的各种并发症，如感染，疼痛，假体松动、断裂，关节半脱位、脱位，关节对线不正，关节不稳及活动受限等。

进行全膝关节置换翻修术必须具备以下 3 项基本条件：①患者具有良好的心理素质，对治疗积极合作；②患者有一定的骨质和软组织条件；③患者全身健康状况尚可，能够承受再一次手术。

作为失败的 TKA 的补救措施，全膝关节置换翻修术的效果不如初次 TKA 的效果，术后并发症的发生率更高，而且有时需要分阶段行多次手术(如某些深部感染病例)，因此术前应慎重考虑。对有些不宜进行全膝关节置换翻修手术的患者，可行关节融合术、关节切除成型术甚至截肢术。

(二)禁忌证

(1)伸膝装置、膝关节周围软组织严重受损，影响术后伤口闭合。

(2)无法修复的严重骨组织缺损。

(3)精神心理素质不稳定。

(4)造成初次置换术失败的因素(如极度肥胖、活动过多等)，同样可影响翻修术的效果。

对人工膝关节置换术效果不理想的患者，首先要排除感染，尤其对术后膝关节持续疼痛、活动受限和假体松动的患者。影像学检查、关节液细胞计数和细菌培养、局部组织的病理切片是全膝关节置换翻修术患者术前重要的检查项目。

二、术前评估

(1)准确估计骨质缺损的程度及术中截骨的范围，截骨平面应选择在成活的自体骨处。

(2)根据截骨平面准备合适长度的异体移植骨。移植骨的大小应按照残存的自体骨和软组织情形来确定。尽量使异体骨与自体骨在两者的结合部位的直径保持一致。如果胫骨结节处骨质缺损或伸膝装置已经断裂，则选择带有韧带组织附着的异体移植骨。

(3)假体选择：多数全膝关节置换翻修术患者的后交叉韧带及侧副韧带均有破坏，膝关节假体选择的原则是在综合关节稳定性和骨质缺损程度的前提下，尽可能地选择限制程度小的假体。如果患者韧带结构完整，骨质缺损较小，则选择保留后交叉韧带的非限制型假体；如果后交叉韧带破坏或必须切除，则选用后稳定性假体；如果侧副韧带也被破坏，则限制型或半限制型假体可能是最好的选择。

选择膝关节假体时应注意：①根据残存的自体骨组织的情况选择。以股骨骨缺损为例，在许多情况下，大块异体移植骨的尺寸要大于原先未遭破坏的宿主骨，因此按异体骨选择的髁假体必然偏大，与髁假体相对应的平台型号也随之增大，从而出现平台假体四周超出截骨面边缘的情况；②尽量选择小尺寸的假体。全膝关节置换翻修术患者局部软组织、皮肤条件较差，特别是行二期翻修术患者，膝关节周围软组织挛缩的程度往往更为严重。大块移植骨、较大型号的假体不但会造成周围软组织过紧，而且会使恢复髌骨与髌骨滑槽的正常咬合关系变得十分困难，严重者甚至无法闭合皮肤切口。

（4）术前严格评估周围皮肤、软组织及既往手术切口情况，同时做好肌皮瓣转移的准备。

（5）拍摄负重位膝关节正侧位X线片、髌骨轴位和下肢全长X线片，通过前后系列X线片的对比观察，分析下肢力线、假体位置、假体周围骨质、界面透亮线及软组织。

（6）骨膜下新生骨形成和迅速进展的骨组织溶解多提示有感染的可能。

（7）尽管人工关节翻修术的技术与初次人工膝关节置换术的技术相似，但不同患者的手术操作步骤又受到选用假体的类型、骨质缺损的程度等的影响，其手术难度明显大于初次人工膝关节置换术。

三、手术方法

（一）体位

患者取仰卧位。

（二）麻醉

腰麻或全身麻醉。

（三）显露

选择原切口作为手术入路，避免在切口周围做过多的游离，松解髌上囊、膝关节内外侧间沟内的组织瘢痕、粘连的纤维组织和脂肪，注意防止髌韧带止点撕脱。

一般来说，术前膝关节活动度越差，术中关节显露就越困难。有时可行胫骨结节截骨术，这样可以在不显露股骨髁的情况下，使胫骨平台较为方便地向前脱位，便于进行胫骨平台假体的翻修术。在行胫骨结节截骨术时，必须保证胫骨结节再附着点有足够的骨组织。V-Y手术入路也是改善膝关节显露的较好方法。在关节线显露过程中，要注意对关节周围软组织（特别是腓总神经）的保护。

（四）假体的取出

1. 股骨假体的取出

首先取出聚乙烯衬垫，显露肱骨与假体界面，用直骨凿分离假体前翼，使假体前翼与骨的接触面出现可容纳线锯的间隙，然后用线锯紧贴假体侧分离假体与骨水泥界面，再用骨凿分离股骨远端内外侧以及后髁的骨水泥与假体界面，最后用滑锤拔出器械去除假体。如果假体不能轻易拔出，则可用骨凿再次分离固定界面，之后试行拔出假体。当用骨凿分离假体与骨水泥界面时，注意骨凿不要插入骨水泥与骨界面，以减少骨质进一步丢失。

2. 胫骨假体的取出

尽量屈曲膝关节，外旋小腿并向前牵拉胫骨，在胫骨后缘插入拉钩，以股骨远端为支点，前移胫骨，充分显露胫骨上端，用骨凿或摆锯分离胫骨金属托与骨水泥界面，然后将两把宽骨凿分别插入胫骨金属托两侧，在其上面再分别插入骨凿，小心地将胫骨托抬起，注意不要试图用杠杆力撬起胫骨托，以免拔除假体时造成胫骨边缘压缩骨折。

3. 髌骨假体的取出

如果髌骨假体固定良好且无症状，可以不翻修髌骨。

如果需要翻修髌骨，则首先去除髌骨假体周围的软组织，然后用摆锯将髌骨假体与髌骨分离，注意不要用杠杆力取出髌骨假体，以免造成髌骨骨折。

取出假体后，切除残留在骨端上的骨水泥和纤维膜，常规进行纤维膜细菌培养，以排除感染。硬化的自体骨可作为自体移植骨放入异体骨与移植骨床间。尽量保存肌肉韧带附着处骨组织的完整性。

（五）处理骨缺损

TKA 翻修术常伴有明显的骨缺损和软组织结构不全，因此术前应仔细计划，以便决定采用植骨、假体金属配件，还是采用骨水泥来重建骨缺损。

1. 包容性骨缺损

在行 TKA 翻修术的过程中，最常遇到的骨缺损是包容性骨缺损。

当初次行 TKA 时，将骨水泥注入软骨下面，取出假体及骨水泥后即留有包容性骨缺损；当去除硬化骨时，也会产生包容性骨缺损；另外，骨溶解也可产生包容性骨缺损。这种包容性骨缺损既可出现在股骨，也可出现在胫骨。包容性骨缺损的处理相对比较容易，通常可用截骨获得的自体松质骨充填骨缺损，然后打压；若骨缺损较大，则可用自体骨结合异体骨植骨，也可用骨水泥充填这些缺损，但植骨对于获得牢固的假体稳定及骨贮备来说更有益。

2. 中央包容性骨缺损

中央包容性骨缺损既可发生在股骨远端，也可发生在胫骨上端，尤其当假体的中央柄取出后，即可出现中央包容性骨缺损。中央包容性骨缺损主要位于髓腔部分，边缘骨质硬化。因为股骨远端和胫骨上端呈喇叭形，所以缺损类似漏斗状。处理这种骨缺损的目的是获得结构性稳定，同时恢复髓腔部分丢失的骨质，采用大块异体骨结合颗粒骨移植，或采用颗粒骨打压植骨更为常用，将异体股骨头修整后去除软骨充填也是常用的方法，植入异体股骨头后再用颗粒异体骨或自体骨充填于大块植骨周围的小缺损。

3. 骨皮质穿破或骨折

当进行 TKA 翻修术时，胫骨上端或股骨远端骨折或骨皮质穿破可发生于骨质疏松患者，多数发生在取出假体或去除骨水泥的过程中，此时必须使用长柄假体，且假体柄必须超过穿孔或骨折部位 3 cm 以上。如果发生股骨远端或胫骨上端严重骨折，则应先做内固定，然后再选用长柄假体，且对骨折周围用异体骨或自体骨移植，以加强骨折部位。若使用骨水泥固定假体，则应尽量避免骨水泥渗漏至骨折块之间而影响骨愈合。

4. 胫骨平台及股骨髁缺损

在行 TKA 翻修术的过程中，胫骨平台骨缺损通常由假体位置不良时不对称的负荷传导导致平台负荷不均匀所致。胫骨平台骨缺损常伴有皮质骨缺损，一般缺损的直径大于 2 cm。胫骨近端截骨后，若骨缺损基底部骨硬化，则应在其表面钻孔，以便用骨水泥固定；若骨缺损边缘有皮质骨支撑，则可取自体髂骨做颗粒骨植骨，然后选用一长柄假体；若骨缺损直径大于 2 cm，则用自体骨移植难以完成修复，可采用与其缺损形状相近的金属垫块修复，常用的金属垫块有不同的形状和厚度，以适合充填不同类型的缺损，这种方法特别适用于没有皮质骨支撑的骨缺损。

股骨骨缺损通常由假体位置不良时导致其下方的骨质塌陷所致，伴有骨质疏松时更易发生。一般 TKA 后股骨假体松动不多见，一旦发生，常伴有假体下沉，导致股骨髁缺损。股骨髁缺损一般较大，理想的治疗方法是结构性异体骨移植、股骨假体金属垫块，或两者结合使用。金属垫块用于骨缺损直径为 10~12 mm 的情况，若缺损直径较大，则应用结构性植骨。通常使用长柄股骨假体。

5. 节段性骨缺损

进行 TKA 翻修术时，节段性骨缺损指股骨一侧髁或平台缺损，常发生于多次翻修的病例或假体部位的损伤，这种情况处理起来非常棘手，需要周密的术前计划。

大的节段性骨缺损的修复有大块异体骨移植与定制假体这两种方法，通常为铰链式关节，特别是骨缺损范围大、缺乏韧带支持时，应采用铰链式关节假体。

若为年轻人，则选用异体骨重建股骨远端和胫骨近端更合适。当进行异体骨移植时，先在残端的股骨或胫骨上做阶梯状截骨，然后在异体骨上做与之相扣锁的阶梯状截骨，使两者相对合为一体。可用骨水泥将假体直接固定在异体骨上，而假体柄则需用骨水泥固定于宿主骨上。通常还需在异体骨与宿主骨交界面的周围用异体骨进行加固。采用这种异体骨移植也存在潜在风险，最常见的风险是感染，其次是骨不愈合或异体骨骨折。

(六)植入假体

若残留的胫骨端能够允许标准胫骨假体覆盖，则翻修术可获得极大的成功。虽然目前完全非骨水泥固定 TKA 翻修假体可以选用，但选用长柄骨水泥固定假体仍占多数。

无论在胫骨什么部位截骨，置于髓腔内的柄均可影响假体的位置。因此，术前仔细的计划非常重要，首先要在胫骨近端仔细选择中央孔，它可影响假体的位置，选用长而宽柄的假体较为合适。

1. 植入胫骨假体

首先应重建胫骨平台，因为它构成了屈伸间隙的一部分。若没有胫骨平台，则无法确定股骨假体的大小及位置。用带有髓腔柄的胫骨试模，沿胫骨纵轴插入并置于正确的位置作为参考。由于在初次 TKA 时，胫骨试模的最高点与胫骨近端的关节面相适应，翻修时胫骨平台的理想高度可以根据髌骨来确定，不要抬高胫骨平台，以免造成低位髌骨，这样就可增加髌股关节的接触应力，减少活动范围，引起前膝痛。

2. 植入股骨假体

仔细评估屈曲位内侧、外侧及后方的软组织结构。如果后交叉韧带已切除，那么屈曲间隙最终要靠股骨假体的后方和胫骨关节面来获得稳定。因此，应仔细选择假体以稳定屈曲间隙，不能简单地根据残余的股骨远端来选择假体。如果后髁不具备支持功能，则应选用后髁垫块，填补股骨后髁与假体之间的间隙。如果股骨假体占较大的间隙，则应选用相应薄的胫骨聚乙烯垫块。如果选用前后径大的假体或股骨假体并固定于相对屈曲位，则可能为股骨假体前后径较大所致，此时就需要选用较薄的胫骨垫块。如果股骨远端的骨质不足以用作固定，则应采用带髓腔柄的股骨假体，通过髓腔内的柄可帮助确定假体的前后位置。

安装股骨及胫骨假体试模后，伸直膝关节，用椎板撑开器帮助确定韧带的完整性和伸直间隙，放置胫骨垫块试模，如果重建后的屈伸间隙满意，则不用改变股骨假体的大小及位置；如果伸直位膝关节间隙较紧，则需要通过少量截除股骨远端来调整伸直间隙。

3. 植入髌骨假体

若髌骨假体固定良好，则应予以保留。若髌骨假体已松动去除，则残留的髌骨床不适合再做置换或截骨，此时，采用双凸形设计的髌骨假体，并将其置于髌骨下面，以抵抗股骨与髌骨之间的剪力。如果髌骨太薄，不能做任何翻修，则应将其修整保留，这样可以增加伸膝装置力臂，从而缓解前膝的疼痛。不要轻易切除髌骨。

（七）缝合切口

缝合切口时，切勿使伤口张力太大，以防康复训练时将伤口撕裂。如果做胫骨结节截骨，则应将其固定于原位，然后逐层缝合切口。

第五节　术后并发症及处理

人工膝关节置换术后常见的并发症包括全身并发症和局部并发症，主要有假体松动、假体周围骨折、假体周围感染、髌股关节并发症、膝关节屈曲受限、神经损伤、血管损伤、金属过敏、切口愈合不良、DVT 等。

一、假体松动

假体松动是膝关节翻修术的主要原因之一。

行全膝关节置换术后 2 年，胫骨假体的松动率约为 10%，而股骨假体很少松动。胫骨假体松动的发生与肢体对线不佳、假体位置不当、假体关节不稳及胫骨平面截骨平面过低等有明显关联。

引起假体松动的原因包括感染、肢体对线不良、假体位置不当等，另外，假体固定不当、骨质疏松、骨吸收及骨缺损均可造成假体远期松动。在非限制型或半限制型假体中，胫骨假体和髌骨假体无菌性松动较常见，股骨假体很少发生松动；在限制型假体中，胫骨假体和股骨假体的松动率大致相似。

假体松动的诊断包括临床松动和影像学松动。临床松动主要根据疼痛和功能障碍等症状的进行诊断，而影像学松动的诊断标准为假体周围透亮区完整且大于 2 mm，核素扫描可显示松动假体周围核素的浓聚。

预防假体松动的措施：①改进假体设计、提高手术精确性是最关键的因素之一；

②安放假体前，应检查胫骨近端和股骨远端截骨面及内、外侧软组织平衡；③恢复正常的下肢力线；④截骨面应保留坚硬的软骨下骨，胫骨近端截骨面宜控制在关节面下 1 cm 的范围内，以便假体有坚强的骨床支持；⑤用骨水泥固定假体时，应彻底冲洗骨面，使骨水泥充分挤压并进入松质骨间隙，以取得良好的固定效果；⑥用非骨水泥固定假体时，术后必须可靠制动 6 周，使骨组织长入假体涂层，获得生物学固定；⑦术后避免跑、跳、负重等活动，防止膝关节假体承受过度的压力；⑧对骨质缺损严重者，可考虑使用髓内柄，以分散应力，使应力从破损的干骺端转移到骨干区。

二、假体周围骨折

膝关节置换术术后可发生胫骨干、股骨干、胫骨髁或股骨髁骨折，其发生率为 0.3%～2.5%，大部分骨折出现在术后 3 年左右。

外伤是周围假体骨折的常见原因。引起假体周围骨折的危险因素包括：①骨质疏松，如类风湿关节炎、长期服用激素、假体植入位置不当引起局部应力集中等；②手术操作不当，如股骨髁前方皮质切除过多造成切迹、股骨假体偏小或假体后倾植入、假体前翼上缘嵌入股骨皮质内，可减弱该部位骨皮质的强度；③神经源性关节病造成膝关节不稳；④术后关节纤维性粘连，活动时应力集中在股骨髁，尤其在采用按摩或手法松解粘连时，用力不当可造成股骨骨折。

骨折发生的部位与假体的类型有关。对于带延长杆的股骨假体来说，骨折多发生在柄的尖端附近；对于不带延长杆的股骨假体来说，骨折多发生在股骨髁部。

临床上对膝关节置换术术后股骨假体周围骨折多采取手术治疗。对股骨假体周围骨折可用股骨髁钢板进行固定，通过不同方向植入螺钉，使骨折部位固定结实。目前，多数学者倾向用髓内钉治疗股骨假体周围骨折，它手术时间短、操作相对简单、无须破坏骨折附近的骨膜、固定结实，术后可以早期活动。如果骨折延伸至股骨假体固定面，影响假体的稳定，则需用带延长杆的股骨假体进行翻修。当严重骨质疏松合并粉碎性骨折，且不能用标准的内固定法进行固定时，可采用异体骨与假体组合进行翻修。

膝关节置换术术后胫骨骨折不常见，对无移位的应力骨折可采取制动或限制负重来治疗，对移位骨折则需使用带延长杆的假体进行翻修。

三、假体周围感染

假体周围感染是膝关节置换术术后最严重的并发症之一，其发生率为 1%～2%。

假体周围感染一般发生在骨水泥与骨组织交界处，其可源自血源性或手术污染，其致病菌大多数为金黄色葡萄球菌，其次为链球菌、革兰氏阴性杆菌。

膝关节置换术后感染的潜在因素包括类风湿关节炎、延长伤口引流时间（超过 6 d）、膝关节手术史、使用铰链式假体、肥胖、合并泌尿系感染、使用激素、肾衰竭、糖尿病、恶性肿瘤及牛皮癣等。

膝关节置换术术后假体周围感染表现为患膝关节红、肿、热、痛，活动受限，关节部疼痛拒按，浮髌试验阳性；实验室检查（血沉、C 反应蛋白、白细胞计数、白介素

-6、白介素-8、血管内皮生长因子、α-2巨球蛋白、关节穿刺检查等)及影像学检查(X线片、CT、MRI等)可辅助鉴别诊断。

假体周围感染的预防应从手术室开始。手术室应严格遵循无菌原则,手术室内的人员应控制在最少范围内,并严格控制手术室的人员流动。引起术后感染最常见的致病菌为金黄色葡萄球菌、表皮葡萄球菌及链球菌,因此,预防性抗生素应选择头孢菌素,对有青霉素过敏的患者,可使用万古霉素。

假体周围感染的治疗包括大剂量抗生素抑菌疗法、保留假体的清创术、关节融合术、关节置换翻修术及截肢术。

(一)抗生素抑菌疗法

只有在极少数情况下才适合采用抗生素抑菌疗法,如有麻醉禁忌证无法行假体取出术、假体未松动或低毒性感染,则同时口服抗生素亦有效。相关文献报道,抗生素抑菌疗法的成功率仅为27%,且患者必须终生使用抗生素,同时抗生素抑菌疗法具有产生耐药菌群、导致假体进行性松动、使感染扩散及引发败血症的风险。

(二)保留假体的清创术

保留假体的清创术仅适用于急性、血源性、低毒性感染而假体固定良好的少数患者,术后需要通过静脉给予抗生素4~6周。慢性感染通常可蔓延到骨与骨水泥间隙内,需去除假体并充分清创,因此不宜采用本法。

清创时应暂时将胫骨聚乙烯垫摘除,以便于进入后关节囊隐窝,并保证对聚乙烯垫块与胫骨平台假体间隙进行彻底冲洗。感染的时间与手术的效果直接相关。对感染的早期诊断是保留假体的清创术成功与否的关键。

(三)关节融合术

关节融合术是治疗膝关节置换术术后感染的传统方法,可以达到肢体稳定无痛的目的,但术后会造成患肢短缩、丧失膝关节活动功能。对膝关节置换术术后感染患者行关节融合术的适应证包括单侧关节受累、患者年龄较轻、伸膝装置功能缺陷、缺乏良好的软组织覆盖、合并免疫缺陷或致病菌毒力强;禁忌证包括同侧髋关节炎或踝关节炎、对侧膝关节截肢或双侧膝关节同时病变。

关节融合术的方法包括外固定、接骨板及髓内钉内固定。髓内钉内固定的融合率为91%,外固定的融合率为71%。相关文献表明,感染持续存在的融合率仅为19%,而感染得到控制后的融合率为62%;膝关节表面置换术后的融合率为71%~81%,铰链式膝关节置换术后的融合率为50%~56%。髓内钉是目前最常用的膝关节融合方法,其缺点是必须首先去除假体并进行清创,一段时间后通过静脉给予抗生素,感染得到控制后方可施行手术。与髓内钉内固定相比,外固定的优点在于去除假体的同时可进行融合,而且可同时处理膝关节周围软组织病灶。

(四)关节置换翻修术

大部分患者需要进行翻修,采用二期翻修术较一期翻修术能够更好地控制感染。二期翻修术即首先取出感染假体,彻底清创,使用骨水泥旷置,术后使用抗生素治疗;

待感染控制后行二期骨水泥取出，安装新的翻修假体。感染组织彻底清除后放入的占位器分静态型占位器和动态型占位器两种。两者清除感染的效果相近。与静态型占位器相比，动态型占位器能够保留更多的骨量、防止软组织挛缩，并且在术后有更大的膝关节活动度。两者在再感染率、并发症发生率及再手术率上是否有差别尚待进一步研究。一期翻修术需要一定的条件，包括是否早期发现、细菌培养、药物过敏、身体状况及局部骨质条件等。

（五）截肢术

截肢术只适用于危及生命的感染或合并大量骨缺损的不能控制的持续性感染。

四、髌股关节并发症

髌股关节并发症是膝关节置换术术后再次手术的最常见原因，包括髌股关节不稳定、髌骨骨折、髌骨假体松动、髌骨弹响综合征及肌腱断裂等。因此，有学者提议对髌骨软骨面良好的骨性关节炎患者不必行髌骨表面置换。

（一）髌股关节不稳定

髌股关节不稳定可出现膝前疼痛、打软腿、活动时关节摩擦明显，甚至有髌骨弹跳感及髌骨半脱位；随着病情发展，最后可出现髌骨假体磨损、髋骨假体松动、髌骨骨折等。

许多因素可引起髌股关节不稳定：①髌骨两侧支持带力量不平衡，外侧支持带挛缩或者血肿、外伤、功能锻炼不当等因素，会干扰术后对关节囊的修复；②假体安置不当，当股骨髁或胫骨假体处于内旋、偏内或外翻位放置时，使得股骨髁假体的髌骨滑槽内移，胫骨结节相对外移，Q角增加，容易造成髌骨半脱位、脱位，当髌骨假体偏外侧放置时，也可产生同样的问题；③髌骨截骨平面不正确；④假体设计缺陷，如股骨髁前翼过短，髌骨滑槽过窄、过浅及股骨髁髌骨滑槽远端移行曲度过陡等，也可增加术后髌股关节并发症的发生率；⑤假体选择不当，如对明显关节不稳的患者来说，选择非旋转限制型假体可引起更为严重的胫骨外旋、胫骨结节外侧偏置现象；⑥患者自身因素，如果患者术前有严重的膝外翻、膝关节外旋畸形，以及反复的髌骨半脱位、脱位史，或者髌骨两侧的韧带结构松弛，则术后容易出现髌股关节不稳。

通过髌骨轴位 X 线检查可以明确诊断。判断病因对随后治疗方案的确定十分重要。

应针对病因选择治疗方案。①对髌骨半脱位或脱位患者，可首先进行保守治疗，包括加强股四头肌肌力练习、使用限制髌骨内外活动的膝关节支具、限制增加髌股关节压力的动作（如上下楼、蹲起活动）；对保守治疗效果欠佳、局部疼痛、伸膝严重乏力和功能障碍者，可考虑行手术治疗。②对术后 3 个月内突然发生的髌骨半脱位或脱位，考虑有关节囊缝合口断裂的可能，可见于治疗操之过急引起的伸膝装置受力过大、关节腔大量积血、缝合线质量较差及缝合技术不当等。

（二）髌骨骨折

TKA 后髌骨骨折并不常见，其发生率为 0.3%。

TKA 后髌骨骨折与许多因素有关，包括髌骨切除过多、外侧松解造成髌骨血运受损、假体位置不正确引起髌骨轨迹异常、关节线过度抬高、屈膝超过 115°、发生创伤、骨水泥聚合时热损伤及行膝关节翻修术等。

TKA 后髌骨骨折手术治疗的效果与正常膝关节髌骨骨折治疗的效果有明显的差别。前者术后骨不连与固定物失败很常见。因为对有移位的 TKA 后髌骨骨折进行手术修复后效果很差，所以 TKA 后髌骨骨折无论骨折有无移位，只要伸膝迟滞尚未发生、髌骨假体尚未松动，均应行非手术治疗或行髌骨切除、伸膝装置修补术。

(三)髌骨假体松动

TKA 后髌骨假体松动主要见于非骨水泥固定的假体，发生率为 0.6% ~ 11.1%，而骨水泥固定的假体的松动率则小于 2%。

TKA 后髌骨假体松动与假体固定界面的牢固程度有关，如髌骨截骨面残留过多的硬化骨、骨水泥无法进入骨小梁间隙，以及髌骨坏死、骨质疏松等均可降低假体与骨组织界面的结合强度；另外，界面承受异常应力，如髌骨假体位置不良、髌骨截骨不当、其他假体部分松动等也可造成髌骨假体松动。

进行髌骨假体松动治疗时，应根据剩余髌骨的情况来确定手术方案。手术方法包括髌骨假体置换翻修术、取出假体残余髌骨修整旷置术和髌骨切除术等。

(四)髌骨弹响综合征

TKA 后髌骨弹响综合征与股四头肌肌腱和髌骨上极交界处纤维组织增生有关，屈膝 30° ~ 45°，增生的纤维组织近端部分卡压在髌股关节间隙内，而远端未受压的部分尚在髁间窝内；随着伸膝过程中髌骨逐渐上移，受压纤维突然解压，产生弹响。这种现象的发生可能与股骨假体髁间切迹上缘过于锐利、髌骨假体偏近端放置超出髌骨上缘有关，也可能与术后瘢痕形成、髌骨厚度、髌骨高度和关节线位置不正确有关。

临床上治疗 TKA 后髌骨弹响综合征多采用关节切开或关节镜下行增生纤维组织清理术，必要时可行髌骨假体翻修术。

(五)肌腱断裂

髌腱断裂或股四头肌肌腱较少见，但却是 TKA 后严重的并发症。

1. 髌腱断裂

髌腱断裂的发生率为 0.17% ~ 2.5%，断裂部位通常位于胫骨结节止点附近。其发生可能与术后髌韧带血供不足、摩擦、术中韧带周围或止点部位广泛剥离有关，也可能是由术后因膝关节活动受限、按摩时用力不当所致。

长期卧床的类风湿关节炎患者多合并严重的骨质疏松，暴露膝关节时易造成髌腱自胫骨结节止点撕脱，应予以注意。长期伸膝位挛缩或强直的患者，由于股四头肌挛缩，当术中屈曲膝关节时，很容易造成胫骨结节撕脱骨折。合并多系统病变(如类风湿关节炎、糖尿病、红斑狼疮等)时，可累及结缔组织，使韧带本身出现病变并易于断裂。

TKA 后髌腱断裂的手术治疗方法有多种，包括直接修补、腘绳肌肌腱加强和异体髌腱移植等，但效果均不十分肯定。

2. 股四头肌肌腱断裂

股四头肌肌腱断裂与外侧支持带松解、肌腱血运受损、广泛的前侧松解及减弱肌腱强度有关。

手术修补的效果欠佳，常造成活动范围缩小、伸膝迟滞及再次断裂。

五、膝关节屈曲受限

一般认为，TKA 后膝关节活动度小于 90°即可认为明显受限，关节活动范围在 50°以内即被称为僵直膝，其发生率为 2% ~ 13% 。

术前膝关节的僵直状态是术后僵直的重要危险因素，糖尿病、神经系统疾病、心脏疾病等基础疾病也是术后膝关节屈曲受限的高危因素。

TKA 后膝关节屈曲受限一方面是源于伸膝装置本身的挛缩，另一方面暴露这类膝关节会更多地损伤伸膝装置及周围软组织，导致术后瘢痕形成。

为避免术后膝关节屈曲受限的发生，术中应注意软组织松解适当及假体位置放置正确，术后围手术期应予以良好的镇痛，并行积极的屈伸康复锻炼，避免术后的组织粘连造成屈曲受限。

六、神经损伤

TKA 后神经损伤多见于腓总神经损伤，发生率约为 5% ，多由纠正膝关节固定外翻和屈曲畸形时牵拉所致，多见于类风湿关节炎患者；术后发现有腓总神经麻痹时，应检查绷带是否压迫神经，并将膝关节屈曲，以松弛神经。多数患者的神经损伤可经非手术治疗逐步恢复。

七、血管损伤

膝关节置换术造成血管损伤很少见，只要注意手术操作，熟悉膝关节周围血管解剖，血管损伤就可以避免。

腘静脉位于膝关节中线，紧贴后关节囊，外侧为腘动脉，内侧为胫神经；外侧半月板与动脉之间有腘肌肌腹相隔，同时外侧半月板活动性好，容易被拉向前方，因此腘动脉损伤的机会较腘静脉的相对要少。

血管损伤多发生在松解后关节囊，切除后交叉韧带、内侧半月板、外侧半月板或用长螺钉固定的胫骨平台时。后关节囊松解过程中容易损伤血管，特别是当需要横行切断挛缩的后关节囊、纠正高度固定的屈膝畸形时，务必要小心；切除后交叉韧带时，为避免伤及血管、神经，可适当保留韧带附着处的部分骨残端，切除半月板时应将其向前牵拉，使其与后方主要的血管、神经分离，并尽可能保持手术刀刃方向与胫骨后缘平行。

植入假体前应检查血管，如有怀疑，则可放松止血带并进一步观察，如果出现迅速增大的肿块、局部持续性大量出血、足背动脉搏动明显减弱或消失，则应考虑为血管损伤并采取紧急措施。对小的血管穿透损伤只需要直接修补、缝合即可；对血管横断伤，可直接吻合或行血管移植修补。

八、金属过敏

在接受 TKA 的患者中，对金属成分斑贴试验结果呈阳性的有 20% ~ 25%，但仅有 1% 的患者出现典型的过敏症状。

TKA 后由假体释放的金属成分是潜在的过敏原，金属成分所致的皮肤过敏的发病率为 10% ~ 15%。

TKA 后金属过敏常表现为过敏性皮炎，以关节假体周围皮肤的湿疹、水疱、红斑、荨麻疹等常见，严重者可导致滑膜增生及假体松动，需引起关注。

TKA 后金属过敏采取保守治疗，即外用抗组胺药等控制皮炎，必要时可使用糖皮质激素、氯丙嗪等治疗。对过敏严重或出现假体松动者，可取出假体，一期行翻修术，换成患者不过敏的金属假体。

九、切口愈合不良

TKA 后切口愈合不良的发生率相当高，为 10% ~ 15%。切口愈合不良包括切口边缘坏死、皮肤坏死、窦道形成、伤口裂开和血肿形成，若处理不当，则可能造成深部感染，以及皮肤全层坏死、假体外露。

引起术后切口愈合不良的因素主要有两类。①患者因素：如肥胖，皮下脂肪过多，术中暴露困难，造成组织过度剥离和牵拉，从而造成皮肤营养血管分支断裂；长期服用非甾体类抗炎药或激素，在抑制炎症反应的同时，也影响了伤口的早期愈合；其他高危因素还有营养不良、糖尿病、类风湿关节炎和吸烟等。②医源性因素：手术时间长、切口周围软组织损伤及手术器械牵拉过度等造成手术切口边缘损伤；TKA 术中长时间使用止血带，使切口边缘处于缺血、缺氧状态，进而增加术后切口愈合不良的发生率；相关文献表明，如果术后 3 d 内持续被动训练超 40°，则会引起伤口组织氧张力降低，影响组织愈合，因此，对皮肤条件较差者，如类风湿关节炎患者，应延迟功能锻炼的时间，或减慢康复进程。

一旦发生伤口持续渗液、伤口红肿等愈合不良迹象时，应迅速及时处理，否则就有可能引起深部感染。对伤口边缘坏死、窦道形成（特别是伤口裂开），要及时进行清创、闭合伤口，必要时采用皮瓣转移覆盖术；对血肿较小者，可进行保守治疗，如穿刺、冷敷或加压包扎；对血肿较大者，需在无菌条件下清理；对于直径 3 cm 以内的小范围表浅皮肤坏死者，通过清创换药，多能自行愈合；对大范围表浅皮肤坏死者，则需进行二期皮肤移植；对膝前软组织全层坏死露出假体者，需要通过皮肤筋膜瓣或皮肤肌肉瓣转移重建，其中以腓肠肌内侧皮瓣较为常用，其优点是体积大、旋转余地大等，可很好地覆盖髌韧带及胫骨结节处的皮肤和软组织缺损。

十、DVT

DVT 是 TKA 后最严重的并发症之一，并可继发危及生命的 PE。

国内 TKA 后未行预防性抗凝治疗的患者 DVT 的发生率为 30.8% ~ 58.2%；但接受了规律的预防治疗后，TKA 后 DVT 的发生率可降至 3.19%，PE 的发生率约为 0.17%。

TKA 后静脉血栓栓塞的发生率与下列因素有关：①应用止血带、长时间屈膝位操作、术后局部肿胀及肢体活动减少等，引起下肢静脉血流淤滞，其中使用止血带和屈膝位操作使得膝关节置换术术后静脉血栓栓塞的发生率明显高于髋关节置换术术后的深静脉血栓栓塞的发生率；②骨水泥热聚合反应、手术操作损伤局部血管内皮，激活多种与凝血机制有关的组织因子；③术后抗凝血酶原降低，内源性纤维蛋白溶解系统受到抑制；④年龄超过 40 岁的女性患者，以及肥胖、静脉曲张、有吸烟史、糖尿病、冠心病的患者更易于发生 DVT。

静脉血栓栓塞常表现为下肢肢体肿胀、疼痛、浅表静脉曲张，当发生肺动脉栓塞时，会出现突发性呼吸困难、咯血、胸闷、胸痛及低氧血症等，严重时可致命，需紧急处理。

为预防静脉血栓栓塞的发生，必须采取基本预防措施、物理预防措施及药物预防措施等进行控制。术中操作应轻柔，以减少使用止血带的时间；术后抬高患肢、注意围手术期补液等都可以降低静脉血栓栓塞的发生率；术后采用足底静脉泵、间歇充气加压装置及梯度压力弹力袜等，利用压力促使下肢静脉血流加速，可减少血液淤滞。在药物预防方面，相关指南建议：①术前停用阿司匹林、氯吡格雷等抗血小板聚集的药物；②手术前 12 h 使用低分子肝素钠，出血风险增大，不推荐常规使用，术后 12 h 可皮下注射预防剂量的低分子肝素钠；③其他预防静脉血栓栓塞的药物还有磺达肝癸钠、阿哌沙班、达比加群酯、利伐沙班及阿司匹林等；④对有高出血风险的患者，推荐采用足底静脉泵、间歇充气加压装置及梯度压力弹力袜来预防，不推荐常规行药物预防；⑤药物预防的时间为 10 ~ 14 d。近年来，有学者建议在髋关节置换术术后应用抗凝药物 28 ~ 35 d。

第六节　术后康复

一、术前预康复

(一)康复宣教

告知患者康复的重要性及意义，让患者熟知术后康复计划及训练动作，教会患者使用支具的方法。

(二)康复评估

康复评估的内容须尽可能全面，除了常规评估(如疼痛，关节活动度，肌力，上、下楼梯，步行，日常生活能力，心理状态等)外，还应评估：①双上肢关键肌肌力(术后早期下地使用助行器)；②心肺功能(老年人有不同程度的心肺功能障碍或基础病，如高血压、慢性肺部疾病等)；③双侧臀肌肌力(臀大肌、臀中肌肌力可影响术后下地负重、步行及平衡功能）；④是否有不同程度的骨质疏松（此项评定非常重要）；⑤若条件允许，可在术前对患者双侧膝关节屈、伸肌的肌力进行等速肌力测试与训练。

（三）康复训练

针对患者康复评估的结果，制订个体化的康复方案。康复训练具体包括以下几点。

（1）股四头肌、臀中肌肌力训练。

（2）双上肢及健侧下肢关键肌肌力抗阻力训练。

二、术后康复

术后康复应贯穿于整个康复周期，医生应在每一次康复治疗前对患者进行全面的康复评估及康复宣教。

（一）第一阶段（术后 1～3 天）

第一阶段康复主要以控制疼痛、肿胀，预防感染及血栓形成，促进伤口正常愈合为目的。

1. 疼痛管理

疼痛管理的主要措施有超前镇痛与多模式镇痛。

2. 肿胀管理

肿胀管理的主要措施有淋巴引流、超短波理疗、冰敷及邻近关节主动运动等。

3. 肌力训练

除了关注术侧关键肌的肌力之外，还应加强双上肢及健侧下肢的肌力训练。训练阻力和运动量的大小需要根据患者的身体状况来定，确保训练的肌肉在第 2 天无明显的疲劳感和酸痛感，以保证训练的持续性。训练时关节活动范围也要求从小到大逐渐增加。

（1）嘱患者取仰卧位，进行术侧股四头肌、臀大肌静力性收缩及踝泵运动练习，3～5 秒/个，300～500 个/天。

（2）进行术侧直腿抬高练习，30～50 个/次，3～5 次/天，可使用低频电刺激术侧股四头肌、臀大肌，同时配合主动运动。

（3）健侧上、下肢关键肌的肌力强化训练，利用弹力带抗阻进行训练，为下地活动做准备。

（4）双侧臀中肌肌力强化训练，患者取侧卧位，在腰部无代偿的情况下进行髋关节外展（0°～30°）抗阻力运动，可采用弹力带或沙袋远端施加阻力，30～50 个/次，3～5 次/天。

4. 关节活动度训练

（1）髋关节及踝关节全范围正常主动运动。

（2）膝关节无痛范围内主动、被动屈伸运动，注意每次运动尽可能做到完全伸直膝关节，避免欠伸影响膝关节功能及走路姿势。

（3）根据患者的具体情况，使用助行器逐渐下地负重，适当步行。

（二）第二阶段（术后 4 天～2 周）

（1）继续第一阶段康复训练方案，可根据患者情况逐渐增加关节活动度和肌力训练阻力。

（2）适当增加室内步行的时间（不宜长时间步行，以免疼痛、肿胀加重），注意在步行的过程中调整步态。

（3）增加下地负重训练的强度，从 10 kg 开始踩地秤，30～60 秒/次，逐渐增加踩地秤的时间和重量；2 或 3 d 正常负重，开始进行平衡重心转移（左右、前后）、本体感觉刺激训练（踩平衡垫）等。

（4）对手术创伤、切口愈合等因素导致的周围软组织疼痛、肿胀，需要术后早期进行管理，可采用手法治疗及物理因子（如短波、中频、超声等）治疗。

（三）第三阶段（术后 3～6 周）

1. 膝关节活动度训练

一般来说，1 周内膝关节主动屈曲活动应达到 90°，2 周应达到 120°，若术后 3 周膝关节屈曲的角度仍不理想，则可采用多种方法进行训练。

（1）主动屈伸（髋关节及膝关节屈曲，靠墙，利用重力增加膝关节屈曲的角度）。

（2）对膝关节屈曲活动受限且伴有疼痛、肌力弱化等患者，可采用肌肉能力技术主动抑制或交互抑制的原理来增加膝关节屈曲的角度。

采用肌肉能力技术时应注意：①老年人术后疼痛明显、肌力弱化、关节囊紧张等因素会影响膝关节的屈伸功能，不建议采用大量的被动手法，而建议采用长收缩交互抑制的原理，通过激活拮抗肌进行等长收缩，增加关节活动受限的角度，减轻主动肌张力，增加关节活动度的范围；②当患者有明显疼痛时，可实施 ERAS 理念，采用肌肉能量技术，在最小阻力范围内进行肌肉等长收缩训练，训练过程中不应增加患者的疼痛。

2. 肌力训练

（1）骨性关节炎患者的股内侧肌有不同程度的弱化、无力、萎缩，会影响膝关节的伸直和稳定，应采用低频电刺激股内侧肌、股直肌，同时配合主动屈伸运动。

（2）老年人均存在不同程度的臀肌萎缩，导致下肢平衡功能障碍，也是诱发跌倒的因素，术后早期应加强臀肌、股四头肌肌力训练，为下地步行、支撑站立做准备。

（3）老年人多伴有腰椎疼痛、不稳定，会将重心转移到髋关节及膝关节，术后应根据患者的具体情况，加强腰椎稳定性训练。

（4）日常生活能力训练，如穿衣、如厕等，可使肌力逐渐恢复至正常，同时应针对异常项目加强指导与训练。

（5）此阶段患者可以脱离助行器，正常步行，上、下楼梯。若患者无法完成，则应在此阶段加强步行、步态训练，逐步脱离助行器进行上、下楼梯训练。

（6）可采用手法软组织松解及超声波治疗手术切口瘢痕。

（7）加强下肢平衡、稳定性及本体感觉训练。

(四)第四阶段(术后 7～12 周)

(1)经过全面的康复评估,对于未能完成第三阶段康复项目的患者,应有针对性地进行强化训练,包括膝关节屈伸运动活动度、关键肌肌力、平衡、稳定性及本体感觉训练等。

(2)术后 3 个月至半年,患者的日常生活应能完全自理,并可参与社区活动。

(3)下肢肌肉的肌力、平衡、稳定性、本体感觉都应恢复到健侧水平。

(4)有条件者,可让患者在术后定期复查,对患者进行步态分析及膝关节等速肌力测试与训练。

(5)做好康复指导工作,教会患者制订家庭康复训练方案并督促完成。

三、注意事项

(一)老年患者的康复

膝关节置换患者多为老年人,在康复训练过程中需要详细掌握其基础病史,康复训练应遵循无痛、少量多次、循序渐进的原则。

(二)心肺功能训练

多数高龄老年患者伴有不同程度的心肺功能下降,对其在手术前后应进行心肺康复评估与训练,可采用胸廓扩张技术、呼吸肌肌力抗阻训练等方法。

(三)膝关节置换翻修术术后康复

膝关节置换翻修术术后的康复方法原则上同膝关节置换术后的康复方法。对于特殊患者来说,在进行康复训练前,应对目前的功能进行全面的康复评估,结合患者的功能水平制订相应的康复训练计划。

参考文献

[1] 孙伟,李子荣. 关节外科诊治策略[M]. 北京:科学出版社,2018.

[2] 弗雷德里克·M·阿扎尔,詹姆斯·H·贝蒂,S·特里·康纳特. 坎贝尔骨科手术学(第 1 卷 关节外科)[M]. 陈继营,周勇刚,陈晓东,等,译. 13 版. 北京:北京大学医学出版社,2018.

[3] 周宗科,翁习生,曲铁兵,等. 中国髋膝关节置换术加速康复——围术期管理策略专家共识[J]. 中华骨与关节外科杂志,2016,9(01):1-9.

[4] 龙梅,汪亚玲,雷利萍. 术前精细化评估联合常规康复训练在全膝关节置换术后康复中的效果[J]. 中国老年学杂志,2021,41(09):1878-1880.

[5] 刘洪举,丘云锋,董玲,等. 悬吊训练在膝关节置换术后康复中的作用[J]. 中国康复理论与实践,2015,21(08):947-952.

(杨国清 谭红略 王宁霞)

第十三章 踝关节置换

第一节 概　　述

一、踝关节置换的发展历史

1970 年，法国医生 Lord 第 1 次报道了全踝关节置换术（total ankle arthroplasty，TAA），其假体为骨水泥高限制型假体，伴有较长的胫骨端。通过 10 年随访，25 例患者中 12 例失败，失败率高，导致 TAA 被踝关节融合术取代。此后，陆续出现了 20 多种全踝关节置换系统，但设计有类似的缺陷，切除胫骨和距骨的骨量过多、忽略软组织平衡及手术器械落后是手术失败的主要原因。

（一）第一代踝关节假体

第一代踝关节假体由聚乙烯胫骨组件和金属（钴铬合金）距骨两个组件组成，有些设计为金属胫骨组件和聚乙烯距骨组件。无论是限制型假体，还是非限制型假体，失败率都很高。骨水泥技术的限制和早期假体周围骨量的迅速丢失是第一代假体失败的主要原因。限制型假体设计无法分散旋转轴上产生的旋转应力而导致假体松动；非限制型假体的稳定性主要依靠关节周围软组织支持，内在的不稳定易引起假体松动。

第一代踝关节假体的代表有 Mayo 假体及 Newton 假体等。

（二）第二代踝关节假体

第二代踝关节假体由两个组件组成，包括胫骨组件、距骨组件和聚乙烯衬垫，聚乙烯衬垫多被固定在胫骨组件或者距骨组件上。

第二代踝关节假体主要为非骨水泥半限制型假体，多孔或羟基磷灰石表面涂层生物学固定有利于假体表面骨长入。

第二代踝关节假体的典型代表有 Agility 假体、Inbone 假体、Eclipse 假体等。

1984 年，Agility 踝关节假体系统首先在美国使用，两个组件分别为钴铬合金多孔涂层距骨组件和固定聚乙烯衬垫的钛合金胫骨组件，假体植入时需要融合固定下胫腓关节，腓骨分担一部分负荷，增大了胫骨假体与截骨面的接触面积，减少了胫骨组件的下沉；此外，半限制的距骨组件相对矮小，在聚乙烯表面可做内、外侧运动，同时胫骨组件有 22° 的外旋，复制了踝关节背伸时的自然外旋位置。

（三）第三代踝关节假体

第三代踝关节假体主要包含胫骨组件、距骨组件和可独立活动的聚乙烯衬垫这 3 个组件，独立的聚乙烯衬垫可以在上、下两个接触面上自由活动，胫骨组件和距骨组件为合金材料，多孔或羟基磷灰石表面涂层生物学固定有利于假体表面骨长入，更注重软组织平衡，利用关节周围的韧带来维持关节的稳定性。

第三代踝关节假体的典型代表有 STAR 假体、Salto Talaris 假体、BOX 假体、Hintegra假体、Buechel – Pappas 假体等。

STAR 假体系统发明于 1978 年，1981 年被用于临床，2009 年获得美国食品药品监督管理局的批准，成为在美国使用的唯一一个活动平台型人工踝关节系统。其独立的聚乙烯衬垫可以在上、下两个界面自由活动。上部界面较平坦，允许内旋和外旋，在前后及内外方向上做平移运动；下部界面为圆筒形，允许做背伸运动和跖屈运动，两个界面运动组合使得运动轴在运动中不断地变换，理论上减少了骨 – 假体界面的剪切应力，保证了假体的长期稳定。

二、踝关节假体的设计原理

模拟踝关节解剖学和生物力学设计的踝关节假体系统，尚无法达到髋关节假体、膝关节假体同水平的成功率，这主要受制于踝关节的以下几个解剖特点：①踝关节的关节接触面积明显小于髋关节或膝关节的；②行走时，踝关节承受着正常体重 5.5 倍的应力，相对而言，膝关节承受着 3 倍体重的应力；③踝关节表面的软骨均匀一致，但较膝关节表面的软骨薄。

尽管这样，踝关节假体材料、固定方式、关节限制性等方面与人工髋、膝关节假体的设计仍有许多相似之处。同样，踝关节假体的基本设计要求很明确：①在活动度方面，人工踝关节假体设计的屈伸活动范围要求至少达到 70°，轴向旋转活动度超过 12°，否则踝关节假体会由于本身的限制程度较高而容易出现术后松动；②在稳定性方面，在踝关节的绝大部分活动中，软组织可提供前后稳定和抗扭转作用，而关节内外侧的稳定性主要由关节面的几何形状决定，内、外侧副韧带只起辅助作用，因此要求踝关节假体自身必须提供良好的侧方稳定性；③在关节面顺应性方面，正常踝关节除屈伸活动外，还能做轴向旋转，因此要求假体关节面的顺应性不宜太高，即限制性较小，这样关节扭力传递到假体固定界面较少，可减少假体松动，但载荷容易集中，假体磨损增加；相反，顺应性高的假体因关节接触面积增加，假体有较好的内在稳定性，关节面磨损现象也明显减少，然而因为假体固定界面承受应力增大，所以术后假体容易松动。

（一）固定平台与活动平台

踝关节假体设计都可归于两个基本类型：一类为聚乙烯部件与胫骨部件紧密结合；另一类为聚乙烯部件可以活动，随着关节应力的改变，聚乙烯部件在胫骨部件的下方发生一定的活动，这种假体设计"容错性"更好，少许力线上的误差可以被假体的再定位所代偿，以适应关节内的应力分布。

（二）力线

目前踝关节假体系统设计均参考下肢的机械轴进行安装，有赖于踝关节上下是否获得满意的力线。最常用的获得正确力线的方法是外置力线架，通过术中 X 线透视进行判断。

（三）骨长入与骨水泥固定

美国食品药品监督管理局批准的所有踝关节假体均为骨水泥固定，尽管这些假体看起来类似于生物固定的髋关节假体或膝关节假体，都有微孔涂层的表面，但是如果在植入时不使用骨水泥，则被视为未遵守原则。

文献中关于骨水泥固定和生物固定的比较数据很少，因此，目前对于这一问题尚无统一的意见。

（四）干骺端固定

假体设计的目标之一是应力分布的范围越大越好。胫骨假体应尽可能地覆盖于胫骨干骺端截骨面上，但前缘或后缘的皮质都不应出现明显的过度覆盖。有些假体采用柄的设计以提供稳定性，有些柄被设计成通过前皮质截成的一个骨槽植入，有些柄被设计以通过髓内的方式植入干骺端内。

（五）距骨假体的设计

因为在正常步态时距骨假体部件承受很高的应力，所以距骨假体完全覆盖于距骨表面有利于更好地分散应力，从而减小假体在距骨内发生下沉的概率。需要同时加以注意的是，距骨假体有磨损或在踝关节内侧和外侧沟发生撞击的可能。如果距骨假体安放的旋转位置错误，则在踝关节最大活动度时会发生假体接触不良，导致聚乙烯磨损增加或距骨假体松动。

三、国际上常用的踝关节假体系统

（一）Mobility 踝关节假体

Mobility 踝关节假体是一种非骨水泥型第三代活动衬垫假体（图 13 - 1），在英国、德国、法国及加拿大等国应用广泛，其中在英国最为广泛。Mobility 踝关节假体胫骨组件有一个扁平盘状构件，可为后方及前方骨皮质提供支撑，距骨和胫骨组件由多孔涂层钴铬合金构成，盘状植入衬垫由超高分子聚乙烯构成。胫骨组件有一个非模块化髓内柄。距骨组件为圆柱形。在距骨穹上压配制备出 3 个距骨骨槽，1 个位于正中，另外 2 个位于外侧。衬垫植入后与其他两个组件表面完全匹配并使两者对其产生半限制作用。假体经前方入路植入，髓外操作器械用于截骨和定位，术中为建立髓内固定桩而行前方骨皮质开窗，在植入假体后予以修复。

（二）Hintegra 踝关节假体

Hintegra 踝关节假体为第三代假体，具有内翻 - 外翻稳定性（图 13 - 2）。其设计的一个重要理念就是最大化地减少胫骨截骨。Hintegra 假体由扁平的胫骨组件、聚乙烯衬垫和一个内径更小的凸面锥形距骨组件构成，其独特的优点在于其前方轮缘设计可降低术后异位骨化和软组织粘连的风险，胫骨组件和距骨组件均设计有螺钉固定孔，采用螺钉固定的代价是无法行柄部固定（BP 假体）或锚定杆固定（STAR 假体），在术后早期阶段骨长入提供有效的稳定性之前可能会出现螺钉松动。

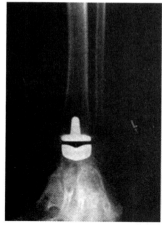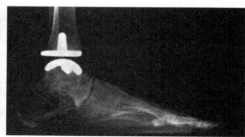

图 13 -1　Mobility 踝关节假体

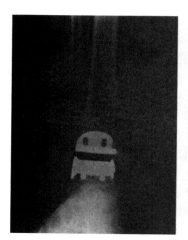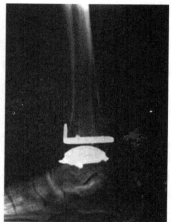

图 13 -2　Hintegra 踝关节假体

（三）STAR 踝关节假体

STAR 踝关节假体是在北美应用最为广泛的第三代踝关节假体，其最主要的优点为术中截骨量较小且保留了踝关节的韧带结构。

STAR 假体于 1978 年由 Kofoed 设计。1981 年，Kofoed 首次行 STAR 假体置换术。最初的 STAR 假体包括内、外侧距骨表面的距骨组件和 1 个与之相关的聚乙烯胫骨组件，它们均由骨水泥固定，新一代 STAR 假体为非骨水泥型钴铬合金非限制型三组件活动衬垫型假体，假体表面为等离子喷涂骨长入表面（图 13 -3）。

STAR 假体包括以下 3 个组件：①胫骨组件，有 1 个经高度抛光处理的扁平的关节表面和 2 个用于将植入物固定于胫骨软骨下骨的近端柱状固定杆；②距骨组件，有左、右两种和不同大小、不同型号可供选择，假体中间有一个自前向后走行的凸起缘，它主要用于导引活动垫块；③活动垫块与胫骨组件及距骨组件相关节。

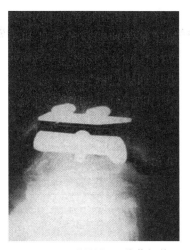

图 13-3　STAR 踝关节假体

(四) INBONE 踝关节置换系统

INBONE 踝关节置换系统于 2005 年由美国食品药品监督管理局批准上市，是目前唯一使用髓内导向系统、多块胫骨组件的踝关节置换系统，其设计理念在于采用巨大的柄部实现胫骨组件和距骨组件的应力卸载，具有独特的髓内力线操作器械，由模块化钛质胫骨和距骨柄构成，在骨质疏松的胫骨上具有更好的固定效果，并可对**翻修患者**完成植入假体后行距下关节融合(图 13-4)。

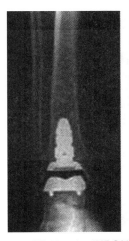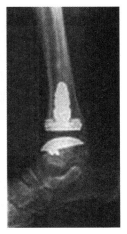

图 13-4　INBONE 踝关节置换系统

(五) 其他踝关节假体

1. Salto 踝关节置换系统

Salto 踝关节置换系统是第三代非骨水泥型活动衬垫三组件设计，其中胫骨组件有一个扁平表面与活动衬垫相关节，活动衬垫可自由移动和旋转，距骨组件具有与正常距骨相似的外形，前方较后方更宽，外侧凸缘的内径相比内侧的内径更大。

2. Salto – Talaris 踝关节假体

Salto – Talaris 是一个解剖型设计的固定衬垫假体，Salto – Talaris 是基于 Salto 活动衬垫假体而设计的，早期三组件 Salto 设计显示了良好的初期效果，但是针对术后聚乙烯衬垫活动度的放射学研究证实，聚乙烯衬垫较少活动或无活动，正是这种活动度的缺乏促成了 Salto – Talaris 固定衬垫设计。固定衬垫设计的一个重要特征就是将活动衬垫的理念引入试模假体阶段，在假体试模期间，活动的胫骨组件在踝关节活动中可以被旋转到最合适的位置。

第二节 踝关节置换术

一、适应证与禁忌证

(一)适应证

踝关节置换术是终末期踝关节炎的有效治疗措施。随着人工假体及踝关节生物力学研究的进步，踝关节置换术的适应证也逐步扩展，成为治疗部分踝关节疾病的有效治疗措施。

踝关节置换术的适应证包括以下几点。

(1)类风湿关节炎引发的踝关节疼痛、残留功能极差者。

(2)晚期创伤后踝关节炎。

(3)踝关节骨关节炎(原发性或继发性)、踝关节疼痛、活动严重受限。

(4)初次踝关节置换术失败的翻修术。

上述患者同时具备下列条件：①距骨骨质尚好，踝关节周围韧带稳定性完好；②内、外翻畸形小于 10°；③后足畸形可以矫正。

退变性疾病、炎性关节病和创伤后关节炎是踝关节置换术的主要适应证；年龄较大、体型偏瘦、个人要求不高、畸形不重、踝关节仍有一定活动度的患者是理想的行踝关节置换术的人群。

(二)禁忌证

1. 绝对禁忌证

(1)距骨缺血性坏死，无法重建踝关节复合体，力线异常。

(2)沙尔科关节。

(3)神经源性疾病导致的足部感觉丧失。

(4)小腿肌肉功能丧失。

(5)退行性骨关节炎造成的骨质严重丢失或踝关节侧副韧带缺损。

(6)胫距关节畸形超过 35°。

(7)患者对术后康复没有信心。

（8）不能配合术后康复训练者。

（9）对术后运动程度要求极高者，如进行跑、跳等剧烈运动部位。

2. 相对禁忌证

（1）踝关节区域的深部感染或胫骨感染。

（2）有严重功能障碍的类风湿关节炎。

（3）难以控制的活动期关节炎，如牛皮癣性关节炎等。

（4）对术后运动程度要求较高者，如参加慢跑、打网球等运动。

二、术前准备

（一）病史询问

完整且详细的病史询问是术前准备的一部分，应特别注意有吸烟史、糖尿病、感染性关节炎、血管疾病、神经病变、免疫功能低下、神经系统疾病（肌挛缩、肌麻痹）、骨质疏松或营养不良的患者。

与其他关节相比，踝关节前方的软组织覆盖相对较少，对其影响伤口愈合的问题需要重视与评估。

此外，年龄也是一个重要的需要考虑的影响因素。

（二）体格检查

踝关节周围软组织较少，软组织管理成为术后疗效最重要的影响因素。在术前评估中，需要检查既往手术和创伤所致的瘢痕。

术前应评估肌肉功能、肌腱活动范围及踝关节活动范围。需要检查踝关节和距下关节的活动度，对任何前足或后足的畸形均需要评估并处理（或者通过单独的手术，或者在手术中一并完成）。

术前还需要评估患者踝关节韧带的稳定性，从而决定术中是否加做一些软组织手术来稳定踝关节。

（三）影像学检查

术前需要重点检查负重位 X 线片，以发现任何冠状面和矢状面的对位不良，方便制订术中调整的计划。若存在对位不良，则需要做下肢全长 X 线片。评估膝关节及髋关节的力线也很重要，正确的力线能延长假体的使用寿命。

CT 检查有助于评估距骨或胫骨的囊性病变，以决定在关节置换中是否需要进行骨移植，还有助于评估邻近关节退变及其他畸形。

MRI 有助于评估距骨坏死及其严重程度。

三、手术方法

（一）Salto-Talaris 假体：踝关节置换术

1. 体位

患者取仰卧位，如有需要，可以在患侧臀下垫枕，保持下肢处于中立位。消毒前在大腿扎止血带，消毒范围包括膝关节及其以下部位。

2. 麻醉

腰麻或全身麻醉。

3. 入路

踝关节前正中入路。

4. 显露

采用标准的踝关节前正中切口，切口位于胫骨嵴外侧一横指，踝关节上方 6 ~ 8 cm，向下延伸至踝关节远端 4 ~ 5 cm。

切开皮肤皮下组织，如果需要，适当延长切口，以减少术中因为牵拉对伤口产生的张力。前正中入路的间隙位于蹈长伸肌肌腱与胫骨前肌肌腱之间，切开蹈长伸肌腱鞘，牵开蹈长伸肌肌腱。术中确认腓浅神经并用记号笔标识，在整个手术过程中都应注意保护；保护胫前动脉并向外侧牵开神经、血管。显露踝关节，使用骨刀或咬骨钳去除胫骨、距骨前方的骨赘及大约 5 mm 的胫骨远端，再用往复锯自内、外侧沟开始向胫骨近端截骨，用骨刀去除胫骨前唇骨质，显露胫骨穹顶的最高点。

5. 胫骨截骨

胫骨截骨的目标是恢复胫骨冠状面的轴线和矢状面正常的后倾。对没有胫骨远端畸形的患者，可做垂直胫骨机械轴的截骨，髓外导向器在冠状面及矢状面上与胫骨嵴平行。如果冠状面力线有轻度偏移，则通过向内侧或向外侧移动髓外导向器近端的自转导针来调节力线；如果矢状面力线有轻度偏移，则应调节导向器，使之与胫骨嵴平行放置。在获得满意的冠状面力线及矢状面力线后，需要旋转力线。旋转力线的目标是将假体置于冠状面上距骨二等分线的中央。如果踝关节近端存在严重的畸形，那么就需要在术前纠正这种畸形。

胫骨截骨平面需要以恢复踝关节解剖关节线为目标。胫骨远端截骨量与金属衬垫、聚乙烯衬垫的厚度相一致。依据透视下旋转导向尺的方向，确定大小合适的截骨板，将截骨板置入胫骨远端穹顶的中心，用"C"形臂透视确认位置，确定好位置后，在截骨板内、外侧近端各用 1 枚导针钻孔，然后去除截骨板，再用往复锯将内、外侧钻孔连接在一起。胫骨截骨必须到达后侧皮质，注意勿进入后侧软组织。

6. 距骨截骨

进行距骨截骨时踝关节须背伸5°，若踝关节不能背伸到达5°，则可能需要行跟腱延长术或者腓肠肌滑移术。

将胫骨髓外导向器放置于原处，置入距骨导针。当在胫骨髓外导向器上放置距骨导针时，踝关节须保持5°跖屈。在矢状面上有 3 个导洞。使用"C"形臂透视确认正确的导洞，首先将 1 枚导针置于距骨颈与距骨体结合部作为参照，然后移除髓外导向器。在距骨导针位置满意后，安装导向板，分别在距骨的最内侧和最外侧钻孔，固定导针。用踝关节侧位"C"形臂透视，评价距骨截骨面及导向板的角度。一旦透视确认位置满意，最后进行 2 个洞钻孔并置入导针。以 4 枚导针为导向，用摆锯行距骨截骨，先将残留的胫骨远端穹顶后侧的骨块以小块方式去除，再用导向器测量距骨的大小。在距骨上放置切槽导向器，使导向器矢状面上的顶点与距骨截骨的顶点相一致。在导向器位置满意后，将距骨位置垫块放在切槽导向器的前方，在距骨位置垫块上有1个基准线，这个基准线与胫骨远端前方皮质相一致。如果这个基准线位于胫骨前方骨皮质的前方，则需要用咬骨钳去除距骨颈处的骨赘，这样切槽导向器才能向后移位并处于合适的位置。以第2跖骨为导向来设置旋转力线，使用2枚导针固定前方的切槽导向器，装上扩髓导向，使用磨钻装置行距骨前方截骨；然后去除导向器，用咬骨钳去除距骨颈外侧的骨质，进行外侧距骨截骨及距骨颈截骨。导向器的放置应与距骨外侧皮质平齐，导向器手柄与第2跖骨平行。如果需要，导向器可以向内侧移位2~3 mm，运用小摆锯，在外侧切槽导向器的帮助下行距骨颈截骨。这样将会产生出一个深度合适的距骨槽。用1枚金属钉置入切槽导向器以获得更大的稳定性。将小压肠板放置在踝关节外侧沟，运用往复锯行距骨外侧截骨。

7. 植入距骨假体试模

植入距骨假体试模，防止向内侧方向过度突出，以保持中间外侧方向上的良好覆盖。如果中间外侧方向上覆盖不良，则可能导致假体松动。然后植入胫骨及聚乙烯假体试模，复位并活动踝关节，使胫骨试模假体能够自如地旋转并找到其最佳的位置。如果踝关节不能背屈至10°，则需要行跟腱延长术或腓肠肌滑移术。

多次屈伸踝关节，通过侧位透视确认胫骨组件是否与胫骨远端处于同一水平，胫骨组件最终位置满意，在最远端钻孔并固定，然后再在近端钻孔，最后做中间圆筒状的钻孔；移除胫骨试模假体，用往复锯将孔洞连接，用箱形骨刀凿出适合胫骨假体植入的深度，植入胫骨假体试模及聚乙烯衬垫试模，选择出合适大小的衬垫，以保持踝关节的稳定。

彻底冲洗伤口，植入最终的假体。首先植入距骨假体并打压，再植入胫骨假体和聚乙烯衬垫。当胫骨组件在距骨组件上活动时，在足跟后方施力，确保胫骨组件不会滑出。测试稳定性及关节活动度，在胫骨骨窗中行自体植骨，以防止关节液流入并产生大的囊肿，从而影响假体的固定。最后，在冠状面及矢状面上行"C"形臂透视，以确认假体的位置。

8. 关闭切口

彻底冲洗伤口，置入引流管，用可吸收线缝合关节囊、腱鞘、伸肌支持带及皮下组织，最后用丝线行皮肤褥式缝合，关闭皮肤伤口。用大量的无菌敷料加压包扎伤口后，于中立位固定患肢。

9. 术后处理

用短腿支具固定，2周后进行伤口拆线，换用短腿石膏固定；6周后用X线摄片复查，穿行走靴，逐渐加大负重量。当患者能达到完全负重时，可换穿日常所穿的鞋子。

（二）INBONE假体：踝关节置换术

1. 体位

患者取仰卧位，如有需要，可以在患侧臀下垫枕，保持下肢处于中立位。消毒前在大腿扎止血带，消毒范围包括膝关节及其以下部位。

2. 麻醉

腰麻或全身麻醉。

3. 入路

采用标准的踝关节前正中入路。

4. 显露

采用标准的踝关节前正中入路,切口位于胫骨崎外侧一横指,从踝关节上方 6 ~ 8 cm 向下延伸至踝关节远端 4 ~ 5 cm。显露踝关节后,去除胫骨与距骨前侧的增生骨赘。若发生踝关节内翻畸形,则应进行深、浅层三角韧带松解;若发生踝关节外翻畸形,则需使用大号的聚乙烯垫块使踝关节过牵,以补偿松弛的内侧副韧带。

当踝关节暴露后,将患侧小腿置放在足部固定及导向架上。

5. 髓内导向(对线)

组装导向架并将足部固定,足底与导向架底部的足固定板紧贴、平齐,在内、外侧以斯氏针固定足跟。为了使足跟紧贴足固定板,可能需要行腓肠肌滑移术或跟腱延长术。利用弹性绷带固定小腿,先行踝穴位透视,在"C"形臂透视定位下,将前、后位与内、外侧面的导向杆与胫骨轴对准在一条直线上(在侧位透视时,导向杆前面的侧翼必须位于中央)。当导向杆调准后,在足底导向杆钻孔处做 1 个 6 mm 的横切口,将墨水涂在导钻套筒上并插入足底皮下,可使切口更精细、微创。钝性分离到跟骨距侧,避免损伤足底外侧神经,在"C"形臂透视下用钻头钻孔,始终确保钻头没有偏移,当钻头穿过胫骨踝关节面后,根据术前计划的胫骨柄假体长度扩髓,向上前进约 8 cm。

6. 截骨

当跟骨导向孔完成后,将截骨导向器安装在固定架上。在不损伤皮肤的前提下尽可能地贴近踝关节。临床上可根据透视的情况来决定截骨的大小与位置。理想的截骨是依据导向器截骨,这样不会切除外踝,不切除或仅切除少量的内踝骨质。截骨导向器放置的理想位置是导向器与导向杆、钻头方向均垂直,将锯片插入截骨导向板,侧位透视可以显示切除的胫骨与距骨的厚度。然后用 2.4 mm 的斯氏针将截骨导向板固定在胫骨与距骨上,内侧与外侧截骨槽固定钉可保护内、外踝,以避免过度切除。拔出胫骨骨髓内的导向钻头,用摆锯进行胫骨、距骨的前、后位截骨,取出截骨块。

7. 胫骨准备

进行胫骨扩髓,以放置胫骨柄假体。从足底跟骨开口处插入钻孔器直到踝关节。利用夹持器将正确尺寸的胫骨扩髓钻头插入踝关节内,并将其与钻孔杆锁紧,钻头的大小取决于胫骨柄假体底座的直径,通常选择比其小一号的钻头扩髓,以便胫骨柄假体压配合适。然后,以顺时针方向扩髓至预先钻孔的骨髓腔深度,为确保胫骨侧假体与胫骨远端关节面大小相匹配,应在植入胫骨假体试模后进行侧位透视。

8. 距骨准备

完成踝关节内、外侧沟的截骨后,放入距骨假体试模。根据"C"形臂前、后位透视,决定假体的大小,确保距骨试模内、外侧无突出,将大小合适的假体试模植入距骨,当位置满意时,用螺钉固定试模。然后移除距骨试模,将距骨柄假体专用钻头从斯氏针插入，按所选距骨柄假体的长度钻出与之相一致的深度。

9. 假体植入

彻底冲洗踝关节，将截骨后残留的骨屑冲洗干净，将足踝置于中立位。

（1）植入胫骨假体：从足底通道插入"X"形起子直到踝关节，胫骨柄假体两个部件可以在手术台后方组装好，然后放进关节内。当胫骨假体柄向近端前进时，用扳手固定下面的部分，然后再用弹簧夹将下一个假体部件放进关节内，应用"X"形起子将其与上一部分锁紧。重复此步骤到所要的深度，插入胫骨假体的底座部分，对准底座上的防旋沟，取出"X"形起子，插入可打击杆，在确定用扳手固定住胫骨假体的底座后，敲击打击杆，将胫骨底盘打入胫骨柄底座，在确定两者已连接牢固后，取出固定的扳手。将骨水泥涂到胫骨假体的底面，再用打击杆将胫骨假体敲击到位。

（2）植入距骨假体：若选择 10 mm 柄的距骨假体，则可以在后台先将其安装到距骨顶假体上；若选择 14 mm 柄的距骨假体，则需先将柄敲击到位，然后将足部跖屈，插入试模盘，以保护距骨顶骨面。注入骨水泥后，利用距骨顶专用的敲击工具将距骨假体敲入，用带刻度的聚乙烯试模测量聚乙烯厚度，安装聚乙烯假体。

10. 关闭切口

彻底冲洗伤口，置入引流管，用可吸收线缝合关节囊、腱鞘、伸肌支持带及皮下组织，最后用丝线行皮肤褥式缝合，以关闭皮肤切口。

11. 术后处理

用短腿支具固定，2 周后进行伤口拆线，换用短腿石膏固定；6 周后用 X 线复查，穿行走靴，逐渐加大负重量。当患者能达到完全负重时，可换穿日常所穿的鞋子。

（三）踝关节内翻畸形：踝关节置换术

1. 手术入路

采用标准的踝关节前正中入路，在跗长伸肌肌腱和胫前肌肌腱之间显露踝关节，放置深部牵开器，避免过分或者反复牵拉皮肤。为了避免皮肤被过分牵拉，有时需要暴露至距舟关节。

2. 三角韧带处理

对于轻度到中度的内侧紧张，通常需要进行三角韧带松解以获得更好的平衡。从胫骨上进行骨膜和三角韧带纤维的锐性剥离，至胫后肌肌腱后方和内踝尖下方。不要在距骨上行软组织剥离，以免破坏距骨血供。要避免损伤胫后肌肌腱，尽量做到内踝尖无软组织残留。三角韧带的浅层纤维和深层纤维并不是从内踝处横行切开，而是将它们一直向上剥离至内踝关节面水平。

3. 内踝截骨

因为内踝经常平坦（呈水平状），所以如果内翻大于 15°，则需要进行内踝截骨。若内踝和外踝的大小相当，则推荐采用内踝垂直截骨。若截骨存在角度，则可能引起内踝的内移或者外移。一旦完成截骨，就要采用螺钉或者钢板固定。若内踝呈水平位，则需要进行踝关节楔形撑开截骨，将骨松质或者髂骨填塞于内侧骨皮质缺损处，使用钢板固定。内踝楔形撑开截骨最好在内侧进行，可以分期进行手术。一期进行内踝的楔形撑开截骨和外踝的重建，二期进行踝关节置换术，避免出现前方伤口愈合问题。当存在严重的内翻畸形时，若仅仅进行三角韧带松解，则可能使距骨和内踝的间隙过分增大，引起距骨内侧的半脱位。若发生这种情况，则可进一步行内踝的楔形撑开截骨。

4. 第 1 跖骨背伸截骨

内侧结构松解和外侧结构紧缩后，大多数情况下后足将达到平衡。将足放置于中立位，观察足弓时，经常会遇到第 1 跖骨跖屈位倾斜，呈一定的角度，这被称为前足驱动后足内翻畸形。此时，可将原来的切口延伸至第 1 跖跗关节或者在第 1 跖骨近端另做切口。在第 1 跖跗关节远端约 12 mm 处进行背侧 3 mm 楔形截骨，将第 1 跖骨远端跖屈，取出楔形骨块，将足沿踝关节轴旋转，放置在中立位，确保在踝关节中立位时，足不出现跖屈，在截骨处可行螺钉或 2 孔的 1/3 管钢板固定。

5. 跟骨外移截骨

如果需要进行跟骨截骨，通常在跟骨结节和腓骨远端之间行 45°斜形切口，避免损伤腓肠神经。剥离骨膜，暴露跟骨外侧壁，可以采用"Z"形截骨或者 Dwyer 截骨。用导针临时固定骨折块，然后用 7.0～7.5 mm 的空心钉固定，用"C"形臂透视，确定螺钉位置。

6. 胫前肌转位

当出现足过度内翻时，将胫前肌肌腱劈开，将一半胫前肌肌腱转移至外侧。

7. 术后处理

术后放置引流管，使用石膏固定。为预防足底溃疡，经常需要将额外的垫子放置在足跟处，并嘱患者在小腿下方放置枕头，不要放在足跟下，这是为了预防足跟溃疡。嘱患者保持"足趾高于鼻子"的目的是预防 DVT，白天每小时起来 1 次。通过这些预防措施，并不需要常规给予抗凝药物。但是，如果先前有 DVT 或者 PE 史，则需要给予 3 周的依诺肝素。术后 3 周进行第 1 次随访。此时通常伤口已愈合，并可以拆线。若患者的伤口愈合好，则可以给予活动型行走靴，并允许洗澡，足轻微负重，睡眠时可以除去靴子。术后 6 周，可以摄取负重位 X 线片，一旦达到愈合标准，就可以在靴子的保护下完全负重 2 周，然后去除靴子，进行血管加压锻炼直至肿胀消退。术后 3 个月，鼓励患者在可承受的范围内增加活动量。术后 6 个月和 12 个月复诊，此后每年均应进行随访。

（四）踝关节外翻畸形：踝关节置换术

踝关节外翻畸形较内翻畸形少见，主要原因包括创伤及胫后肌肌腱功能不全。

1. 腓骨延长

创伤是踝关节外翻畸形的常见病因，踝关节旋前、外旋扭伤，导致胫骨天花板外侧损伤及腓骨骨折，并常出现腓骨缩短畸形。

将踝关节外翻畸形矫正到 3°，对下胫腓联合进行处理并植骨。

2. 胫腓骨截骨

除非是特别严重的踝关节外翻畸形，即外翻角度大于 20°的畸形，通常不需要行开放胫、腓骨截骨手术，这类手术一般能获得较好的疗效。因为关节置换术的切口位于踝关节前外侧的近端，所以在关节置换的同时进行胫、腓骨截骨术也是合理的。也可以通过关节置换切口行闭合性胫骨楔形截骨术，尽管可以通过前方的关节置换切口植入胫骨内侧钢板，但如果要同时进行关节置换及胫、腓骨截骨，则内侧钢板联合经皮螺钉内固定的效果显然要优于内侧切口手术的效果。

3. 关节融合术

踝关节退行性外翻畸形的另一个常见影响因素为胫后肌肌腱功能不全（Ⅳ期），表现为后足外翻，胫骨天花板的外侧会逐渐被磨损，从而使外踝的软骨量减少，甚至消失。因此，踝关节置换恢复踝关节结构只是整个手术的一部分，而另一部分在于对其他邻近关节的处理，包括距舟关节融合术及距下关节融合术，以使整个踝部恢复平衡。行关节融合术的前提是无法通过软组织手术来恢复踝部平衡。

操作时可通过踝关节置换前方切口到达距舟关节，修整需要融合的关节面，确认踝关节位置良好后，用两枚全螺纹螺钉从舟骨内侧及背内侧植入距骨，将距舟关节固定在解剖位置上。若跟骨外翻程度严重，以至于跟骨内移截骨也不能得到明显矫正时，则可考虑融合距下关节。因为全距下关节融合可能会导致距骨缺血性坏死，所以一般只融合后距下关节面。首先修整后距下关节面并进行自体骨植骨，确保踝关节位置良好后，在假体的前方将两根导针自前向后通过距骨植入跟骨结节，用 X 线透视确认导针位置良好后，用两枚全螺纹空心螺钉（5.5 mm）穿过自体植骨处并固定距下关节。当固定距下关节时，从前往后植入螺钉容易出现缺血性骨坏死，而从后面自跟骨结节植入螺钉可避免损伤到附骨窦的血管区，因此更为安全。当踝关节置换术已完成、距下关节及距舟关节均已融合后，还需要使用螺钉固定跟舟关节，以增加整体的稳定性。

4. 趾长屈肌肌腱转位及跟骨截骨

为矫正踝关节外翻，也可将趾长屈肌肌腱转位至舟骨或行跟骨内移截骨，但这种方法不常用。跟骨内移截骨的切口位于跟骨结节与腓骨尖之间，斜行 45° 且不超过 3 cm，应注意腓肠神经位于切口之上，小心保护腓肠神经，牵开软组织并暴露跟骨体部，截断跟骨并将游离端向内侧推移 8~9 mm，临时固定导针，用 X 线透视确认跟骨内移的位置后，植入大号的空心螺钉固定，根据跟骨的稳定情况决定是否需要用第 2 枚螺钉加固，这往往也是踝关节外翻治疗的最后一个环节。

5. 楔骨截骨

临床上通过对中足部距屈状态下的楔骨进行截骨以矫正中足内翻或旋后畸形，将"前足协助后足外翻"的状态转变为"前足引导后足内翻"。如果踝关节置换术后仍存在上述畸形，则正常步态会受到影响，从而进一步迫使踝关节向外翻位代偿。

切口可选择向远侧延续踝关节置换时的切口，到达舟楔关节及第 1 跖跗关节，注意避开神经、血管结构，分离并从体部中间自背侧向跖侧截开内侧楔骨，在完全截断楔骨前，应先使楔骨背侧裂开 4~7 mm，然后在裂缝中植骨，用 1 枚螺钉固定楔骨远、近端。

6. 肌腱转位术

如果腓骨短肌挛缩或牵拉使踝关节外翻，那么可切开第 5 跖骨基底的近侧，切断腓骨短肌肌腱并将其与腓骨长肌肌腱做肌腱融合，常用的融合方法是 Pulver－Taft 编织法。肌腱转位也可以在踝关节水平以上进行。除 Pulver-Taft 编织法外，还将腓骨短肌转位至胫后肌肌腱，从而将外侧的拉力向内侧转移。

7. 腓肠肌松解及跟腱延长

一般来说，对紧缩的组织需要延长来匹配更长的另一侧结构。无论 Silverskiold 试验结果如何，可先尝试进行腓肠肌松解，使踝关节可背屈至少至 10°，在小腿近内侧距离跟骨结节约 15 cm 处做 1 个 2 cm 长的切口，切开深筋膜，找到跖肌及腓肠肌肌腱内侧缘并用 Kocher 钳将其夹持，牵拉至切口处进行切开，用另一把 Kocher 钳夹住腓肠肌肌腱，将腱膜从内侧切到外侧，注意在整个过程中避免损伤腓肠神经，然后缝合皮下组织及皮肤。如果某些原因松解后仍不能获得足够的跖屈活动度，则可行标准的三重半切跟腱延长，在内侧半切 1 次，在外侧半切 2 次。第 1 次半切一般位于跟骨上方 2 cm 处的跟腱外侧；第 2 次位于第一次半切位置上方 3 cm 的跟腱内侧；第 3 次则在再往上 3 cm 的跟腱外侧。需要注意的是，踝关节外翻跟腱延长半切与踝关节内翻跟腱延长半切不同，治疗踝关节内翻时 2 次半切位于内侧及 1 次半切位于外侧。

8. 外侧韧带重建

当踝关节外翻时，需要时刻注意外侧韧带不稳定，直到恢复外侧韧带后，才能获得最终良好的疗效。若遇到这种情况，则可采用外侧小切口行 Brostrom 韧带重建术。

9. 术后处理

术后在伤口处放置引流管，行常规石膏固定。为预防压力性溃疡的发生，应将棉垫放置在足跟处，并指导患者在小腿下方放置枕头，但不要放在足跟下，以防足跟溃疡。嘱患者保持“足趾高于鼻子”，以预防 DVT，不需要常规抗凝药物治疗。如果患者之前有 DVT 或 PE 史，则术后需要给予 3 周的低分子肝素抗凝治疗。在术后 3 周行第 1 次复诊，如果患者的伤口愈合良好，则根据辅助手术来决定是否可以给予可脱式行走靴并允许淋浴，足轻微负重，睡眠时可以除去靴子。术后 6 周，复查负重位 X 线摄片，一旦达到愈合标准，就可以在靴子保护下完全负重 2 周，然后去除靴子，可以进行血管加压锻炼，直至肿胀消退。术后 3 个月再次复诊，在可承受的范围内增加活动。术后 6 个月和 12 个月复诊，此后的每年均进行随访。

第三节　踝关节置换翻修术

踝关节是高度限制型关节，其关节面积为膝关节和髋关节的 1/3，关节软骨比较薄，与膝关节置换和髋关节置换相比，踝关节置换需要承受较高的压力。第一代踝关节假体是骨水泥型、限制型两部分假体系统，10 年失败率高达 72%；第二代和第三代踝关节假体设计改进了固定方式及手术器械，但 5 年失败率仍为 10%，并发症很常见。

至今，踝关节融合术仍然是踝关节置换失败后补救措施的“金标准”。然而，对部分患者，踝关节置换翻修术可作为踝关节融合术的替代方案。踝关节置换翻修术的目的是获得稳定且对线良好的假体及足够且平衡的软组织覆盖。是否行踝关节置换翻修术应综合考虑骨的质量、骨丢失、软组织覆盖、患者合并症，最重要的是患者的需求。

一、踝关节置换术失败的原因

明确踝关节置换术失败的原因对决定合适的治疗方案至关重要。

踝关节置换并发症分为 3 级。高级并发症包括假体失效、无菌性松动和深部感染；中级并发症包括手术技术错误、假体下沉和假体周围骨折；低级并发症包括伤口愈合问题和术中骨折。

假体失效包括早期和晚期的踝关节骨折、下胫腓不愈合、胫骨或距骨假体下沉、韧带断裂、伸肌肌腱瘢痕化导致踝关节跖屈丢失、前方伤口的并发症、感染及骨髓炎。一旦出现成角畸形和不稳定，通常会导致关节假体边缘磨损、骨溶解、假体下沉和假体失效。术前冠状位成角畸形超过 10°～15°是手术失败的高危因素。邻近关节的关节炎也同假体失效相关。合并距下关节炎或距舟关节炎的患者，持续的疼痛可能会导致关节融合，反过来会引起假体应力过大，最终导致假体失效。

二、踝关节置换术失败的评估

踝关节置换术失败的患者通常表现为踝关节持续性疼痛。

初次评价应包括详细询问病史；踝关节正位、侧位和斜位 X 线检查，如果邻近的关节存在疼痛，则应进行足部 X 线检查；基本的实验室检查，包括血细胞计数和分类、血沉及 C 反应蛋白；如果这些检查结果模棱两可，则可在透视下进行穿刺组织活检。

三、踝关节置换术失败的治疗

(一)关节融合术

若发生踝关节置换术术后深部感染，则一般需行二期手术，包括清创、抗生素填充物和合理使用抗生素 6 周等。当感染消失后，使用逆行髓内钉进行关节融合术，同时进行植骨。如果软组织覆盖完整，则可以使用原有的前方入路；如果软组织条件较差，则可以使用跟腱劈开入路。对于没有感染的踝关节置换术失败患者，应考虑行踝关节置换翻修术而不是关节融合术。

(二)踝关节置换翻修术

严重的距骨塌陷或缺血、坏死可能妨碍踝关节置换翻修术，若距骨骨量足够，则可以在踝关节置换翻修术中使用更大的假体及聚乙烯内衬；若存在骨囊肿，则应进行骨囊肿的植骨，使用长柄胫骨和距骨假体系统来获得稳定的固定和软组织平衡；另外，还可使用个体化的胫骨假体或距骨假体(图 13-5)。

(三)其他治疗

假体周围骨折的治疗富有挑战性：非手术治疗主要是采用石膏固定及长时间的非负重，不过这种方法有减小关节活动范围的风险；手术治疗主要是切开复位内固定，手术过程中应遵循骨折内固定接骨技术标准。

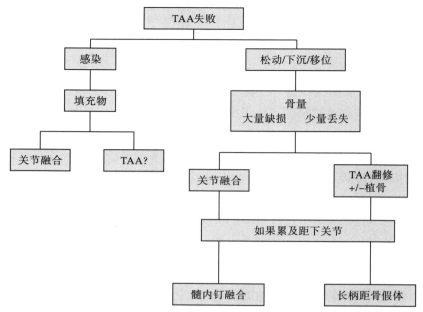

图 13 - 5 踝关节置换术失败的治疗流程图

在初次治疗时，应对骨囊肿加以重视，迟发的骨囊肿通常与聚乙烯的异物反应相关，应当行刮除植骨术。

对踝穴撞击和关节僵硬，可以通过关节镜下的关节松解术来改善。

对软组织缺损或不平衡，可以通过侧副韧带修复，也可采用自体肌腱或同种异体肌腱进行重建。若合并内翻畸形，则通常需要将三角韧带从内踝松解，一般效果较好。后足外翻和平足症处理起来具有挑战性，可能需要多次手术(包括距下关节融合及韧带修复)，手术时可以通过局部的外侧入路进行距下关节融合，同时通过内镜辅助以减少进一步的距骨缺血。

骨缺损通常在胫骨侧，治疗时可使用带柄的假体并进行植骨。然而，自发性骨缺损(特别是距骨侧骨缺损)是踝关节置换翻修术的禁忌证。应当警惕距骨缺血性坏死和邻近关节的关节炎，因为两者可能会导致翻修术失败。目前，在使用有柄的距骨假体的同时是否需行距下关节融合术仍有争议，需要进一步的研究。

四、术后处理

踝关节置换翻修术的手术目的是获得稳定且对线良好的假体及足够且平衡的软组织覆盖。一旦实现这一目的，术后处理与康复治疗就同初次踝关节置换术。

第四节　术后并发症及处理

目前对于踝关节骨性关节炎选择踝关节置换与踝关节融合术仍有争议，主要原因是踝关节置换术后并发症较多、假体技术仍不够成熟等。

踝关节置换术的主要并发症有假体松动及下沉、进展性畸形、聚乙烯衬垫磨损、假体周围感染、假体周围骨折、力线异常及其他并发症等。

一、假体松动及下沉

假体无菌性松动及下沉是踝关节置换术术后翻修的最主要原因。无菌性松动和下沉的原因主要包括骨质长入不足、骨质量下降、关节置换后的负重异常及关节内剪切力的增加。某些假体在最初制造的时候仅在光滑的底层上使用单层的羟基磷灰石涂层，被认为是可能导致假体无菌性松动的危险因素。

在制订翻修手术方案时，首先要拍摄标准的三平面负重位平片和 Saltzman 后足力线位平片来评估后足力线。对骨缺损常规行 CT 或者 SPECT 来进行有效的评估。踝关节置换术术后的翻修术有 2 种方式：一期治疗和分期治疗。对于移除松动的假体部件和彻底清理之后剩余骨量较充分的患者，进行一期翻修治疗，对胫骨假体进行翻修（增厚的胫骨部件可以恢复到正常关节间隙水平）和/或对距骨假体进行翻修。另外一种手术方式为结合植骨的分期治疗，对于距骨上植骨较为困难且距下关节存在明显的退行性变的患者，同期进行距下关节融合，植骨块可以借助较长的可同时固定至跟骨的螺钉固定。

二、进展性畸形

对于踝关节置换术术后进展性畸形患者，建议行踝上和（或）踝下水平适当的截骨。对进展性外翻畸形患者，应当进行内侧踝上闭合楔形截骨，截骨时建议过度纠正 2°~ 4°，必要时可进行腓骨的纠正性截骨；踝下水平的外翻畸形可以通过跟骨的内移截骨来纠正。当存在前足与中足外展畸形时，可行跟骨外侧柱延长截骨来纠正。对进展性内翻畸形患者，可行内侧踝上开放楔形截骨或者外侧闭合楔形截骨。当畸形角度大于 10°时，外侧入路是首选。对踝下水平内翻畸形患者，可以通过跟骨 Dwyer 截骨或者"Z"形截骨来纠正。

当临床及影像学均提示假体松动且同时存在无法处理的畸形和（或）韧带不稳定时，踝关节融合术是最为可靠的替代治疗方案。

三、聚乙烯衬垫磨损

对于两部件及三部件踝关节置换，聚乙烯衬垫过度磨损或者失效均需手术翻修。踝关节假体产生的磨损颗粒和髋关节假体、膝关节假体产生的磨损颗粒相同，磨损颗粒产生异物反应可导致假体周围骨质溶解。

力线正常的踝关节翻修术包括替换受损或者断裂的衬垫、清理囊性病变、必要时进行自体或者异体植骨；当存在显著的假体周围骨溶解时，术中应该检查假体稳定性，必要时行翻修手术。如果由于力线异常造成假体部件之间应力的不平衡，最终导致衬垫过度磨损和失效，则纠正力线的手术是必需的。

四、假体周围感染

踝关节置换术术后切口愈合和感染的报道较少，深部感染的发病率为 0 ~ 7.1%。总体来说，踝关节假体周围感染的治疗同全髋关节置换术、全膝关节置换术术后假体周围感染的相似。对于早期浅表伤口问题，局部的处理措施(包括常规的更换敷料、预防性抗生素)可以有效解决。对于持续性伤口流脓，手术切开及彻底清创是必需的，若需要术中组织活检，术前和术中应该避免使用抗生素。对于接受三部件假体踝关节置换的患者，应进行衬垫更换，同时使用声波降解法处理生物膜。如果一期由于软组织或者皮肤缺损无法关闭窗口，局部皮瓣覆盖是一个很好的选择。晚期深部感染的患者，应该进行分期治疗，首先移除所有的假体部件，对感染的组织进行彻底清创，之后置入抗生素骨水泥并进行抗生素治疗，直到假体周围感染得到根治；二期进行踝关节融合术，可以组合应用髓内针、前方双钢板、后方钢板、外固定架或者多种固定方式。

五、假体周围骨折

踝关节置换术术后假体周围骨折的报道较少，大多数关于踝关节置换后假体周围骨折的治疗仍是个案报道，或者在大宗病例踝关节置换术报道中缺乏假体周围骨折的具体注释、说明。

踝关节假体周围骨折包括以下几个方面。①骨折时间：术中、术后早期、术后远期发生骨折。②骨折原因：医源性(术中)骨折、应力性骨折，或者创伤性骨折(少见)。③骨折位置：内踝、外踝或者胫骨远端。④假体稳定性：假体稳定、假体不稳定，包括(或不包括)假体脱位或者下沉。

术中踝关节假体周围骨折的发病率为 10% ~ 38%。最常见的原因包括暴露不足时截骨锯的不精确使用、器械不匹配、假体部件的规格不匹配。对术中假体周围骨折可一期行解剖复位内固定术。对术中内踝骨折可使用空心钉或者钢板进行固定，对外踝骨折可使用钢板固定。对部分无移位应力性骨折可以采取非手术治疗，其对于远期疗效无明显影响。建议术中预防性使用克氏针临时固定来预防骨折，但是往往预防性使用克氏针临时固定后仍然会出现假体周围骨折。

术后早期踝关节假体周围骨折主要是内踝骨折。术中内侧不精确的截骨会明显减弱内踝的稳定性，从而导致内踝骨折。当内踝骨折无明显移位时，通过助行器延长制动时间进行非手术治疗为首选；当内踝骨折明显移位时，解剖复位内固定术为首选。

术后晚期踝关节假体周围骨折主要由应力性原因所致，需要从临床和影像学两方面详细分析后足力线，同时评估假体的稳定性，以确定治疗方案。若后足力线异常，单纯假体翻修手术和骨折固定术远期临床疗效不佳，需要同时进行跟骨和(或)踝上截骨来纠正。创伤性假体周围骨折较少见，若发生则首先需从临床和影像学两方面评估假体的稳定性及是否存在感染；对于不合并假体松动及不稳定的患者，遵循 AO 骨折的治疗原则对骨折进行复位和固定。

六、力线异常

对于部分踝关节置换的患者，如果不能很好地纠正术前下肢力线异常，则术后假体失效率会相对较高。

七、其他并发症

其他并发症包括浅表伤口并发症、深部感染、僵硬性疼痛、残余疼痛、邻近关节炎，如距舟关节炎和距下关节炎等。

第五节　术后康复

踝关节置换术的最终效果受各个方面因素的影响，这些因素包括：①术前关节活动度、肌力、功能水平及相关疾病；②术中胫骨截骨和距骨截骨的精确度、假体的设计、手术工具、假体安放的位置和固定；③术后的并发症和康复。

术后康复可影响关节活动度、本体感觉、平衡和步态。理想的康复计划应该考虑软组织愈合、关节活动度、肌肉力量及患者的个人能力等方面。

踝关节置换术术后康复的目标包括：①减轻疼痛和肿胀及保护性制动；②达到全关节活动的范围；③达到最大的力量和耐力；④达到全部的本体感觉和协调性，并且恢复至正常的步态。

一、第一阶段(0~6周)

(一)支具固定

支具固定踝关节于中立位0~6周。如果石膏固定，3~4周后可将石膏固定换成支具固定。

(二)肿胀管理

术后第1~3天将患肢抬高(高于心脏15 cm)，缓解术后患肢的肿胀；也可采用综合消肿治疗，如淋巴引流术、邻近关节主动运动、中频电刺激等。

(三)软组织放松

支具固定后踝关节周围的软组织处于紧张状态，而且因为制动引起的力偶失衡会影响踝关节的功能，所以早期要对胫前肌、腓骨长肌、腓骨短肌及小腿三头肌行放松与主动运动。

(四)踝关节活动度训练

进行踝关节无痛范围内的主动运动、被动运动，预防由肌源性关节囊的粘连所致的踝关节活动受限。

(五)肌力训练

(1)低频电刺激胫前肌、腓骨长肌及腓骨短肌，每次20 min，每天2次，同时在减重体位下行主动运动。

（2）临近关节关键肌肌力训练包括髋关节、膝关节主动肌肌力抗组练习（弹力带或哑铃由小阻力到中等阻力），强化臀肌训练（臀肌对膝关节、踝关节的稳定性及下肢力线起着关键作用）。

（六）负荷训练

（1）术后第4天踝关节可以受垂直负荷、避剪切力（随着破骨细胞增生活跃，血液供应逐渐恢复，血管芽逐渐长入假体微孔，随即骨小梁伸入微孔内，至第4~6周达到高峰，如迟于2~3周负荷，则易给骨假体的界面施加剪切力）。

（2）术后2周进行坐位下提踵训练（用力抬起足跟，在使其与地面成60°~70°角后，慢慢放松并置于地面）。

（3）控制患者的体重（体重增加会影响踝关节的负荷）。

（七）转移训练

转移训练包括从轮椅转移到床的训练，助行器、双拐至单拐的训练。在训练过程中，应注意无痛的范围，若有疼痛，应及时与医生、治疗师进行沟通。

（八）手术伤口管理

超声治疗、运动贴布可以用于切口周围软组织松解治疗，治疗时应预防因瘢痕增生而引起的肌肉紧张挛缩。

（九）感觉训练

（1）多种感觉刺激技术、本体感觉神经肌肉促进疗法有助于促进踝关节感觉的恢复。

（2）进行低频电刺激、生物反馈治疗时，可将手术前侧入路沿着长伸肌肌腱走行的方向切开，游离腓浅神经内侧支，术后会出现足内侧麻木。

（十）冰敷

治疗结束后，进行5~10 min冰敷。冰敷过程中观察患者的皮肤温度、血运，询问有无明显的刺痛感。若冰敷结束30 min后仍然有皮肤温度增高或疼痛明显，则应及时告知医生及治疗师。

第一阶段康复治疗应注意：①活动度、肌力训练应遵循从被动到主动辅助再到主动，从减重到抗重力运动，从无痛范围内到循序渐进递增角度的原则；②保护手术切口，预防感染，促进伤口愈合；③患者是否是瘢痕体质，瘢痕增生会影响踝关节周围软组织张力的平衡；④除康复治疗的时间外，应持续使用支具，以保持踝关节处于0°中立位。

二、第二阶段(7周~6个月)

（一）护踝固定

去除支具固定，换护踝并固定6周~6个月。

（二）踝关节活动度训练

做踝关节背伸/跖屈、内翻/外翻活动，渐进增加至正常主动运动范围。

（三）下肢肌力强化训练

（1）踝关节周围关键肌训练（小阻力到中阻力）。

（2）髋关节、膝关节关键肌肌力训练：利用中大阻力弹力带抗阻进行肌力训练，使其恢复至健侧水平。

（四）负重训练

（1）由辅助下使用助行器至独立使用助行器。

（2）由双拐辅助至单拐辅助，再到完全独立步行。

（3）由双足负重至单足负重。

（五）站立位静态平衡练习

训练从双足站立开始，到双足平衡板站立或窄的支撑板站立，逐步过渡到单足站立。

（六）感觉训练

及早进行踝关节感觉训练，对后期平衡功能恢复很重要。

第二阶段康复治疗应注意：①注意训练过程中出现的代偿运动；②注意在训练过程中对下肢力线的矫正。

三、第三阶段（7～12个月）

（一）去除护踝

术后6个月可逐渐去除护踝。

（二）踝关节关键肌强化训练

利用中大阻力弹力带抗阻进行肌力训练，使其恢复至健侧水平。

（三）平衡训练

平衡训练应从静态至动态进行。

（四）稳定性训练

稳定性训练的做法为单腿站立（睁眼/闭眼）10 s以上。

随着踝关节稳定性的增强，可逐渐增加运动量，逐步过渡到参与部分日常活动。第三阶段康复治疗应注意：①运动后的酸痛应该在24 h之内消除；②避免疲劳后进行运动，防止引起运动代偿。

参考文献

[1] 孙伟，李子荣. 关节外科诊治策略[M]. 北京：科学出版社，2018.

[2] 弗雷德里克·M·阿扎尔，詹姆斯·H·贝蒂，S·特里·康纳特. 坎贝尔骨科手

术学(第 8 卷　足踝外科)[M].姜保国，张建中，梁向党，等，译.13 版.北京：北京大学医学出版社，2018.

[3] 毛宾尧，庞清江，徐向阳.踝关节外科学[M].北京：人民军医出版社，2013.

[4] 维塞尔.Wiesel 足踝外科学·足踝外科[M].施忠民，梅国华，顾文奇，译.上海：上海科学技术出版社，2015.

（谢　犇　张　超　李喜涛）